国家卫生健康委员会"十三五"规划教材

教育部生物医学工程专业教学指导委员会"十三五"规划教材

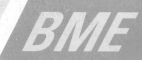

全国高等学校教材
供生物医学工程等专业用

生物医学材料学
材料生物学

主　审　刘昌胜

主　编　尹光福　张胜民

副主编　吴　江　陈忠敏　陈爱政

编　委（以姓氏笔画为序）

王江林	华中科技大学	张胜民	华中科技大学
王贵学	重庆大学	陈忠敏	重庆理工大学
尹光福	四川大学	陈爱政	华侨大学
孙　静	四川大学	苗亚莉	四川大学
杨达云	福建医科大学	范红松	四川大学
吴　江	四川大学	蒋妮娜	华侨大学
吴飞鸽	华中科技大学	蒲曦鸣	四川大学
邱菊辉	重庆大学	蔡明乐	华中科技大学

学术秘书　蒲曦鸣（兼）

人民卫生出版社

·北　京·

图书在版编目（CIP）数据

生物医学材料学 . 材料生物学 / 尹光福，张胜民主编 . —北京：人民卫生出版社，2021.1

全国高等学校生物医学工程专业首轮"十三五"规划教材

ISBN 978-7-117-31129-8

Ⅰ . ①生… Ⅱ . ①尹…②张… Ⅲ . ①生物材料 – 医学院校 – 教材 Ⅳ . ①R318.08

中国版本图书馆 CIP 数据核字（2021）第 006114 号

| 人卫智网 | www.ipmph.com | 医学教育、学术、考试、健康，
购书智慧智能综合服务平台 |
| 人卫官网 | www.pmph.com | 人卫官方资讯发布平台 |

生物医学材料学　材料生物学

Shengwu Yixue Cailiaoxue　Cailiao Shengwuxue

主　　编：尹光福　张胜民

出版发行：人民卫生出版社（中继线 010-59780011）

地　　址：北京市朝阳区潘家园南里 19 号

邮　　编：100021

E - mail：pmph @ pmph.com

购书热线：010-59787592　010-59787584　010-65264830

印　　刷：三河市延风印装有限公司

经　　销：新华书店

开　　本：850×1168　1/16　印张：12

字　　数：355 千字

版　　次：2021 年 1 月第 1 版

印　　次：2021 年 2 月第 1 次印刷

标准书号：ISBN 978-7-117-31129-8

定　　价：42.00 元

打击盗版举报电话：010-59787491　E-mail：WQ @ pmph.com

质量问题联系电话：010-59787234　E-mail：zhiliang @ pmph.com

出版说明

生物医学工程(biomedical engineering,BME)是运用工程学的原理和方法解决生物医学问题,提高人类健康水平的综合性学科。它在生物学和医学领域融合数学、物理、化学、信息和计算机科学,运用工程学的原理和方法获取和产生新知识,促进生命科学和医疗卫生事业的发展,从分子、细胞、组织、器官、生命系统各层面丰富生命科学的知识宝库,推动生命科学的研究进程,深化人类对生命现象的认识,为疾病的预防、诊断、治疗和康复,创造新设备,研发新材料,提供新方法,实现提高人类健康水平、延长人类寿命的伟大使命。

1952 年,美国无线电工程学会(IRE)成立了由电子学工程师组成的医学电子学专业组(Professional Group on Medical Electronics,PGME)。这是 BME 领域标志性事件,这一年被认为是 BME 新纪元年。1963 年 IRE 和美国电气工程师学会(AIEE)合并组建了美国电气电子工程师学会(IEEE)。同时 PGME 和 AIEE 的生物学与医学电子技术委员会合并成立了 IEEE 医学和生物学工程学会(IEEE Engineering in Medicine and Biology Society,IEEE EMBS)。1968 年 2 月 1 日,包括 IEEE EMBS 在内的近 20 个学会成立了生物医学工程学会(Biomedical Engineering Society,BMES)。这标志着 BME 作为一个新型学科在发达国家建立起来。

1974 年南京军区总医院正式成立医学电子学研究室,后更名为医学工程科。这是我国第一个以 BME 为内涵的研究单位。1976 年,以美籍华人冯元桢教授在武汉、北京开设生物力学讲习班为标志,我国的 BME 学科建设开始起步。1977 年协和医科大学、浙江大学设置了我国第一批 BME 专业,1978 年 BME 专业学科组成立,西安交通大学、清华大学、上海交通大学相继设置 BME 专业,1980 年中国生物医学工程学会(CSBME)和中国电子学会生物医学电子学分会(CIEBMEB)成立。1998 年,全国设置 BME 专业的高校 17 所。2018 年,全国设置 BME 专业的高校约 160 所。

BME 类专业是工程领域涵盖面最宽的专业,涉及的领域十分广泛。多学科融合是

BME 类专业的特质。关键领域包括:生物医学电子学,生物医学仪器,医学成像,生物医学信息学,生物医学材料,生物力学,仿生学,细胞、组织和基因工程,临床工程,矫形工程,康复工程,神经工程,制药工程,系统生理学,生物医学纳米技术,监督和管理,培训和教育。

BME 在国家发展和经济建设中具有重要战略地位,是医疗卫生事业发展的重要基础和推动力量,其涉及的医学仪器、医学材料等是世界上发展迅速的支柱性产业。高端医学仪器和先进医学材料成为国家科技水平和核心竞争力的重要标志,是国家经济建设中优先发展的重要领域,需要大量专业人才。

我国 BME 类专业设置四十余年,涉及高校一百多所,却没有一部规划教材,大大落后于当前科学教育发展需要。为此,教育部高等学校生物医学工程类教学指导委员会(下称"教指委")与人民卫生出版社(下称"人卫社")经过深入调研,精心设计,启动"十三五"BME 类规划教材建设项目。

规划教材调研于 2015 年 11 月启动,向全国一百余所高校发出调研函,历时一个月,结果显示开设 BME 类课程三十余门,其中(因被调研学校没有回函)缺材料类相关课程。若计及材料类课程,我国 BME 类专业开设的课程总数约 40 门。2015 年 12 月教指委和人卫社联合召开了首次"十三五"BME 类规划教材(下简称"规划教材")论证会。提出了生物医学与生物医学仪器、生物医学光子学、生物力学与康复工程、生物医学材料四个专业方向第一轮规划教材的拟定目录。确定了主编、副主编及编者的申报与遴选条件。2016 年 12 月教指委和人卫社联合召开了第二次规划教材会议。会上对规划教材的编著人员的审查和教材内容的审定进行了研究和落实。2017 年 7 月召开了第三次规划教材会议,成立了规划教材评审委员会(见后表),进一步确定编写的规划教材目录(见后表)和进度安排。与会代表一致认为启动和完成"十三五"规划教材是我国 BME 类专业建设意义重大的工作。教材评审委员会对教材编写提出明确要求:

(1)教材编写要符合教指委研制的本专业教学质量国家标准。

(2)教材要体现 BME 类专业多学科融合的特质。

(3)教材读者对象要明确,教材深浅适度。

(4)内容紧扣主题,阐明原理,列举典型应用实例。

本套教材包括三类共 18 种,分别是导论类 3 种,专业课程类 13 种,实验类 2 种。详见后附整套教材目录。

本套教材主要用于 BME 类本科,以及在本科阶段未受 BME 专业系统教育的研究生教学使用,也可作为相关专业人员培训教材使用。

全国高等学校生物医学工程专业首轮规划教材

目录

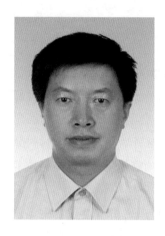

刘昌胜

男,1967 年 6 月生。现任上海大学校长,教授,中国科学院院士。兼任教育部科技委材料学部委员、国际合作学部委员,国家自然科学基金委员会委员、中国生物材料学会候任理事长、常务理事,中国生物医学工程学会常务理事等。

长期从事生物材料的基础及应用研究,发展了多种活性骨修复材料以及生长因子制备和材料活化新技术,研制出自固化磷酸钙人工骨及其复合活性骨修复体,获国家食品药品监督管理局此类产品首张注册证,改变了长期以来"挖肉补疮"的骨缺损治疗模式。先后获得 2014 年度国家自然科学奖二等奖和 2003 年度国家科技进步奖二等奖(均为第一完成人),获何梁何利基金科学与技术创新奖、中国青年科技奖、上海市青年杰出贡献奖及全国优秀科技工作者、上海市科技精英等奖励或荣誉称号,当选美国 AIMBE 会士(Fellow)和国际生物材料学会联合会会士。近年来在国际上率先提出"材料生物学"的学术思想,在国内外生物材料界引起较大反响。

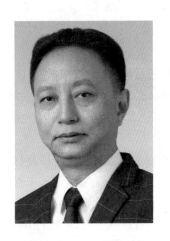

尹光福

男,1961年10月生,现任四川大学材料科学与工程学院党委书记/四川大学生物医学工程学院党委书记,教授,博士生导师。兼任教育部高等学校生物医学工程类专业教学指导委员会副主任、中国生物医学工程学会生物材料分会常务理事、中国生物材料学会生物复合材料分会副主任,四川省生物医学工程学会理事长、国家药监局医疗器械技术审评咨询专家委员会委员。

从事生物材料及人工器官、靶向药物控释系统、纳米生物器件等领域的教学与科研30余年,主持国家自然科学基金、国家863计划项目、国家重点研发计划课题及部省级科技项目20余项。在"新型可生物降解、可诱导成骨复合材料的研究""超临界流体技术制备靶向药物控释系统的研究""多生长因子对骨组织再生调控机制探索及基于超临界流体技术的骨修复系统构建""具有肿瘤细胞表面及血管内皮受体双靶向功能的药物控释系统构建及其制备技术""噬菌体肽库技术淘选肿瘤细胞特异性靶向肽与抑制肽"等领域取得显著成绩,发表研究论文200余篇,获国家发明专利授权20余项,多次获得国家及省部级科技进步奖和教学成果奖,获国务院政府特殊津贴、四川省有突出贡献的优秀专家、四川省学术与技术带头人等称号。

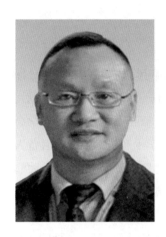

张胜民

男,1962 年 7 月生,现任华中科技大学医疗器械监管科学研究院院长、先进生物材料与组织工程研究中心主任,国家二级教授,博士生导师。国际生物材料科学与工程联合会 Fellow、国际再生医学材料系列大会共同主席、国家重点研发计划首席科学家。兼任中国生物材料学会副理事长、再生医学材料分会创始会长,国家药监局医疗器械技术审评咨询专家委员会委员及医疗器械审评分类技术委员会委员。

从事生物医学材料与组织工程教学和科研 20 余年,在"元素掺杂钙磷生物材料先进制备新方法新技术""生物材料 3D 打印与微纳制造""多分子模板仿生矿化""生物能量活性材料""材料生物学性能评价新方法"等领域作出了一系列开创性贡献。承担国家重点研发计划项目、国家自然科学基金重点项目、国际合作重点项目、国家 863 计划项目、国家科技支撑计划项目、科技部"政府间国际科技创新合作"项目等 30 余项,在 *Science Advances*、*Chemical Reviews*、*ACS Nano*、*Biotechnology Advances*、*Biomaterials* 等发表学术论文 100 余篇,获得中国和美国发明专利授权 30 余项,部分重大发明获得转化,取得中国 CFDA/NMPA 和美国 FDA 医疗器械注册证 4 项,产生显著社会经济效益。

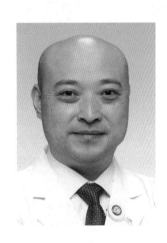

吴 江

男,1976年9月生,现任四川大学华西临床医学院(华西医院)深地医学学科建设发展中心办主任,研究员,医学博士,材料学博士后。兼任四川省医疗创新设计促进会常务副会长兼秘书长,中国生理学会循环生理专业委员会委员,第十二批四川省学术和技术带头人后备人选,国家自然科学基金项目评审专家,《生物医学工程学杂志》《肿瘤预防与治疗》编委,《四川解剖学杂志》副主编。

从事生物医学工程、材料生物学教学工作20年,负责国家863计划项目和973计划项目、国家自然科学基金等国家及省部级项目多项,以第一/通讯作者发表SCI/EI/Medline收录论文90余篇;主编著作2本,参编专著2本。获四川省科技进步奖2项,获国家发明专利和实用新型专利授权7项。

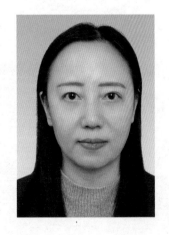

陈忠敏

女,1968年1月生,现任重庆理工大学科学技术研究院副院长,生物医学工程学科负责人。兼任中华医学会医学工程分会生物医学工程教育学组委员、重庆市青少年辅导员协会副理事长、重庆市生化与分子生物学学会常务理事、重庆市生物医学工程学会常务理事。受聘为重庆市统一战线智库专家,担任重庆市科协委员、侨联委员、欧美同学会理事,巴南区人大常委、九龙坡区侨联副主席。

从事高校教学工作30年,参与省部级教研教改项目2项,发表教研文章12篇,编著教材及专著4部。承担科研项目28项,发表学术论文71篇,获发明专利授权20项。荣获第四届中国侨界贡献(创新人才)奖、重庆市技术发明三等奖,获重庆市高等学校优秀人才项目资助。

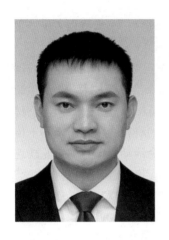

陈爱政

男,1978年9月生,现任华侨大学生物材料与组织工程研究所所长、化工学院副院长,博士。兼任中国生物材料学会理事及其生物复合材料分会秘书长、青年委员会委员,福建省科技创新团队带头人和福建省博士生导师团队带头人。

从事教学工作10余年。主持国家自然科学基金海峡联合重点项目、面上项目等国家级课题7项,以及教育部博士点基金等省部级和其他课题累计10余项。主要从事超临界流体技术及生物材料与组织工程领域的研究,已在 *Advanced Materials*、*Advanced Functional Materials*、*Small*、*Advanced Healthcare Materials* 等期刊发表SCI论文100余篇,获国家发明专利授权10余项。入选福建省百千万人才工程、福建省高校新世纪优秀人才,获厦门市优秀教师荣誉称号。

欣闻尹光福教授和张胜民教授任主编的《生物医学材料学　材料生物学》一书即将由人民卫生出版社出版,谨此恭表祝贺!

生物材料属于材料学和生命科学的交叉领域,是可用于诊断、治疗、修复或替换生物体组织或器官,增进或促进其功能恢复的特种功能性材料,也是保障人类健康、发展临床治疗新技术和提高生命质量的重要物质基础。虽然我从事生物材料研究近三十年,但随着研究的深入,我越发感到对生物材料的功能、机制了解得还远不够。越来越多的研究显示,进入到生物体内的材料会表现出不同于传统认识的行为特征,展现出更多的生物学功能,甚至会直接影响和参与生命活动。但目前对此缺乏系统的认识,这个认识上的盲区直接制约了新型生物材料的设计。基于此,我提出了"材料生物学"(materiobiology),研究涉及生命现象和生命过程的生物材料及其生物学效应的发生机制,希望引起大家的关注,一同来研究和认知这个具有巨大潜力的领域。

尹光福教授和张胜民教授是生物材料领域的国际知名学者,在生物材料及人工器官、再生医学材料、靶向药物控释系统、可降解复合骨修复材料等基础及应用基础方面开展了大量具有重要影响的研究工作,既有生物材料的研究基础,又开展产品研发,获批医疗器械注册证并进行技术转化,经验丰富,功力深厚。

《生物医学材料学　材料生物学》一书,凝结了尹光福教授和张胜民教授多年的研究心得与认识,顺应了生物材料学科飞速发展的时代需求,具有较高的出版价值和学术意义,对推动材料生物学学科体系的建立和发展具有重要的参考或指导作用。该书的内容涵盖了生物医学材料及其性能要求、生物材料与宿主的相互作用、生物材料的表界面效应、生物材料与细胞的相互作用、生物材料在体内的代谢、生物材料的免疫学效应、纳米材料的生物学效应等。本书不仅适合于从事生物材料研究、产品开发人员以及在校涉及生物材料的本科和研究生使用,也可为再生医学等相邻学科提供理论参考。

刘昌胜

中国科学院院士　上海大学　教授

2020 年 7 月 7 日

生物医学材料已广泛应用于人类疾病的诊断、治疗和康复等领域,涉及各种人工组织器官替代物及人工植入器械。而生物材料学则是专门研究生物医学材料组成与结构、性能与表征、制备与应用、生物安全性与有效性等相互关系及其规律的科学。早期的生物材料学重点关注的是材料组成结构与其物理及化学特性的关系,特别是生物医学材料的生物相容性要求与评价,强调生物医学材料植入后的宿主反应和材料反应保持在可接受的、可安全使用的水平,即在安全性和有效性之间取得某种平衡。随着生物医学材料的发展,尤其是对材料与机体相互作用及所产生的生物学效应认识的不断深化,人们已不满足于生物医学材料不带来不良反应的初级要求,开始探索利用材料在生理环境下特定的生物学效应,并用以促进缺损组织和器官的修复再生。

自 1965 年 Urist 发现脱细胞、脱钙的骨基质在动物肌内能诱导新骨形成以来,骨诱导性生物医学材料的研究成为了骨修复材料研究的热点。张兴栋等发现,一定组成和结构的生物材料可诱导骨的形成,提出"生物材料骨诱导理论",随后又将无生命的生物材料可诱导再生有生命的人体组织概念拓展到非骨组织领域,正式提出了"组织诱导性生物材料"的学术思想。在系统研究材料理化性能对细胞和组织 / 器官等行为影响的生物学效应的基础上,刘昌胜等总结提出"材料生物学"(materiobiology)概念,开辟了生物材料科学的新领域。

材料生物学是关于材料理化特性对细胞、组织 / 器官及整个生物体等不同层面的生物学功能的影响规律及相关机制的科学,强调通过材料因素调控组织再生微环境,进而促进生物材料对缺损组织的再生修复效果。实际上,生物医学材料无论是作为组织器官替代物、药物 / 基因载体或植入器械,还是用于提供医学诊断,其功能的发挥都是基于材料与机体在分子、细胞、组织层次或是在器官与系统层次的相互作用及应答,从而获得所需的诊断信息或 / 和产生治疗效应。因此,了解和掌握生物医学材料与人体不同层次的相互作用及应答,可从生物学效应的本质上理解生物医学材料,为生物医学材料研究跨越材料筛选及应用延伸的必然王国、进入利用和调控材料生物学效应的自由王国奠定坚实的基础,这也是本教材编写的目的与初衷。

本教材按照国家卫生健康委员会与教育部高等学校生物医学工程类专业教学指导委员会规划的首套生物医学工程专业系列教材的要求进行编写。教材编写中紧紧围绕"材料组成与结构—材料植入生理环境—材料与机体相互作用—机体生物学响应"这条主线,在分析生物医学材料及其释放物质在机体内的行为特点的基础上,从机体及材料两个不同的角度及人体分子、细胞、组织、器官与系统等不同层次阐述生物医学材料与活体的相互作用、生物效应及其发生规律。既强调教材内容的基础性与规范性,也注重对最新研究成果的吸收和介绍,以便读者在系统全面掌握相关基础知识的同时,进一步把握学科的发展新动向。本教材适用于生物医学工程类专业本科生、非生物医学工程专业本科背景的硕博士研究生作为其生物医学材料课程教材,也可作为从事生物医学材料研究的科技人员及对生物医学材料感兴趣的读者的参考书。

本教材共十章,包括生物医学材料及其性能要求、生物材料应用的生理环境与宿主反应、生物医学材料表面对蛋白质的吸附、细胞在材料表面的黏附与铺展、材料在生理环境中的物质释放与代谢、生物医学材料的毒性作用、生物医学材料的免疫学基础、生物医学材料的分子生物学基础、纳米颗粒的体内输运与胞内行为，以及生物医学材料的组织诱导效应。每章附有复习思考题，教材配套数字资源附有课件、同步练习，供读者选用。

本教材若干内容来自国家重点研发项目(2018YFC1105700)的研究成果，教材编写中也参考和引用了众多学者的研究成果，所参阅的主要文献资料均已在书后列出，作者向项目资助及相关研究者表示衷心的感谢。教材编写中得到教育部高等学校生物医学工程类专业教学指导委员会和人民卫生出版社的大力支持和帮助，在此一并致谢！

本教材在综合该领域众多专家教授意见和建议的基础上，由国内多所高校从事生物医学材料研究并具有丰富教学经验的教师和研究人员共同编写而成。第一章由四川大学尹光福和蒲曦鸣编写，第二章由四川大学蒲曦鸣、吴江及尹光福编写，第三章由福建医科大学杨达云及华侨大学陈爱政编写，第四章由重庆大学王贵学和邱菊辉编写，第五章由重庆理工大学陈忠敏编写，第六章由华中科技大学吴飞鸽、蔡明乐、王江林及张胜民编写，第七章由四川大学吴江和苗亚莉编写，第八章由四川大学吴江、苗亚莉及重庆大学邱菊辉编写，第九章由华侨大学陈爱政和蒋妮娜编写，第十章由四川大学范红松和孙静编写。教材由尹光福和张胜民最终统稿，刘昌胜院士主审。全体编写和审定人员为本教材的定稿付出了辛勤的劳动，在此表示衷心感谢。由于材料生物学作为一门新兴的学科分支，其学科内涵及知识体系尚不完备，涉及内容浩瀚无边，加之编著者学识水平及时间有限，所述内容难免挂一漏万，教材中也难免存在一些不足与错误，敬请读者不吝批评指正。

尹光福　张胜民
2020 年 10 月

目 录

第一章	生物医学材料及其性能要求

生物医学材料是融合生物学、医学和材料学的原理和方法而设计、合成并应用于医学实践的一类新型功能材料。生物医学材料的发展来自医学领域的客观需求,其每一次重大突破都对诊疗技术的变革和医学水平的提升起到了重要的促进作用,为现代医学对人类疾病的预防、诊断、治疗和康复提供了坚实的物质基础,为人类健康事业作出了巨大贡献。

目前,生物医学材料已经成为各国科学家竞相进行研究和开发的热点,各种新型生物医学材料及其在医学领域新应用的相关报道层出不穷。随着材料科学与生物技术的蓬勃发展和不断突破,生物医学材料已从被动适应生物环境、行使部分生理功能向主动作用生命系统和多功能、生命化方向发展。本章从生物医学材料的定义演变、基本性能要求、研究与应用发展等方面对生物医学材料进行简要概述,为后续深入了解和掌握生物医学材料在活体内的行为、与活体的相互作用及对活体生理过程的影响等材料生物学原理奠定基础。

第一节　生物医学材料的定义与基本性能要求

生物医学材料(biomedical materials)通常指的是一类具有特殊性能和特种功能的材料,广泛应用于人类疾病的诊断与治疗、人体康复、各种人工器官与人工植入器械构建等领域,亦称为生物医用材料(materials for biomedical uses)。通常谈及的生物医学材料,既指生物医学材料自身,也包括由生物医学材料构建的医用植入器械(medical implants)。

一、生物医学材料定义

随着生物医学材料的不断发展,人们对材料生物学原理和生物学行为的认识不断深化,生物医学材料的定义也在不断地演变和拓展。

美国 Clemson 大学生物材料咨询委员会在 1974 年第六届国际生物材料研讨会上将生物材料定义为"植入活体内或与活体结合而设计的与活体系统不起药物反应的惰性物质"(A biomaterial is a systemically, pharmacologically inert substance designed for implantation within or incorporation with living system)。该定义的显著特征是将生物材料界定为应用于医学且具有生物相容性的人造非生命材料,在活体内呈化学惰性和生物惰性,不具有药理功能。

随着生物医学材料的发展,载药生物材料、生物活性材料相继出现。载药生物材料(drug loaded biomaterials)亦称为药物缓释材料(drug release materials),是在材料(最常见的是修复材料)中复合消炎抗菌药物或其他治疗性药物,植入人体后缓慢释放,进行辅助治疗。生物活性材料(bioactive materials)在植入活体后,按照预先设计进行生物降解或与生物系统发生一定作用,在材料与生物组织界面上诱发特殊生物、化学反应,促使生理功能的恢复。

很显然,载药生物材料与生物活性材料已远远超出原有生物材料定义界定的范畴,并将其医学功

1

能和适用范围极大扩展。欧洲生物材料协会于 1986 年将生物材料定义为"用于医学装置并能与活体系统起作用的非生命材料"（A nonviable material used in a device, intended to interact with biological systems）。1992 年美国 Black 教授将生物材料定义为"用于取代、修复活组织的天然或人造材料"，并获得生物材料领域的广泛认同。Williams 于 1999 年提出"生物材料是用于和生物系统结合以诊断、治疗或替换机体中的组织、器官或增进其功能的材料"（A materials intended to interface with biological system to evaluate, treat, augment, or replace any tissue, organ, or function of the body）。Agrawal 等则认为生物材料的应用是"利用植入材料迅速恢复器官或组织功能，通过优化设计材料 - 生物作用产生预期的生物学效应"（Use implants to rapidly restore organ and/or tissue function, influent the long term viability of implants by better designing the biomaterial-biology interface, and drive the inevitable biological response in desired directions），将生物医学材料研究与应用的关注重点转移到材料与生命系统作用的生物学效应。

通常提及的生物材料（biomaterials）包含两个方面的内涵。一方面是指应用于医学诊断、治疗以及替代、修复组织器官的生物医学材料（biomedical materials）；另一方面是指生物学材料（biological materials），包括由生物过程形成的生物质材料（如结构蛋白、生物矿物和植物纤维等）和应用于除医学外的生物技术领域的材料（如应用于细胞培养、蛋白处理和酶固定等方面的材料）。由此可见，上述对生物材料的定义和描述主要是针对应用于医学领域的生物医学材料，本教程所述及的生物材料也主要是生物医学材料。

根据目前对生物医学材料的共识，我们可以从材料属性、应用范畴和作用效应的角度对生物医学材料进行一个基本描述："生物医学材料是应用于人类疾病诊断、治疗与康复以及病损组织和器官修复、替换及功能重建，能发挥特定的生物功能并产生特定的生物学效应的生物相容性材料"。

值得一提的是，生物医学材料很少单独使用，通常是结合在医学装置中替代发生病变或失去功能的生命体器官，这是生物医学材料应用的显著特征。按照在医学应用中行使的功能和发挥的作用，可以把各种生物医学材料的应用领域分为组织（器官）缺损修复、植入器械构建、药物 / 基因载体和医学诊疗介质四个大类（图 1-1）。

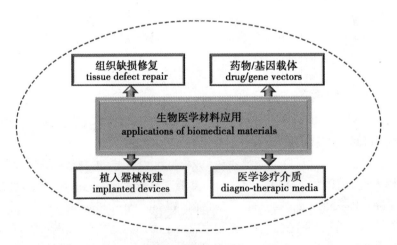

图 1-1　生物医学材料的主要应用领域

（1）组织（器官）缺损修复：如骨缺损修复、皮肤修复、神经修复及肌腱修复等。

（2）植入器械及人工器官构建：如骨折内固定器件（骨板及骨钉）、牙种植体、血管支架、人工关节、人工心脏瓣膜、血液透析器及膜式人工肺等。

（3）药物 / 基因载体：如药物缓释胶囊、环境敏感药物控释载体、基因转染载体及靶向递送药物载体等。

（4）医学诊疗介质：如肿瘤磁热疗磁性介质、磁共振成像（MRI）造影剂及磁靶向介质等。

二、生物医学材料的基本性能要求

生物医学材料应用过程中，与活体组织或生物学流体接触并相互作用，从而发挥特定的功能并产生特定的生物学效应。因此，根据不同的应用目的和应用环境，对生物医学材料有不同的性能要求。生物医学材料的基本性能要求包括生物功能性和生物相容性（包括生物安全性）。

（一）生物医学材料的生物功能性

生物医学材料的生物功能性（biofunctionability）是指生物医学材料在应用中行使功能的能力，或为执行某种功能应当具备的物理化学性能。

生物医学材料通过与人体组织或体液的作用，产生不同的反应（reaction）与应答（response），从而获得所需的诊断信息或 / 和产生治疗效应（图 1-2）。在不同的医学应用中，功能要求和环境条件不同，对生物医学材料的性能要求也截然不同。因此，生物医学材料能否有效行使功能，除与其自身物理化学性质相关外，还和其所处的生物环境密切相关。

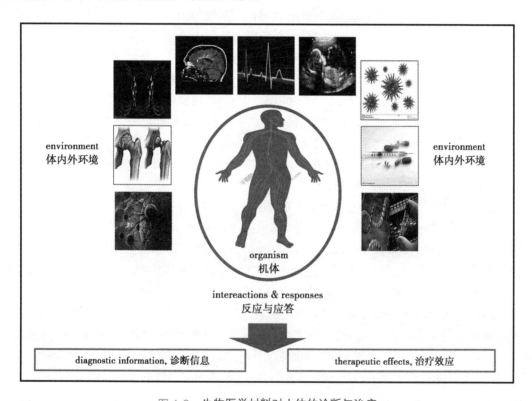

图 1-2　生物医学材料对人体的诊断与治疗

不同生物医学应用的生物医学材料与植入器械，其行使的功能存在巨大差异，主要包括空间占位功能、载荷承受或传递功能、体液流动控制功能、物质分离功能、物理信号转导与转换功能以及外场响应功能等，其相应的生物功能性要求亦存在很大的不同。

例如，骨修复材料要求具有与人体骨组织相匹配的强度、硬度和弹性模量，以承受和传递负载，并避免因力学性能失配产生应力集中、应力遮挡等力学效应而造成骨吸收。齿科修复材料要求高硬度、高耐磨和低导热系数，以保证在撕咬和咀嚼食物中不会造成过度磨损和避免食物温度变化对旁侧组织的刺激。人工机械心脏瓣膜构成材料要求具有良好的耐腐蚀、耐磨损的性能，因为血液中的电解质及生物酶具有很强的材料腐蚀能力，同时以使用周期 20 年计，人工机械心脏瓣膜的启闭次数高达 10^8 次，周期性的启闭极易造成材料的磨损。

此外，人工晶状体应具有高的透光率和适宜的折射率；血管替代材料要求具有柔性、弹性和致密性;血液透析器的透析膜(或中空纤维)应具有孔径大小可控、分布集中的微孔;磁热疗磁性介质应具有良好的血清分散性和高的磁热效应等。不同的应用分别对生物医学材料具有其特殊的性能要求。

(二) 生物医学材料的生物相容性

根据国际标准化组织(International Standards Organization,ISO)的解释,生物相容性(biocompatibility)是指生命体组织与非生命材料之间交互影响而产生的反应合乎要求的一种性能,主要包括血液相容性(hemocompatibility)、组织相容性(histocompatibility)和力学相容性(mechanocompatibility)等。生物相容性取决于材料与活体间的相互作用,是生物医学材料研究中始终贯穿的主题。

1. 宿主反应与材料反应　生物医学材料应用过程中,植入活体内或与体表接触,对特定的生物组织环境产生影响和作用,生物组织对生物医学材料也会产生影响和作用,两者的交互作用一直持续,直到达到平衡或者生物医学材料被移除。因此,材料与活体的交互作用包括宿主反应和材料反应两个方面。

(1) 宿主反应(host response):是指材料与机体作用引起的机体局部或全身反应,包括血液反应、组织反应和免疫反应。血液反应(hematological response)包括血小板血栓、凝血系统激活、纤维蛋白溶解系统(简称纤溶系统)激活、溶血反应、白细胞反应、细胞因子反应和蛋白黏附等。组织反应(histological response)包括炎症反应、细胞黏附、细胞增殖及异常分化、囊膜形成及细胞质转变等。免疫反应(immune response)包括补体激活、体液免疫反应和细胞免疫反应等。机体随生物医学材料的植入(接触)可能表现出急性全身反应(如过敏、毒性、溶血、发热及神经麻痹等)、慢性全身反应(如毒性、致畸、免疫和功能障碍等)、急性局部反应(如炎症、血栓、坏死和排异等)及慢性局部反应(如致癌、钙化、炎症及溃疡等)。有益的宿主反应将在机体内提供一种适宜的环境或支撑,促进病变的消除和组织的修复或重构,而有害的宿主反应引发对机体的毒副作用和机体对材料的排斥。

(2) 材料反应(materials response):是指生物环境对材料的腐蚀和降解,可能使材料性质蜕变甚至被破坏,以及所伴随的物质在体内的释放。

生物医学材料植入人体后,最基本的要求是其宿主反应和材料反应必须保持在可接受的、可安全使用的范围。一般认为,材料植入时的手术损伤导致在植入体周围包裹排他性的组织是不可避免的。因此,材料的生物相容性既取决于材料的本性,又与植入目的和应用环境密切相关。而生物医学材料生物相容性研究更重要的目的,是在尽可能地降低毒性、免疫排斥等不良反应的同时,最大限度地合理利用各种生物学效应以促进受损组织的修复重建以及疾病的诊断与治疗。

2. 生物相容性定义和评价标准　随着生物医学材料研究的发展,目前被生物医学领域广泛认同的材料生物相容性定义为 Williams 在 2008 年给出的表述:"生物材料在医学治疗中发挥预期功能的同时不产生局部或系统的不良影响,但在特定情况下产生适宜的细胞或组织反应而改善临床治疗效果。"(Biocompatibility is the ability of a biomaterial to perform its desired function with respect to a medical therapy, without eliciting any undesirable local or systemic effects in the recipient or beneficiary of that therapy, but generating the most appropriate beneficial cellular or tissue response in that specific situation, and optimizing the clinically relevant performance of that therapy)。

根据 Williams 的定义,既要求生物材料不产生毒副作用,同时要求生物材料在应用中能发挥特定的生物功能而激发适宜的生物学效应。因此,对材料的生物相容性评价需根据生物安全和生物功能两个基本准则进行。

生物医学材料的生物相容性需按照 ISO 颁布的医用装置生物学评价标准 ISO 10993 和国家医疗器械评价标准 GB/T 16886,通过一系列体外试验和体内试验来进行评价。

第二节　生物医学材料的发展

如前所述,生物医学材料的研究及应用与材料科学的发展及医学临床的需求密不可分。医学临床的需求是生物医学材料发展的原动力,而生物医学材料及制品的突破又促进医学的进步和发展。此外,生物医学材料的研究及产业发展还和社会经济发展水平密切相关。

一、生物医学材料应用的发展

在人类社会的发展进程中,人类在生产活动与生存环境中不可避免经常性受到疾病和伤残的困扰。在与疾病和伤残抗争的过程中,人类逐渐有意识地利用各种材料作为其抗争工具。

人类利用生物医学材料的历史可以追溯到公元前三千多年。大约在公元前 3500 年,古埃及人开始使用马鬃、棉花纤维等缝合摔伤或动物咬伤的创口,这些纤维状材料的连接作用可以认为是生物医学材料最原始的功能性。而墨西哥的印第安部落则用磨薄的木片遮盖受伤的颅骨以保护大脑。在中国及埃及发掘的大约公元前 2500 年的古墓中发现了磨制的石质的假牙、假鼻、假耳。由于黄金的高延展性和易加工性,在公元前 2000 年的几个文明古国(中国、古埃及、古罗马及古巴比伦)开始用黄金来修补牙齿。虽然这些修补大多只限于使用材料简单地进行空间占位或表面遮掩,但可以认为这些就是最早的生物医学材料的应用。

考古学研究发现,大约在公元 600 年,墨西哥南部和中美洲北部的玛雅人用贝壳制作具有珠光的牙齿,欧洲也从公元 200 年的人类尸体中发现铁质牙植入体,且与自体骨形成较好的骨整合。据文献记载,1588 年因黄金板的易成型性及耐腐蚀性将其应用于颚骨修复。1775 年开始用金属内固定骨折,这是人类使用生物医学材料进程中的一次革命,其基本原理和方法一致沿用到今天。1809 年用黄金制作种植牙,1851 年天然硫化橡胶制作的人工牙托及颚骨得以应用。

进入 20 世纪,合成高分子材料的出现及应用带来了生物医学材料的巨大发展。1937 年,聚甲基丙烯酸甲酯(polymethyl methacrylate,PMMA)被用于牙科修补;20 世纪 40 年代至 50 年代,维尼龙、涤纶等先后用于血管修复。1961 年,英格兰曼彻斯特的约翰·查恩雷(John Charnley)利用超高分子量聚乙烯(ultra high molecular weight polyethylene,UHMPE)构建全髋关节并成功应用于临床,这可能是人类历史上第一个具有实用意义的人工器官(artificial organs)。而在同时期,各种人工器官如人工心脏瓣膜、人工肺、人工肾、人工心脏和血管支架等也先后问世并应用于临床,虽然其中多数仅能行使天然器官的部分功能,但却标志着人类开始迈入人工器官的时代。

当代生物医学材料的应用已遍及现代医学的每一个领域,从疾病的预防、诊断、治疗与康复,到缺损组织和器官的修复、替代与再生,生物医学材料及其制品均占据着不可或缺的地位,为变革诊疗技术、拯救患者生命、改善生存质量、提高健康水平等发挥着极其重要的作用。

二、生物医学材料研究的发展

虽然人类应用生物医学材料的历史源远流长,但即使在成功发明和应用无数医用器械和人工器官的 20 世纪中叶,对生物医学材料的应用也仅仅是从现有的材料库中寻找可供使用的材料,仍然处于材料应用延伸的阶段。由于这些材料绝大多数并不是针对生物医用目的而专门设计的,应用中逐渐发现这些材料大都会对机体产生一定程度的毒副作用甚至材料本身就是病原体。而从医学需求出发,从生物功能性和生物相容性的角度针对性地进行生物医学材料研究始于 20 世纪 60 年代,真正意义上进入了生物医学材料设计的时代。

根据生物医学材料研究的发展水平以及在医学应用中的功能特征,可以将生物医学材料的研究划分为三个阶段。

(一)第一代生物医学材料

第一代生物医学材料亦称为惰性生物医学材料(inert biomedical materials)。其显著特征是材料在人体内相对稳定,不易腐蚀或生物降解,同时材料本身具有良好的生物相容性和理想的免疫反应性,而且其力学强度和物理性能适宜,能与人体环境很好地匹配,保证植入材料与生物组织的形变相协调。第一代生物医学材料的研究思路是改善材料本身的力学性能和生物相容性,以使其能够在生理环境下有长期的替代、模拟生物组织的功能。

第一代生物医学材料主要有三大类：①以不锈钢、钛与钛合金以及钴基合金等为代表的惰性金属生物医学材料；②以生物碳素材料、氧化铝生物陶瓷和氧化锆生物陶瓷等为代表的生物惰性陶瓷；③以硅橡胶、超高分子量聚乙烯、聚甲基丙烯酸甲酯等为代表的非降解高分子生物医学材料。其研究与应用在20世纪80年代达到高峰，各种金属、陶瓷和聚合物被广泛地应用于临床（图1-3）。在美国被用作人体植入材料的有40多种，接受了植入治疗的患者每年多达300万人次。粗略估计第一代生物医学材料及制品的受益患者多达数千万之众。

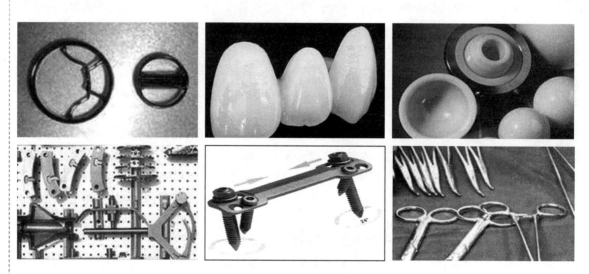

图1-3　第一代生物医学材料及其应用

从第一代生物医学材料的功能特征来看，由于其在生理环境中呈生物惰性，材料在植入人体后只能被动适应机体的生理环境，并不能促进或加速伤口的愈合；许多植入物在患者康复后还需接受二次手术拆除（如不锈钢骨折内固定板、钉在骨折愈合后的拆除等），伴随着患者的二次创伤和感染风险；尤其是植入材料与机体组织的界面问题严重制约着生物功能的发挥。

（二）第二代生物医学材料

第二代生物医学材料包括生物活性材料及可降解生物材料，其主要研究思路是解决植入材料与生物组织界面问题。

生物活性材料（bioactive materials）是指能在材料 - 组织界面上诱发特异性生物学反应并形成材料 - 组织间化学键合的一类材料。1969年美国佛罗里达大学的Larry Hench对Na_2O-CaO-SiO_2-P_2O_5系生物活性玻璃研究中发现，这类材料在植入体内后其表面不会形成纤维包囊，而是与骨组织形成紧密的化学键合，其结合界面强度甚至高于材料和骨组织本身。据此Hench成功研制出45S5生物活性玻璃并提出"生物活性"的概念，生物医学材料的研究也由此进入到生物活性材料时代。

可降解生物材料（biodegradable materials）是一类在生物机体中在体液及其酶、核酸等作用下可发生降解的材料，其显著特点是材料在机体中随着主体器官的修复、组织的再生和伤口的愈合而逐渐被生物降解、吸收和代谢，并最终为机体再生的组织和器官所替代。

典型的第二代生物医学材料包括：以羟基磷灰石材料及钙镁硅系生物陶瓷等为代表的生物活性材料和以磷酸三钙陶瓷、多肽、聚乳酸、聚乳酸 - 羟基乙酸共聚物、聚己内酯及骨胶原 / 明胶等为代表的可降解生物材料（图1-4）。

（三）第三代生物医学材料

第三代生物医学材料是一类具有促进人体自修复和再生作用的生物医学复合材料。其研究思路是通过生物活性组元与材料的复合，如材料与活细胞的融合、活体材料和非活体材料的杂化等，构

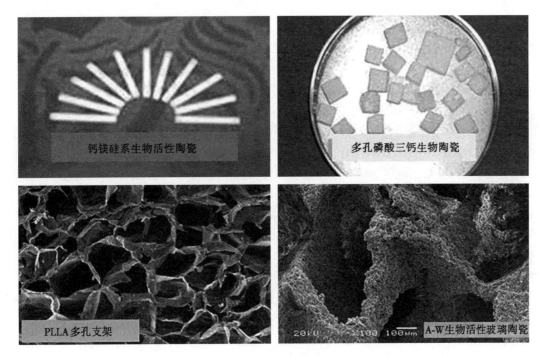

图 1-4 第二代生物医学材料及其应用

成具有生理功能的生物医学材料。该类材料在生物体内能被降解,最终为机体所吸收,同时材料本身又具有生物活性,能参与机体的生理活动,在分子水平上激活基因,刺激相关细胞,产生响应,促进组织的修复或再生(图 1-5)。目前,第三代生物医学材料已成为国际材料前沿领域一个十分活跃的研究方向。

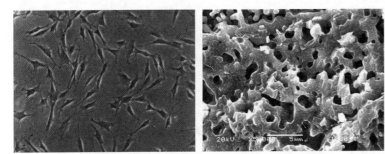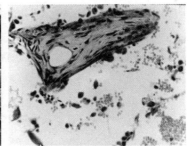

图 1-5 骨髓间充质干细胞复合多孔骨修复材料

(四) 生物医学材料研究的发展趋势

基于生物医学材料对拯救患者生命、提高健康水平和改善生存质量的重要作用,世界各国都将生物医学材料及相应制品列入国民健康的国家战略中。美国在"先进材料加工计划"中,将生物医学材料列为第一位发展的材料;日本将生物医学材料列入高技术新材料发展的前沿;我国在"中国生物医学工程产业发展纲要"中重点任务的第一条即为:"加强生物医学材料及其应用的研究开发,开展对人工器官、体内植入物和相应装置的研制",极大地推动了生物医学材料的研究与应用。

目前,生物医学材料研究发展的整体趋势是致力于提高材料的生物相容性、生物功能性、仿生性以及赋予材料生命活性,使其在体内调动并发挥机体自我修复的能力,重建或使受损的人体组织或器官康复,为临床医学的发展提供新的物质基础。生物医学材料的复合化、纳米化和活性化,组织与器官修复的自体化、诊疗一体化等已成为该领域发展的主要趋势。

三、生物医学材料产业的发展

自 20 世纪 80 年代以来,生物医学材料及其制品飞速发展并形成规模性产业,将成为 21 世纪国际经济的主要支柱产业之一。

目前,已开发应用的医用植入体和人工器官有三百余类上千种制品,分别用于感觉和神经系统、心脏和心血管系统、骨骼 - 关节系统、口腔和颌面系统以及各种软组织修复以及体外循环系统的人工器官等。

按国际惯例,医用生物材料的管理属于医疗器械范畴,所占医疗器械市场份额已经超过 60%。生物医学材料进入了一个快速发展的阶段,其市场年销售额以 15%~20% 的速度递增。

2010 年全球医疗器械市场规模约 3 400 亿美元,2016 年接近 4 000 亿美元,2017 年已超过 4 100 亿美元,同比增速为 5% 左右,略高于全球药品行业增速。其中,心血管植入器械、牙科、骨科和眼科等完全属于生物医学材料类医疗器械范畴,医学影像、体外诊断、整形和内窥诊疗中有部分生物医学材料。生物医学材料类医疗器械在整个医疗器械中的占比约 50%。

全球最大的医疗器械生产和消费国是美国,2010 年其生产量占全球医疗器械市场的 40% 左右,消费约占全球的 37%,年增长率约 8%。欧盟为全球第二大医疗器械市场,占有全球市场份额的 29%。亚太地区是全球第三大市场,占有 18% 的市场份额。中国拥有最多的人口,医疗保健系统正日臻成熟,特别是随着中国成为全球第二大经济体,国民收入和健康意识不断提升,对医疗器械的需求也将会保持较大速度的增长,具备巨大的成长潜力与空间。2016 年我国医疗器械市场规模超过 3 700 亿元人民币,2017 年超过 4 500 亿人民币,预计 2020 年将达到 7 700 亿人民币,年增长率大于 20%,远高于全球 5%~8% 的平均增速,也高于我国药品市场规模 10% 左右的增速。

2010 年我国生物医学材料及制品的市场销售额已接近 100 亿美元,复合增长率约为 30%,预计 2020 年年销售总额将超过 1 300 亿美元,成为世界第二大生物医学材料市场。在 2015 年,我国工信部发布的《新材料产业“十二五”发展规划》指出,全国需要人工关节 50 万套 / 年、血管支架 120 万个 / 年,眼内人工晶体 100 万个 / 年,生物医学材料的需求将大幅增加。

生物医学材料行业是植入性医疗器械的核心上游环节,也是植入医疗器械的主要构成部分。从产业链角度来看,随着植入性医疗器械产业的迅猛发展,现代生物医学材料产业已初具雏形,并进入高速发展阶段。

第三节　生物医学材料的分类

生物医学材料应用范围极其广泛,种类繁多、性能各异,对其分类的方法也很多。在生物医学材料的研究和应用中,常用的分类方法主要有按照材料化学组分分类、按照材料获取来源分类、按照材料应用要求分类和按照材料应用部位分类等,其中使用得较多的是按照材料化学组分分类及按照材料应用部位分类。

一、按照材料化学组分分类

按照材料的化学组成,可以将生物医学材料分为无机生物医学材料、金属及合金生物医学材料、高分子生物医学材料、复合生物医学材料以及杂化生物医学材料五种基本类型。

(一)无机生物医学材料

无机生物医学材料(inorganic biomedical materials)又称为生物陶瓷(bioceramics),是一类用于医学、具有特定生理功能的高技术陶瓷,包括生物玻璃、生物陶瓷、生物玻璃陶瓷和生物碳素材料等无机非金属材料。

绝大多数的无机生物医学材料化学性能稳定,强度和硬度高,具有良好的生物相容性。根据其在

笔记

生物环境下的行为特征,生物陶瓷又可分为惰性生物陶瓷、表面生物活性陶瓷和可降解吸收生物陶瓷等不同类型。

接近惰性的生物陶瓷(nearly bioinert ceramics)在宿主内能维持其物理、化学和力学性能,在宿主内无毒、非致癌、不过敏且不发生炎症,并长期地维持其生物功能。常用的惰性生物陶瓷主要有:氧化铝陶瓷、氧化锆陶瓷、单相铝酸钙陶瓷和碳素材料等。惰性生物陶瓷主要用于利用其力学特性的结构 - 支撑植入体(如骨片、骨螺钉、髋关节等),亦可用于非结构 - 支撑(如消毒装置、给药装置等),还可广泛用于牙科修复材料及药物载体。

表面生物活性陶瓷(surfacial bioactive ceramics)是一类能在材料界面上诱发出特殊生物反应的生物陶瓷,这种反应导致组织与陶瓷材料间形成键合。常用的表面生物活性陶瓷主要有磷灰石 - 硅灰石生物玻璃、钙镁硅系生物活性陶瓷和羟基磷灰石生物陶瓷等。可用于脊椎假体、中耳小骨置换,以及颌面、脊椎和牙槽硬组织修复等。

可降解吸收生物陶瓷(biodegradable and absorbent ceramics)在生理环境下能逐渐发生降解(对陶瓷材料而言,其降解过程本质上是陶瓷材料的缓慢溶解),其降解产物可被机体吸收代谢,亦可参与受损组织的重建。最典型的可降解吸收生物陶瓷为磷酸三钙生物陶瓷,其降解产物钙离子和磷酸根可为新骨的生成提供丰富的钙磷源,广泛用于骨缺损修复材料、组织工程支架及药物载体等。

(二) 金属生物医学材料

金属生物医学材料(metallic biomedical materials)是指应用于医学当中的金属或合金材料。由于金属材料具有较高的强度和韧性,尤其是具有良好的可加工性,适用于人体硬组织的修复及各种人工植入体和人工器官的构建。

由于许多金属材料的耐腐蚀、耐磨损能力较差,特别是在有氯离子存在的介质中易于发生腐蚀,不仅降低材料的机械性能,导致断裂,腐蚀产物还对人体有刺激性和毒性。因此,在金属生物医学材料体系的选择上,材料的耐腐蚀性及释放离子的毒性问题是金属生物医学材料研究与应用中考虑的重点。此外,基于金属离子间毒性抑制效应,实际应用的金属生物医学材料倾向于金属合金。

常用的金属生物医学材料主要有不锈钢、钴基合金、钛及钛合金、镁合金等合金材料及钽、铂等贵金属材料。金属生物医学材料主要用于内固定器件、矫形器件、牙种植体、人工关节、血管支架,以及人工器官构建和手术器械等。

(三) 高分子生物医学材料

高分子生物医学材料又称为医用高分子材料(polymeric biomedical materials,biomedical polymers),是指用于修复损坏或发生病变而失去功能的人体组织和器官,以及在医疗诊断和治疗中使用的天然或合成的高分子材料。

根据其在生物环境下的行为特征,高分子生物医学材料可以划分为可降解高分子材料(degradable biomedical polymer)和非降解高分子材料(non-degradable biomedical polymer);而按照其来源又可将其分为天然医用高分子材料(natural biomedical polymer)和合成医用高分子材料(synthetic biomedical polymer)。

医用高分子材料是生物医学材料中种类最多、应用最广和用量最大的材料。据粗略统计,目前已研究开发的医用高分子材料有数百种,而由医用高分子材料构建的医用制品有2 000多种。

常用的高分子生物医学材料主要有聚硅氧烷、聚氨酯、聚甲基丙烯酸甲酯、聚醚、聚砜、聚四氟乙烯、聚丙烯腈、聚碳酸酯、聚乳酸、胶原、纤维素和壳聚糖等,广泛应用于人体软硬组织修复体、组织工程支架材料、人造血管、人造皮肤、接触镜、医用薄膜、手术缝合线、药物缓释载体、医用黏结剂和管腔制品、血液透析及其他人工器官构建等。

(四) 复合生物医学材料

复合生物医学材料(composite biomedical material,biomedical composites)是指由两种或两种以上的不同类型材料(高分子、无机非金属、金属或天然生物材料)或同类型中不同材料通过各种方法组合

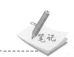

而成的、具有生物相容性的材料。

根据应用目的和性能要求的不同,复合生物医学材料的复合组分及构成方式多种多样。从复合体系来讲,包括有机-有机复合材料、有机-无机复合材料、无机-无机复合材料、无机-金属复合材料等体系;复合方式包括表面复合、整体复合及多层复合等不同方式。根据不同的应用目的和应用环境,其复合目的主要有材料增强、材料改性及材料功能化等。

通过复合组分的优化可以使材料的综合性能大幅提升,甚至赋予新的功能。因此,复合生物医学材料在生物医学工程领域中具有广阔的应用前景。实际上,随着临床医学对生物医学材料及植入器械功能性要求的不断提高,单一组分的生物医学材料已很难满足医学临床应用的诸多要求,生物医学材料的复合化和多功能化已经是该领域研究的发展趋势。

典型的复合生物医学材料如聚乙烯、聚甲基丙烯酸甲酯等用碳纤维、陶瓷粉末等增强后用于制备人工关节、人工齿根、骨水泥等;钛合金表面喷涂羟基磷灰石制作人工骨、人工关节;碳纤维增强无定形碳制作人工心脏瓣膜;磷酸三钙/聚乳酸复合作为可降解人骨修复材料;超顺磁四氧化三铁纳米粒表面包覆温敏聚异丙基丙烯酰胺用于磁热响应药物控释载体等。

(五) 杂化生物医学材料

杂化生物医学材料(hybrid biomedical materials)亦称为生物功能材料(biologically functional materials)是采用物理或化学的方法按照功能要求将某些生物活性分子如酶、抗体、抗原、多糖类、酯类以及药物、细胞等固定在材料表面或内部,构成具有特殊生理功能的生物医学材料。

由于杂化生物医学材料是活体材料与非活体材料杂化组成的新型复合生物医学材料,在特定靶点识别、特殊生理环境形成、组织生长诱导等方面具有其他材料不可比拟的优势,是目前生物医学材料领域的研究热点与前沿。

例如,骨髓基质干细胞种植复合骨形态发生蛋白的磷酸三钙/聚乳酸-羟基乙酸共聚物(BMP-TCP/PLGA)骨修复材料具有可生物降解、可诱导成骨的性能,可促进骨缺损的迅速再生;经特异性配体修饰的药物纳米载体可实现机体内的主动靶向递送和肿瘤微环境的干预等。

二、按照材料的获取来源分类

按照材料的获取来源,可以将生物医学材料分为天然生物医学材料与合成生物医学材料。

(一) 天然生物医学材料

天然生物医学材料(natural biomedical materials)包括天然生物材料及以其为基础的生物衍生材料。

天然生物材料(natural biological materials)是来自人体自身组织、同种(如人的尸体)或异种(如动物)同类器官与组织的材料。由于构成机体的基本物质如蛋白质、多糖和核酸核糖以及由此而构成的人类和动物机体的皮肤、肌肉和器官基本上都是高分子化合物,因此天然生物材料主要为天然高分子材料,一些无机类的天然生物材料如贝壳、珊瑚等也有实际应用。天然高分子材料由于其具有多功能性、生物相容性和生物降解性,是人类最早使用的医用材料之一。另有部分含无机质的天然材料如骨、贝壳、珊瑚等也在生物医学材料中有所应用(图 1-6)。

直接使用天然生物材料可能引起免疫反应,实际应用中需采用物理和化学方法对天然生物材料进行处理(改性),所形成的生物医学材料称为生物衍生材料(biological derived materials)或生物再生材料(bio-regeneration materials)。

天然生物材料的处理(改性)方法主要有两类:①维持天然生物组织原有构型而进行简单固定、灭菌和消除抗原性的轻微处理,如经戊二醛处理固定的猪心瓣膜、牛心包、牛颈动脉等;②拆散天然生物材料原有构型,重建新的物理形态的强烈处理,如再生胶原、弹性蛋白、硫酸软骨素、透明质酸等。

生物衍生材料是无生命的材料,但其具有类似于自然组织的构型和功能,或其组成类似于自然组

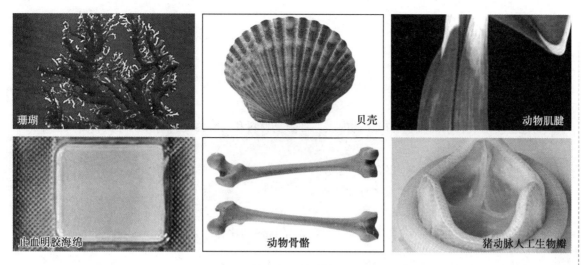

图 1-6　天然生物医学材料及应用示例

织,在维持人体动态过程的修复和替换中具有重要作用。

(二)合成生物医学材料

合成生物医学材料(synthetic biomedical materials)是指人为地把不同物质经物理化学方法作用合成加工而成的各种生物医学材料,如硅橡胶、聚氨酯、中空纤维、生物陶瓷、医用合金等。

随着材料科学与工程的不断发展,人们已能根据材料的应用环境和应用目的,通过材料分子设计而赋予材料特定的性能,合成生物医学材料已成为医学应用中的主体材料。

三、按照材料的使用要求分类

按照材料的使用要求,可将生物医学材料分为若干种类,每一种类的应用要求下又包括若干种功能要求,需要分别采用不同的材料。例如:

(1)植入与非植入材料:如磷酸三钙骨修复材料与非植入的膜式人工肺。

(2)血液接触材料:如涤纶人造血管、聚醚砜血液透析膜等。

(3)一次性使用材料与重复使用材料:如聚氨酯创口敷料与介入导管。

(4)生物活性与生物惰性材料:如生物活性的磷酸三钙陶瓷与生物惰性的碳素材料。

(5)生物降解材料与非生物降解材料:如可降解的镁合金与不降解的钛合金。

四、按照材料的应用环境分类

按照材料的应用部位和功能要求,亦可将生物医学材料分为若干种类,而每种应用部位和功能要求有可能使用不同的材料来实现。例如:

(1)硬组织材料:如用于骨修复的羟基磷灰石陶瓷及用于牙冠的氧化铝陶瓷。

(2)软组织材料:如聚氨酯人造皮肤、聚乳酸/聚吡咯神经修复材料等。

(3)心血管材料:如涤纶人造血管、低温热解碳人工心脏瓣膜等。

(4)齿科材料:如钛合金牙种植体、氧化铝陶瓷齿冠等。

(5)膜透析材料:如聚醚砜中空纤维膜血液透析器。

(6)药物/基因载体:如脂质体药物载体、聚 N-异丙基丙烯酰胺温敏控释载体。

复习思考题

1. 有人认为"从生物医学材料定义的演变,可以充分展现生物医学材料研究和应用的发展"。谈谈你对此的看法并举例说明。
2. 简述生物医学材料的生物功能性的内涵。骨修复材料和血管修复材料分别应具备哪些基本的生物功能性?
3. 简述生物医学材料的生物相容性的内涵。生物医学材料植入后的宿主反应与材料反应各指的是什么?对生物医学材料的应用有什么意义?
4. 按照材料的化学组分,可以把生物医学材料分为哪些类型?生物医学材料的应用特征是什么?
5. 什么是杂化生物医学材料?与其他类型生物医学材料相比有什么优势?

(尹光福 蒲曦鸣)

| 第二章 | 生物材料应用的生理环境与宿主反应 |

作为人工器官或医疗制品的生物医学材料植入生物体后都将与组织、细胞直接接触，一些人工血管、人工心脏瓣膜、人工心脏和各种血管内导管、血管内支架等材料还需与血液直接接触。植入物材料表面与组织、细胞和血液等短期或长期接触时，生物医学材料的化学刺激（组分、分子及部分结构进入生物组织）、机械刺激、电化学还将导致生物体产生各种宿主反应，包括血液反应、免疫反应及组织反应等。因此，要深入理解生物医学材料和人体之间的相互作用，就要认识生物医学材料应用的生理环境，理解生物医学材料引起的宿主反应。

第一节　生物医学材料应用的生理环境

生物医学材料进入人体后，会与血液、组织、细胞等接触，细胞内外的生理环境都会影响生物医学材料的功能。人体内绝大多数细胞并不与外界环境相接触，而是浸浴于机体内部的细胞外液中，因此细胞外的生理环境称为细胞外液，是细胞直接接触和赖以生存的环境。细胞外液包括血浆、组织液及少量的淋巴和脑脊液等。细胞内液则是机体细胞总体所含的体液，它与细胞组成成分构成了细胞内的生理环境。生物医学材料在与细胞相互作用之前，首先要与细胞外液接触并发生反应。生物医学材料在被细胞摄取后，就会与细胞组成成分和细胞内液接触并发生反应。因此，细胞外液、细胞组成成分和细胞内液构成了生物医学材料应用的生理环境。

一、细胞外液

细胞外液是指人体内存在于细胞外的体液，主要包括组织液、血浆和淋巴、脑脊液等，占体液总量的 1/3。人体内的细胞外液构成了体内细胞生活的液体环境，这个液体环境叫作人体的内环境。

（一）血液与血浆

血液（blood）是机体血管和心脏中流动的不透明红色黏稠液体。成人血液占体重的 7%~8%，相对密度 1.05~1.06，pH 7.3~7.4。血液由血浆和血细胞组成，血浆内含血浆蛋白、脂蛋白、各种营养成分、无机盐、氧、激素、酶、抗体及代谢产物等；血细胞有红细胞、白细胞和血小板。血液的功能包含血细胞功能和血浆功能，有物质运输、体温调节、防御、渗透压调节和酸碱平衡等功能。血液的组成见表 2-1。

血浆（plasma）是血液的液体成分，为血细胞的细胞外液（extracellular fluid，ECF），约占机体全部细胞外液的 1/4。血浆的主要作用是运载血细胞，运输维持生命活动所需物质和代谢产物等。血浆的基本成分为晶体物质溶液，包括水和溶解于其中的多种电解质、小分子有机化合物和一些气体。由于这些溶质和水都很容易透过毛细血管管壁与组织液中的物质进行交换，所以血浆中电解质含量与组织液电解质含量基本相同（表 2-2）。

血浆与组织液的主要差别在于血浆中含有多种蛋白质，即血浆蛋白（plasma proteins）。血浆蛋白可分为白蛋白、球蛋白和纤维蛋白原三类，球蛋白可进一步区分为 α_1- 球蛋白、α_2- 球蛋白、β- 球蛋白

表 2-1 血液的组成(蛋白质和其他有形成分)

成分	成分	含量
血浆	水分	91%~92%
	蛋白质(白蛋白、球蛋白、纤维蛋白原)	7%
	葡萄糖	0.1%
	无机盐	0.9%
血细胞	红细胞	男 ≈ 5.0×10^{12}/L
		女 ≈ 4.2×10^{12}/L
	白细胞	$(4.0\sim10.0) \times 10^{9}$/L
	血小板	$(100\sim300) \times 10^{9}$/L

注:白细胞内中性粒细胞 60%~70%,淋巴细胞 20%~25%,单核细胞 3%~8%,嗜碱性粒细胞 0.5%~1%,嗜酸性粒细胞 2%~4%。

表 2-2 血浆和组织液的电解质含量对比

离子	血浆内含量/(mmol/L)	组织液含量/(mmol/L)
Cl^-	96~111	112~120
HCO_3^-	16~31	25.3~29.7
HPO_4^{2-}	1~1.5	1.93~2
SO_4^{2-}	0.35~1	0.4
$H_2PO_4^-$	2	—
Na^+	131~155	141~145
Mg^{2+}	0.7~1.9	1.3
Ca^{2+}	1.0~3	1.4~1.55
K^+	3.5~3.6	3.5~4
小分子有机物 (营养物质、代谢终产物、激素)	微量	微量
气体(O_2、CO_2)	微量	微量

和 γ- 球蛋白。正常成人血浆蛋白含量为 65~85g/L,其中白蛋白为 40~48g/L,球蛋白为 15~30g/L。血浆蛋白的主要功能有:①形成血浆胶体渗透压,保持部分水存在于血管内;②与甲状腺激素、肾上腺皮质激素和性激素等结合,使血浆中的激素不会很快经肾脏排出,从而维持激素在血浆中有相对较长的半衰期;③作为载体运输脂质、离子、维生素、代谢废物以及一些异物(如材料降解产物)等低分子物质;④参与血液凝固、抗凝和纤维蛋白溶解(简称纤溶)等生理过程;⑤抵御病原微生物(如病毒、细菌和真菌等)的入侵;⑥营养功能等。

(二)组织液

组织液(tissue fluid)是存在于组织间隙中的体液,是普通细胞直接生活的液体环境,为血液与组织细胞间进行物质交换的媒介。绝大部分组织液呈凝胶状态,不能自由流动,因此不会因重力作用流到身体的低垂部位;将注射针头插入组织间隙,也不能抽出组织液。但凝胶中的水及溶解于水的各种溶质分子的弥散运动并不受凝胶的阻碍,仍可与血液和细胞内液进行物质交换。组织液是血浆在毛细血管动脉端滤过管壁而生成的,当血浆流经毛细血管时,水和一切能够透过毛细血管壁的物质可以在毛细血管动脉端渗出,进入组织细胞间隙而成为组织液。绝大多数的组织液在毛细血管静脉端又可以重新渗入血浆中。少量的组织液还可以渗入毛细淋巴管,形成淋巴,淋巴经淋巴循环由左、右锁骨下静脉汇入血浆中。

组织液包括细胞外基质(extracellular matrix,ECM)和从毛细血管渗出的不含大分子物质的黏性液体。细胞与细胞外基质构成了完整的组织,是相互依存的关系。细胞外基质成分可以借助其细胞表面的特异性受体向细胞发出信号,通过细胞骨架或各种信号转导途径将信号转导至细胞质,乃至细胞核,影响基因的表达及细胞的活动。细胞外基质是由大分子构成的结构精细而错综复杂的网络。它在生物组织中所占据的空间因组织而异。例如,上皮组织、肌肉组织、脑与脊髓中细胞外基质含量很少,而结缔组织中细胞外基质含量较高,皮肤结缔组织中细胞外基质最有代表性。细胞外基质的组成成分及组装形式由所产生的细胞决定,并与组织的特殊功能需要相适应。例如,角膜的细胞外基质为透明柔软的片层,骨、牙则坚硬如岩石,肌腱则坚韧如绳索,眼中的玻璃体透明而柔软。尽管细胞外基质具有如此的多样性,但其生物学作用却基本相同。能够分泌和形成细胞外基质的主要细胞类群是成纤维细胞(fibroblast)和少数其他特化组织的细胞。组成细胞外基质的大分子种类繁多,一般包括以下四种类型。

(1)纤维:在组织液中有三种纤维,即胶原纤维、弹性纤维和网状纤维。胶原纤维(collagenous fiber)在三种纤维中数量最多,新鲜时呈白色,有光泽,故又名白纤维。胶原纤维粗细不等,分支且互相交织成网,在体内许多部位紧密平行排列形成胶原纤维束。胶原纤维的化学成分为I型胶原蛋白和Ⅲ型胶原蛋白。胶原蛋白简称胶原(collagen),主要由成纤维细胞合成。弹性纤维(elastic fiber)的含量较胶原纤维少,但在人体内的分布也很广泛,新鲜状态下呈黄色,故又名黄纤维。弹性纤维较细,直行,粗细不等,表面光滑,断端常卷曲,可有分支,交织成网。弹性纤维由均质的弹性蛋白组成,富于弹性而韧性较差。弹性纤维与胶原纤维混合交织在一起,可使组织既有弹性又有韧性,有利于所在器官和组织既保持形态和位置的相对恒定,又具有一定的可变性。网状纤维(reticular fiber)较细,分支多,交织成网。网状纤维由Ⅲ型胶原构成,多分布在结缔组织与其他组织交界处,如基膜的网板、肾小管和毛细血管周围。造血器官、淋巴器官和内分泌腺中含有较多网状纤维,构成微细的支架。

(2)多黏糖蛋白(polymyxoglycoprotein):是细胞外基质内另一类重要的生物大分子,其构成以蛋白质为主,主要有纤连蛋白、层粘连蛋白和软骨粘连蛋白等。纤连蛋白(fibronectin,FN)是成纤维细胞和某些上皮细胞合成的糖蛋白,存在于胶原纤维和许多结缔组织细胞周围,在细胞识别、黏附、迁移和增殖中起重要作用;层粘连蛋白(laminin,LN)主要由基膜上方的上皮细胞和内皮细胞等合成,参与上皮细胞与基膜、基板的黏附;软骨粘连蛋白(chondronectin,ChN)主要存在于软骨内,介导软骨细胞与Ⅱ型胶原的黏附,并与Ⅱ型胶原等形成复合物构成软骨基质。

(3)糖胺聚糖(glycosaminoglycan):通常又称为氨基己糖多糖或酸性黏多糖,主要分硫酸化和非硫酸化两类。前一类含有硫酸根,包括硫酸软骨素A、硫酸软骨素C、硫酸角质素、硫酸乙酰肝素和硫酸皮肤素等;后一类不含硫酸根,为透明质酸(hyaluronic acid)。自然状态的透明质酸为曲折盘绕的长链大分子。

(4)蛋白多糖(proteoglycan,PG):蛋白多糖由蛋白质和糖胺聚糖构成,以多糖为主。一个核心蛋白分子上连接4种糖胺聚糖分子,构成像试管刷一样的蛋白多糖亚单位。许多蛋白多糖亚单位以透明质酸分子为主干,通过结合蛋白连接其上,形成大分子的蛋白多糖聚合体,是人体内分子量最大的分子。蛋白多糖聚合体的立体构型中有许多微细孔隙,称分子筛(molecular sieve)。小于孔隙的水和营养物、代谢产物、激素、气体分子等可以通过,大于孔隙的大分子物质、细菌和肿瘤细胞等不能通过,成为限制细菌等有害物质扩散的防御屏障。溶血性链球菌和癌细胞等能产生透明质酸酶,破坏蛋白多糖聚合体的主干,破坏了这一防御屏障,使细菌和癌细胞易于浸润扩散。

细胞外基质成分的合成、分泌和组装是细胞活动的产物,它不仅参与组织结构的维持,而且对细胞的存活、形态、功能、代谢、增殖、分化和迁移等基本生命活动具有多方位的影响。近年来细胞外基质成分及其生物学作用在材料生物学研究中备受重视,已成为材料生物学领域的一个研究热点及新的进展点。

（三）淋巴

淋巴（lymph）是流动在淋巴管内的液体，由组织液渗入毛细淋巴管内而形成。淋巴管内有淋巴细胞和抗体，有时还可见单核细胞加入淋巴液中。机体不同部位淋巴管内的淋巴成分也不同，在不同生理情况下，其成分也会有所变化，如肢体的淋巴亮而透明，含蛋白质约 0.5%；小肠淋巴管中的淋巴因含许多脂肪小滴而呈乳白色，称乳糜（chyle），当进食脂肪性食物较多时乳糜中含脂滴也增多；源于肝脏的淋巴中蛋白质约 6%。淋巴是组织液回流的辅助渠道，在维持全身各部分的组织液动态平衡中起重要作用。

二、细胞构成与细胞内液

细胞结构可分为三部分，即细胞膜、细胞质和细胞核。在细胞质和细胞核中还可以观察到一些比较大的细胞结构，如线粒体、中心体等。机体细胞总体所含的体液则为细胞内液，它与细胞组成成分构成了细胞内的生理环境。

（一）细胞膜

细胞膜又称细胞质膜（plasma membrane），是指包围在细胞表面的一层极薄的膜，主要由膜脂和膜蛋白所组成，具有半透性（semipermeability），允许一些不带电荷的小分子自由通过。在各种不同类型的细胞中，细胞膜的化学组成基本相同，主要是由脂类、蛋白质和糖类组成。脂类常排列成双分子层，蛋白质通过非共价键与其结合，构成膜的主体，糖类多以复合物形式存在，通过共价键与膜的某些脂类或蛋白质组成糖脂或糖蛋白。此外，膜中还含有少量水、无机盐和金属离子等。细胞膜的基本作用是维护细胞内微环境的相对稳定，并参与同外界环境进行物质交换、能量和信息传递。另外，细胞膜在细胞的生存、生长、分裂和分化中也起着重要作用。细胞膜的功能总结如下：①勾画细胞的边界：细胞膜对于细胞生命的进化具有重要意义，不仅使生命进化到细胞的生命形式，也保证了细胞生命的正常进行，它使遗传物质和其他参与生命活动的生物大分子相对集中在一个安全的微环境中，有利于细胞的物质和能量代谢。②调节运输：细胞膜是细胞与环境进行物质交换的通透性屏障，它能通过多种机制选择性地摄取和排出某些物质，以使细胞与周围环境不断地进行物质交换，保持细胞内环境的相对稳定。Na^+-K^+ 泵就是一种通过水解腺苷三磷酸（ATP）供给能量来完成主动转运作用的载体蛋白。在大多数的细胞内 Na^+ 浓度低于细胞外 10~20 倍，K^+ 浓度则是细胞内高于细胞外 10~20 倍，这种离子梯度的维持就是依靠 Na^+-K^+ 泵的作用。③传递信号：细胞膜上具有各种不同的受体，能够识别并结合特异的配体，进行信号传递，引起细胞内的反应。如细胞通过膜受体接收的信号决定对糖原合成或分解。④参与细胞间的相互作用：细胞可通过细胞膜进行细胞间的多种相互作用，包括细胞识别、细胞黏着、细胞连接等。如人体细胞可通过缝隙连接进行相邻细胞间的通信，这种通信包括代谢偶联和电偶联。

（二）细胞核

细胞核（nucleus）由核膜、核仁、染色质和核基质组成。它在细胞生命活动过程中处于极为重要的地位，是细胞内遗传信息贮存、复制和转录的场所，也是细胞功能及代谢、生长、增殖、分化和衰老的控制中心。一般来说，一个细胞只有一个细胞核，有些特殊的细胞含有多个细胞核，例如脊椎动物的骨骼肌细胞，这种细胞很长，可达几微米，甚至几厘米，其中含有几十甚至几百个独立的细胞核。但是在成熟的红细胞中没有细胞核。

核膜（nuclear membrane）也称核被膜，是细胞内膜系统的重要组成部分，它作为界膜将细胞内区分为核与质两个相对独立又相互联系的功能区，同时，由核被膜进一步构建成核孔复合体，控制着核质间的物质和信息的交流。核仁（nucleolus）是真核细胞间期核中最显著的结构。它是细胞内 rRNA 合成、加工和核糖体亚单位装配的场所。在细胞增殖周期中，核仁又是一个高度动态的结构，表现出周期性消失与重建，其功能状态与细胞内蛋白质合成密切相关。核基质则是在核液中存在着的一个主要由非组蛋白纤维组成的网络状结构，由于它的形态与胞质骨架很相似，相互之间又有一定的联系,所以也被称为核骨架。染色质(chromatin)是指间期细胞核内能被碱性染料着色的物质,染色质是由 DNA、组蛋白、非组蛋白和少量 RNA 组成的线性复合结构,是遗传物质在间期细胞的存在形式,常呈网状不规则的结构。染色体(chromosome)是指细胞在有丝分裂或减数分裂过程中,由染色质聚缩而成的棒状结构。间期的染色质有利于遗传信息的复制和表达,分裂期的染色体有利于遗传物质的平均分配,它们是同一物质在细胞间期和分裂期的不同表现形式。

(三) 细胞质

细胞质是细胞质膜包围的、除核区外的,一切半透明、胶状、颗粒状物质的总称。细胞质(cytoplasm)包括基质、细胞器和包含物。基质指细胞质内呈液态的部分,是细胞质的基本成分,主要含有多种可溶性酶、糖、无机盐和水等;细胞器是分布于细胞质内,具有一定形态、在细胞生理活动中起重要作用的结构,包括线粒体、叶绿体、中心体、内质网、高尔基体、液泡系(溶酶体、液泡)、细胞骨架(微丝、微管、中间纤维)、中心粒以及周围物质等。

1. 核糖体 核糖体(ribosome)是 Robinsin 等人(1953 年)在电镜下发现的一种颗粒状小体,后被证实它们普遍存在于真核细胞中,是专门用来合成蛋白质的细胞器,这种颗粒小体由 rRNA 和蛋白质组成。

2. 内质网 内质网(endoplasmic reticulum,ER)是由一层单位膜形成的囊状、泡状和管状结构,并形成一个连续的网膜系统。由于它靠近细胞质的内侧,故称为内质网。内质网对细胞的生理变化相当敏感,在不正常或服药的情况下,如饥饿、缺氧、辐射、患肝炎和服用激素等,均可使肝细胞的内质网囊泡化。根据内质网上是否附有核糖体,将内质网分为两类:滑面内质网(smooth endoplasmic reticulum,SER)和粗面内质网(rough endoplasmic reticulum,RER)。无核糖体附着的内质网称为滑面内质网,通常为小的管状和小的泡状而非扁平状,广泛存在于各种类型细胞中,包括合成胆固醇的内分泌腺细胞、肌细胞、肾细胞等。滑面内质网是脂类合成的重要场所,往往作为出芽的位点,将内质网上合成的蛋白质或脂类转运到高尔基体。粗面内质网多呈大的扁平膜囊状,在电镜下观察排列极为整齐。它是核糖体和内质网共同构成的复合结构,普遍存在于合成分泌蛋白的细胞中,越是分泌旺盛的细胞(如浆细胞)中越多,未分化和肿瘤细胞中较少。

滑面内质网具有很多重要的功能,如类固醇激素的合成、肝细胞的脱毒作用、糖原分解释放葡萄糖、肌肉收缩的调节等。粗面内质网的基本功能与光面内质网完全不同,这是因为粗面内质网的表面结合有核糖体,所以它的主要功能自然与核糖体的作用相关联。在粗面内质网上合成的蛋白质的最终去向是提供给内膜系统、细胞膜以及细胞外。粗面内质网在从与其结合的核糖体上合成的蛋白质中获得自己所需的蛋白质的同时,也帮助内膜系统的蛋白质转运。

3. 高尔基体 高尔基体(Golgi body,Golgi apparatus)又称高尔基复合体(Golgi complex),是意大利科学家 Golgi 在 1898 年发现的,普遍存在于真核细胞中。高尔基体的结构是由一些(通常是 4~8 个)排列较为整齐的扁平膜囊堆在一起形成的。高尔基体的功能与细胞的分泌功能有关,能够收集和排出内质网所合成的物质,它也是聚集某些酶原颗粒的场所,参与糖蛋白和黏多糖的合成。高尔基体与溶酶体的形成有关,并参与细胞的胞饮和胞吐过程。

4. 溶酶体 1949 年,De Duve 等人利用超离心技术从大鼠肝细胞中分离出一种有膜包被的微小颗粒,经细胞化学鉴定,这种颗粒内含丰富的酸性水解酶,具有分解多种大分子物质的功能,故被命名为溶酶体(lysosome)。现已证实溶酶体是一种广泛存在于真核细胞中专门从事细胞内消化作用的细胞器。

溶酶体是由一层单位膜包围而成的圆形或卵圆形的囊状结构。膜厚约 6nm,大小不一,直径常在 $0.2~0.8\mu m$ 之间。溶酶体内含有多种酸性水解酶,已发现有 60 余种,这些酶的最适 pH 为 5.0,能将蛋白质、多糖、脂类和核酸等物质水解成能被细胞重新利用的小分子物质,从而为细胞的代谢提供原料。在不同类型细胞中溶酶体酶的种类和数量是不同的。溶酶体膜不同于其他膜结构,具有特殊的性质:①膜上嵌有质子泵,可将 H^+ 泵入溶酶体内,以维持溶酶体内的酸性环境;②膜蛋白呈高度糖基化状态,糖链伸向膜内侧,可保护自身膜结构免受内部水解酶的消化;③膜上具有多种载体蛋白,用于向外转运水解产物。溶酶体膜的这些特性对于维持溶酶体正常功能十分重要。

溶酶体可分为初级溶酶体(primary lysosome)和次级溶酶体(secondary lysosome),前者是一种刚刚分泌的含有溶酶体酶的分泌小泡;后者含有水解酶和相应的底物,是一种将要或正在进行消化作用的溶酶体。溶酶体的主要功能是吞噬消化作用。有两种吞噬作用:一种是自体吞噬(autophagy),吞噬的是细胞内原有的物质,如破损的细胞器或残片,有利于细胞器的重新组装、成分的更新及废物的消除;另一种是异体吞噬(phagocytosis),吞噬有害物质、外来物质等。

5. 过氧化物酶体 过氧化物酶体(peroxisome)也叫微体,是由一层单位膜包裹而成的囊泡状细胞器,由于内含多种与过氧化氢代谢有关的酶,故称为过氧化物酶体。过氧化物酶体是由一层单位膜围绕而成的圆形或卵圆形小体,直径为 $0.6\sim0.7\mu m$。过氧化物酶体的功能主要是合成或分解过氧化氢。

6. 线粒体 线粒体(mitochondrion)是普遍存在于真核细胞中的一种重要细胞器,由于线粒体是细胞进行氧化磷酸化并产生 ATP 的主要场所,细胞生命活动所需能量的 80% 是由线粒体提供的,因此被称为细胞的"动力工厂"。在光镜下,线粒体呈粒状、杆状或线状。不同类型细胞所含的线粒体数量差别很大,如哺乳动物肝细胞中约有 2 000 个线粒体,肾细胞中约有 400 个,而精子中仅含约25 个。其分布多集中于需能高的部位。一般功能旺盛的细胞线粒体丰富。电镜下,线粒体是由两层单位膜套叠而成的囊状结构。线粒体的主要功能是通过氧化磷酸化反应合成 ATP,为细胞提供能量。

7. 细胞骨架 细胞质中除了含有各种细胞器外,还含有一个三维的网络结构系统,这个系统被称为细胞骨架(cytoskeleton)。细胞骨架是细胞内以蛋白质纤维为主要成分的网络结构,主要由三类蛋白质纤丝(filament)构成,包括微管、微丝和中间纤维。

微管(microtubule)是 Slauterback 于 1963 年首先在动物细胞中发现的一种真核细胞特有的细胞器。它是细胞骨架纤维中最粗的一种,由于它能保持细胞特定形态,参与细胞运动,因此被看作细胞的骨骼系统。微管是一种动态结构,能很快地组装和去组装,因而在细胞中呈现出多种形态和排列方式,以适应变动的细胞质状态和完成它们的各种功能。微管还与其他蛋白共同组装成中心粒、基体、鞭毛、纤毛等特定结构。细胞中微管存在方式有三种,即单管、二联管和三联管。单管微管在细胞中呈网状或成束分布,不稳定,可随细胞周期发生变化。二联管、三联管只存在于某些特定的细胞器中,如中心粒(三联管)和鞭毛、纤毛(二联管)中的微管。

微丝(microfilament)是普遍存在于真核细胞中的一种实心骨架纤维,直径约为 7nm,可成束或弥散分布于细胞质中,它与微管共同构成细胞的支架。微丝的基本成分是肌动蛋白,由它组成的纤维与细胞内各种微丝结合蛋白相互作用,行使着微丝的各种功能。纯化的肌动蛋白单体外观呈哑铃状,有极性,可以相同的方式头尾相接形成螺旋状肌动蛋白丝,称为纤丝状肌动蛋白(简称 F 肌动蛋白)。因此,肌动蛋白丝也具有极性。

中间纤维(intermediate filament,IF)又称中等纤维或中间丝,因直径介于肌动蛋白和肌球蛋白之间而得名。它的化学成分、种类复杂,结构独特,对解聚微管(秋水仙素)和抑制微丝(细胞松弛素 B)的药物均不敏感,是广泛存在于真核细胞中的第三种骨架成分。

细胞骨架的功能主要包括:①细胞支持:在大多数真核细胞内,细胞骨架特别是微管参与决定细胞的几何形状;②决定细胞运动的形式:细胞运动的表现形式多种多样,从染色体分离到纤毛、鞭毛的摆动,从细胞形状的改变到位置的迁移等。所有的细胞运动都和细胞内的细胞骨架体系(尤其是微管、微丝)有关,同时需要 ATP 和动力蛋白。

(四)细胞内液

分布于细胞内的液体称为细胞内液(intracellular fluid,ICF),它的容量和成分与细胞的代谢和生理功能密切相关。细胞内液中,K^+ 是重要的阳离子,其次是 Na^+、Ca^{2+} 和 Mg^{2+},其中 Na^+ 浓度远低于细胞外液。主要阴离子是 HPO_4^{2-} 和蛋白质,其次是 HCO_3^- 和 Cl^- 等。这些离子对于维持细胞内液渗透压的稳定和电中性起着重要作用,其中的 HPO_4^{2-}、$H_2PO_4^-$ 和蛋白质在维持细胞内液 pH 稳定上发挥着重要作用。

第二节　凝血与溶血

生物医学材料植入后的血液反应包括材料表面对各种血浆蛋白的吸附,材料与血浆蛋白及血细胞作用引起的凝血与溶血,以及材料释放物与特定血液组分作用导致的血液毒性效应等。本节主要介绍凝血与溶血,而血浆蛋白吸附与血液毒性效应将分别在第三章与第六章进行讨论。

生物医学材料与血液直接或间接接触时,会与血液中的血小板、红细胞、白细胞以及血浆蛋白等成分发生作用,相互作用的后果会导致形成血栓、溶血、补体系统激活及血液中成分发生改变等。通常情况下,生物医学材料表面在与血液接触的数秒内,首先在材料表面发生血浆蛋白吸附(如白蛋白、γ-球蛋白和纤维蛋白原等);接着血小板在材料表面黏附、聚集和变形,同时血液内一系列凝血因子相继被激活,参与材料表面的血栓形成过程。

一、血细胞的组成及生理特性

血细胞约占血液容积的 45%,主要分为红细胞(erythrocytes 或 red blood cells,RBC)、白细胞(leukocytes 或 white blood cells,WBC)和血小板(platelets 或 thrombocytes),其中红细胞数量最多,约占血细胞总量99%,白细胞最少。若将一定量的血液与抗凝剂混匀,置于比容管中,以 3 000r/min 的速度离心 30min,由于比重不同,血细胞将与血浆分开,比容管中上层淡黄色液体为血浆,下层深红色为红细胞,二者间有一薄层白色不透明为白细胞和血小板。正常生理情况下血细胞有一定的形态结构,并有相对稳定的数量,其类别及数量列举如下:

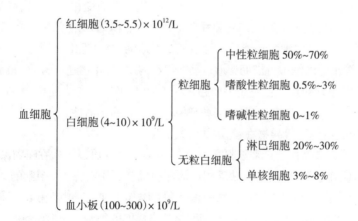

1. **红细胞**　正常的成熟红细胞无核,也无细胞器,胞质内充满血红蛋白(hemoglobin,Hb),呈双凹圆碟形,直径 7~8.5μm,周边最厚处约 2.5μm,中央最薄处约 1μm。红细胞的这种形态使其具有较大的表面积(约 14μm²),从而能最大限度地适应其功能——携带 O_2 和 CO_2。红细胞维持正常双凹圆碟形需 ATP 供能,由于红细胞缺乏线粒体,糖酵解是其获得能量的唯一途径。

红细胞具有可塑变形性、悬浮稳定性和渗透脆性。①可塑变形性:正常红细胞在外力作用下具有变形的能力,这种特性称为可塑变形性(plastic deformation)。外力撤销后,变形的红细胞可恢复其正常的双凹圆碟形。双凹圆碟形使红细胞具有较大的表面积与体积之比,使其在外力作用时易于变形;如果红细胞变成球形,则其表面积与体积之比降低,变形能力减弱。此外,当红细胞内的黏度增大或红细胞膜的弹性降低时,也会造成红细胞变形能力减弱。血红蛋白发生变形或细胞内血红蛋白浓度过高时,可因红细胞内黏度增高而降低红细胞的变形性。②悬浮稳定性:将盛有抗凝血的血沉管垂直静置,尽管红细胞的比重大于血浆,但正常时红细胞能相对稳定地悬浮于血浆中,这一特性称为悬浮稳定性(suspension stability)。红细胞能相对稳定地悬浮于血浆中,是由于红细胞和血浆之间的摩擦力阻碍了红细胞的下沉。双凹圆碟形的红细胞具有较大的表面积与体积之比,所产生的摩擦力较大,故红细胞下沉缓慢。在某些疾病时,红细胞彼此比较快地以凹面相贴,称为红细胞叠连(rouleaux formation)。发生叠连后,红细胞沉降加快。决定红细胞叠连形成快慢的因素是血浆成分的变化。通常血浆中纤维蛋白原、球蛋白及胆固醇的含量增高时,可加速红细胞叠连和沉降;血浆中白蛋白、卵磷脂的含量增多时则可抑制叠连发生,使沉降速率减慢。③渗透脆性:红细胞在低渗盐溶液中发生膨胀破裂的特性称为红细胞渗透脆性(osmotic fragility)。红细胞在等渗的 0.9% NaCl 溶液中可保持其正常形态和大小。若将红细胞悬浮于一系列浓度递减的低渗 NaCl 溶液中,水将在渗透压差作用下渗入细胞,红细胞由正常双凹圆碟形逐渐胀大,成为球形;当 NaCl 浓度降至 0.42% 时,部分红细胞开始破裂而发生溶血;当 NaCl 浓度降至 0.35% 时,全部红细胞发生溶血。这一现象表明,红细胞对低渗盐溶液具有一定的抵抗力,且同一个体的红细胞对低渗盐溶液的抵抗力不相同。生理情况下,衰老红细胞对低渗盐溶液的抵抗力降低,即脆性高;初成熟红细胞的抵抗力高,即脆性低。

红细胞的平均寿命约为 120d。衰老的红细胞的功能活动和理化性质都发生改变,如酶活性降低、血红蛋白变性、变形能力减退、脆性增高,难以通过微小的孔隙,因此容易滞留于脾和骨髓中而被巨噬细胞所吞噬,同时由红骨髓生成和释放同等数量的红细胞进入外周血液,维持红细胞数的相对恒定。

红细胞也与机体的免疫反应有关。红细胞表面有补体受体,具有识别抗原的免疫功能,当相关抗原进入血液后能黏附到红细胞表面(免疫黏附作用),形成的免疫复合物在经过肝、脾时,能被巨噬细胞所吞噬,从而清除病理性循环免疫复合物。

2. 白细胞 白细胞为无色、有核的细胞,在血液中一般呈球形。根据细胞质有无特殊颗粒,可将其分为有粒白细胞和无粒白细胞,有粒白细胞可分为中性粒细胞(neutrophil)、嗜酸性粒细胞(eosinophil)和嗜碱性粒细胞(basophil);无粒白细胞包括单核细胞(monocyte)和淋巴细胞(lymphocyte)。正常人血液中白细胞的数量可因年龄和机体处于不同功能状态而变化。各类白细胞均参与机体的防御功能。白细胞所具有的变形、游走、趋化和吞噬特性,是执行防御功能的生理基础。

除淋巴细胞外,所有的白细胞均能伸出伪足做变形运动,穿过毛细血管壁,这一过程称为白细胞渗出(diapedesis)。渗出的白细胞可借助变形运动在组织内游走,并在趋化因子(chemokine)的吸引下,迁移到炎症区发挥其生理作用。白细胞朝向趋化因子运动的特性,称为趋化性(chemotaxis)。人体细胞的降解产物、抗原 - 抗体复合物、细菌毒素和细菌等都具有趋化活性。白细胞按照这些物质的浓度梯度游走到炎症部位,将细菌等异物吞噬,进而将其消化、杀灭。

白细胞的吞噬具有选择性。正常细胞表面光滑,其表面存在可以排斥吞噬的保护性蛋白,故不易被吞噬。坏死的组织或外源性颗粒,因缺乏相应的保护机制而易被吞噬。在特异性抗体和某些补体的激活产物的作用下,白细胞对外源性异物的识别和吞噬作用加强。中性粒细胞是血液中主要的吞噬细胞,其游走能力和吞噬活性都很强;单核细胞是尚未成熟的细胞,其在血液中停留 2~3d 后迁移进入组织,继续发育成巨噬细胞(macrophage),具有比中性粒细胞更强的吞噬能力;嗜碱性粒细胞释放肝素,具有抗凝血作用;嗜酸性粒细胞和淋巴细胞则主要参与免疫反应。

3. 血小板 血小板的体积小,无细胞核,呈双面微凹圆盘状,直径 2~3μm。正常成人血液中的血小板数量为 $(100~300) \times 10^9$/L。血小板有助于维持血管壁的完整性,其可释放血小板源生长因子(platelet-derived growth factor,PDGF),促进血管内皮细胞、平滑肌细胞及成纤维细胞的增殖,有利于受损细胞的修复。循环中的血小板一般处于"静止"状态,当血管损伤时,血小板被激活而在生理止血过程中起到重要作用。

血小板在止血和凝血过程中有重要的作用。在血小板膜上的糖蛋白(glycoprotein,GP)、内皮下成分(主要是胶原纤维)及血浆 von Willebrand 因子(简称 vWF)的共同作用下,血小板可黏附于内皮下组织。血小板与非血小板表面的黏着称为血小板黏附(platelet adhesion)。血管受损后,内皮下胶原暴露,vWF 首先与胶原纤维结合,引起 vWF 变构,然后血小板膜上的 GP I b 与变构 vWF 结合,从而使血小板黏附于胶原纤维上。血小板颗粒内含有与凝血有关的物质,其受刺激后将储存于致密体、α- 颗粒或溶酶体内的物质排出,这种现象称为血小板释放(platelet release)或血小板分泌(platelet secretion)。被释放的物质除来自血小板颗粒外,也可来自临时合成并即时释放的物质,如血栓烷 A_2(thromboxane A_2,TXA_2),具有强烈的聚集血小板和缩血管作用。血小板与血小板之间的相互黏着,称为血小板聚集(platelet aggregation)。能引起血小板聚集的因素,通常也能引起血小板的释放反应,而且血小板的黏附、聚集与释放几乎同时发生。许多血小板释放的物质可进一步促进血小板的活化、聚集,加速止血过程。

此外,血小板还具有收缩能力,当血凝块中的血小板发生收缩时,可使血块回缩。血小板表面还可吸附血浆中多种凝血因子(例如凝血因子Ⅰ、Ⅴ、Ⅺ、ⅩⅢ等)。如果血管内皮破损,随着血小板黏附和聚集于破损部位,可使局部凝血因子浓度升高,有利于血液凝固和生理止血。血小板还有保护血管内皮、参与内皮修复、防止动脉粥样硬化的作用。

二、正常机体凝血与抗凝血平衡

凝血与抗凝血功能平衡是机体重要的防御功能之一。当机体由于某种原因而导致出血时,受损局部及邻近血管收缩,血流减慢,血小板激活、黏附、聚集于损伤血管的基底膜,并在局部引起血液凝固,同时启动外源性凝血系统和内源性凝血系统,最终形成纤维蛋白凝块,而产生止血作用。这种重要的功能主要依靠凝血系统、血小板、抗凝血系统和纤溶系统协同作用及其精细调节。

(一) 凝血系统

凝血系统由多种凝血因子(blood clotting factors)组成。所谓凝血因子是指血浆和组织中直接参与凝血过程的各种物质,多数凝血因子是在肝脏合成,并以酶原的形式存在于血浆中,绝大多数凝血因子具有蛋白酶解特性,被称为凝血蛋白酶(coagulation proteases)。凝血因子包括:凝血因子Ⅰ(FⅠ)、Ⅱ(FⅡ)、Ⅲ(FⅢ)、Ca^{2+}(曾称为 FⅣ)、Ⅴ(FⅤ)、Ⅶ(FⅦ)、Ⅷ(FⅧ)、Ⅸ(FⅨ)、Ⅹ(FⅩ)、Ⅺ(FⅪ)、Ⅻ(FⅫ)、ⅩⅢ(FⅩⅢ)。其中 FⅢ也称组织因子(tissue factor,TF),来源于组织细胞。凝血过程是一系列凝血因子相继酶解激活、反馈增强的过程,故又称为凝血瀑布反应(coagulation cascade)。凝血瀑布反应可分为三大步:①凝血酶原酶复合物(也称凝血酶原激活复合物)的形成;②凝血酶原的激活;③纤维蛋白的生成。

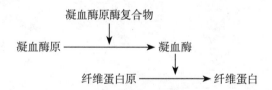

凝血酶原复合物可由外源性凝血途径和内源性凝血途径生成(图 2-1)。两条途径的主要区别在于启动方式和参与的凝血因子不同,两者相互联系,并不完全独立,两条途径中的某些凝血因子可相互激活。

1. 外源性凝血途径 外源性凝血途径由血液外的组织因子 TF 启动,故又称组织因子途径。TF是一种跨膜糖蛋白,存在于大多数组织细胞内,正常生理情况下,直接与循环血液接触的血细胞和血管内皮细胞(vascular endothelial cell,VEC)不表达 TF。当组织损伤或 VEC、单核巨噬细胞活化时,TF可大量表达释放入血,与 FⅦa/Ⅶ及 Ca^{2+} 形成复合物,激活 FⅨ和 FⅩ,启动外源性凝血途径。TF 是最重要的生理性凝血启动因子,凝血过程的启动,主要通过 TF 途径。

2. 内源性凝血途径 内源性凝血途径由活化的 FⅫ(又称接触因子)启动,故又称接触因子途径。FⅫ的活化,只有在血液与带负电荷的异物(如玻璃、胶原等)表面接触时才会启动。当血液与带负电荷的异物表面接触时,首先是 FⅫ结合到异物表面,进而被激活为 FⅫa,其主要功能是激活 FⅪ,启动内源性凝血途径,FⅪa 在 Ca^{2+} 作用下与 FⅧa 形成内源性途径因子Ⅹ酶复合物,进一步激活 FⅩ。此

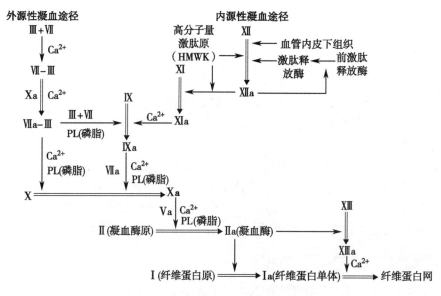

图 2-1 凝血瀑布反应过程

过程中,FⅫa 还能使前激肽释放酶激活,成为激肽释放酶;后者可进一步激活 FⅫ生成更多的 FⅫa,形成表面激活的正反馈效应。同时,FⅫa 可将纤溶酶原激活为纤溶酶,因此,关于 FⅫ在生理凝血中的作用,仍存在争议。

无论是外源性凝血途径还是内源性凝血途径,当凝血酶(FⅡa)形成后,正反馈激活 FⅪ、FⅧ、FⅤ、FⅩⅢ、FⅩ等,增强凝血过程的瀑布反应(图 2-2)。

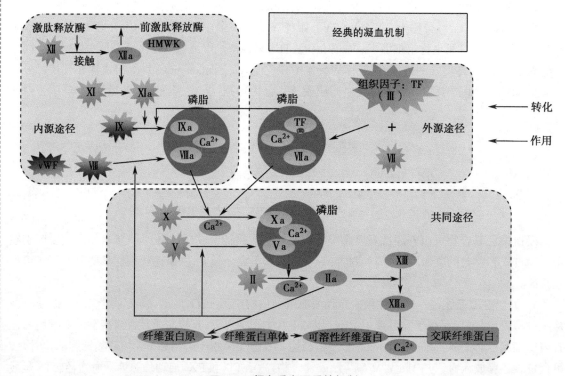

图 2-2 凝血反应正反馈机制

(二)血小板

血小板具有黏附、聚集、释放、收缩及吸附等生理特性,其生理功能主要是止血、凝血。正常情况下,血小板还参与维持血管壁的完整性。当血管受损伤时,循环中的血小板便与暴露的内皮成分发生黏附,并通过黏附和聚集形成血小板血栓,达到封闭伤口和一期止血的目的。凝血酶、胶原、腺苷二磷酸

(adenosine diphosphate, ADP)、肾上腺素、TXA_2、血小板活化因子(PAF)和 5- 羟色胺(5-HT)等均是血小板的激活因子,可加速血小板黏附、聚集等作用。活化的血小板在参与止血、凝血的同时,还引起血管收缩、激活粒细胞、损伤 VEC 和使血管壁通透性增高等作用,故血小板被激活是血栓形成的重要机制之一。

(三) 抗凝血系统

体内抗凝血系统包括体液抗凝和细胞抗凝两部分。

1. 体液抗凝　体液中天然抗凝物质主要包括组织因子途径抑制物(TFPI)、丝氨酸蛋白酶抑制物、蛋白 C(protein C,PC)系统和肝素(heparin)。①组织因子途径抑制物:主要由 VEC 产生。目前认为其是体内主要的生理性抗凝物质。其抗凝机制是:与 FXa 结合,抑制 FXa 活性;形成 TF-FⅦa-TFPI-FXa 四合体,灭活 TF-FⅦa 复合物。②丝氨酸蛋白酶抑制物:主要有抗凝血酶Ⅲ(antithrombin-Ⅲ,AT-Ⅲ)、肝素辅因子Ⅱ等,这些物质与属于丝氨酸蛋白酶的凝血酶(FⅡa)、F Ⅶ、FⅨa、FⅩa、FⅪa、FⅫa 等凝血因子的活性中心——丝氨酸残基结合,“封闭”这些因子的活性中心使之失活,从而产生抗凝作用。③蛋白 C 系统:包括 PC、内皮细胞蛋白 C 受体、凝血调节蛋白(thrombomodulin,TM)、蛋白 S(protein S,PS)、补体 4b 结合蛋白及蛋白 C 抑制物。TM 可抑制凝血酶原活化并促使凝血酶灭活,还可通过 PC 系统起抗凝作用。④肝素:主要由肥大细胞和嗜碱性粒细胞产生,其抗凝机制主要是与 AT-Ⅲ 和肝素辅因子Ⅱ结合,可以明显增强这些抗凝蛋白质的抗凝活性。肝素还可刺激 VEC 释放 TFPI。

2. 细胞抗凝

(1) VEC 的抗凝作用:①提供物理屏障:VEC 可防止循环血液中血小板及 FⅦa/Ⅶ 与内皮下成纤维细胞及组织细胞表面的 TF 接触;②产生及吸附多种抗凝物质;③抑制血小板活化和聚集。

(2) 单核巨噬细胞系统可以吞噬、清除血液中凝血酶、凝血酶原复合物等多种促凝物质。

(3) 肝细胞合成主要的抗凝物质(如 PC、AT-Ⅲ 和纤溶酶原),并且肝能够将活化的 FⅨa、FⅩa、FⅪa 等灭活。

(4) 单核巨噬细胞系统和肝细胞可以发挥非特异性抗凝作用。

(四) 纤溶系统

纤溶系统有纤溶酶原(PLG)、纤溶酶(plasmin)、纤溶酶原激活物(plasminogen activators,PAs)和纤溶酶原激活物抑制物 -1(PAI-1)等组成。纤溶酶可以水解纤维蛋白和纤维蛋白原,产生具有强大抗凝作用的纤维蛋白降解产物,纤溶酶使纤维蛋白溶解时,血液可从凝胶状凝固物重新转变成为溶胶物(液态)。

(五) 凝血与抗凝血平衡调节

凝血与抗凝血平衡调节主要靠 VEC 和凝血与抗凝物质调节。①VEC 具有促凝和抗凝的双重作用,在调节凝血和抗凝血平衡中起重要作用。其促凝还是抗凝作用,完全取决于刺激因素的性质和数量。同时 VEC 对纤溶及血管舒缩活性也具有调节作用。②凝血酶是促凝血反应中最关键的酶,可激活血小板;另一方面,凝血酶可与抗凝物质 TM 形成复合物,使凝血酶活性降低,不再裂解纤维蛋白原,不再发挥促凝作用。

三、血液与材料的相互作用

(一) 生物医学材料对凝血的影响

材料导致凝血的基本因素是血液的凝固系统和细胞系统发生了激活;此外,凝血也与机体的补体系统功能状况以及材料的表面性能密切相关。材料激活凝血和细胞系统的起点是材料表面的蛋白吸附、血小板的黏附与激活。材料与血液接触后导致凝血的过程示意图如图 2-3 所示。

材料与血液接触后会引起血液的物理化学变化。其中最快的变化是血浆蛋白在材料表面吸附形成复杂的蛋白质吸附层。蛋白质吸附层的组成与材料性质关系密切,球蛋白、白蛋白和其他蛋白在不同材料表面吸附速度不同,引发不同的凝血过程。由于 γ- 球蛋白和纤维蛋白原具有精氨酸 - 甘氨酸 - 天冬氨酸(RGD)序列区域,该区域可结合血小板表面的血小板糖蛋白(GP)Ⅱb/Ⅲa 受体复合物,因此材料表面如果首先吸附这些蛋白,就有利于血小板在其表面的黏附,继而引起血小板的变形聚集,释放

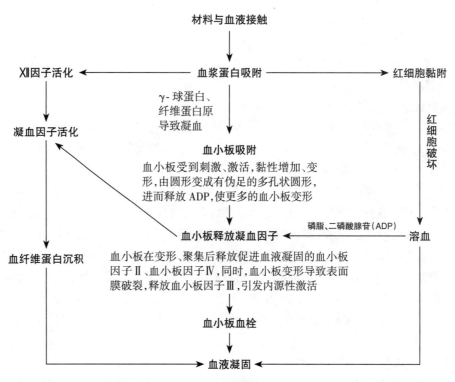

图 2-3 材料导致血液凝固过程示意图

大量的凝血因子导致凝血。有关蛋白质在材料表面的吸附机制成为血液相容性材料研究的重点内容。

（二）生物医学材料对溶血的影响

血液的理化性质是保证血液各项功能的基本要素,血液的理化性质一般包括颜色、比重、黏滞性、酸碱度和血浆渗透压。具有良好血液相容性的生物医学材料不应该影响血液的基本性质和功能。因此,与血液接触的生物医学材料除了要考虑材料引起的凝血现象外,还必须注意材料对血液中红细胞的影响。如前所述,材料表面可能吸附大量蛋白,从而引起凝血,若材料表面吸附蛋白激活血液内源性凝血途径,可能还会导致红细胞在材料表面的吸附,从而造成红细胞变形破裂导致溶血。

材料对红细胞的影响,主要表现为改变血浆渗透压造成的溶血现象。渗透是水分子由稀溶液透过半透膜进入浓溶液的扩散现象,当渗透达到平衡时,半透膜两侧液面差所产生的静水压称为渗透压（osmotic pressure）。如果血浆渗透压发生变化,就会对红细胞产生较大的影响。正常情况下,血浆与细胞内的渗透压相等。如果血浆中的渗透压低于细胞内的渗透压,血浆中的水分大量进入红细胞,使细胞发生膨胀,甚至破裂,红细胞的这种破裂现象称为溶血（hemolysis）。溶液中溶质的颗粒越多,吸引水分子的能力越大,渗透压越高。血浆中晶体物质如无机盐、葡萄糖等分子量小,产生的渗透压较低;血浆蛋白不易透过毛细血管壁,对维持血管内外的水平衡起重要作用。血浆中的绝大部分晶体物质不易透过细胞膜,对维持细胞内外的水平衡和细胞的正常形态起重要作用。材料对血浆渗透压的影响,主要表现在改变血浆中晶体小分子物质的浓度,因此血液相容性良好的生物医学材料不仅不能释放小分子物质,也不能吸附血液中的各种物质。此外,蛋白质的变性和在血浆中的浓度变化也会直接影响血浆的渗透压,对溶血现象的影响也不容忽视。血浆蛋白若因在材料表面吸附而发生构象变化,则可能引起红细胞、白细胞和补体激活,也可能改变血浆渗透压,最终导致溶血。

此外,外界非免疫性因素,如红细胞机械性损伤、高温损伤、病原体直接侵入、细菌感染、生物毒素等也可引起红细胞膜损伤而造成溶血。对生物医学材料而言,化学物质所导致的红细胞破坏更为重要。有些化学物质本身具有氧化作用或是能与氧反应生成氧自由基,引起氧化溶血,这类物质主要有酚类、氯酸盐、苯肼、硝基苯、呋喃类、磺胺类等,因此在进行生物医学材料的分子设计时应避免上述基团。

（三）血栓形成

在活体心血管系统内血液成分形成固体质块的过程称为血栓形成。血栓形成包括三个方面：VEC 损伤，血液凝固性增高，血液流变学改变。

1. **VEC 损伤**　缺氧、理化因素、生物学因素及免疫性因素等都可能引起 VEC 损伤。VEC 机械性损伤造成内皮屏障缺失，使血小板和内皮下成分（胶原、vWF、FN 等）黏附，促进血小板聚集，同时促使血浆 FXII 接触激活，启动内源性凝血途径。VEC 损伤可使 TF 表达增多，启动外源性凝血途径。同时 VEC 表达 TFPI、AT-III、TM 减少，使抗凝力量减弱；分泌内皮素、PAF 增多，收缩血管作用增强，扩张血管能力减弱，血管管径变小，血流阻力增大，流速变慢，利于血栓形成。

2. **血液凝固性增高**　血小板增多或黏性增加、凝血因子合成增多或纤维蛋白溶解系统活性降低等均可使血液凝固性增高。在组织严重损伤、晚期肿瘤和内毒素性休克等情况下，血小板数量和黏性增加、凝血因子浓度增加、产生 TF 以及抗凝血物质（如 AT-III）浓度减少，使血液处于高凝状态。

3. **血流状态的改变**　正常的血流是分层的，红细胞和白细胞在血管的中轴流动，构成轴流，血小板在其外周；血浆在血管周边流动，构成边流，以阻止血小板与内膜接触和激活。当血流缓慢或涡流时，均可造成血管内皮细胞损伤，并促进血小板黏附于血管壁，白细胞也将发生滚动、贴壁和黏附于内皮细胞上。同时凝血因子也容易在局部堆积并激活，启动凝血过程。涡流或血流缓慢更容易使 VEC 损伤。此外，血液浓缩、血浆黏度增加、红细胞聚集也可使血流变慢，血液淤滞或血栓形成。

虽然 VEC 损伤是血栓形成的最重要、最常见原因，但血栓形成的条件往往是同时存在的。例如，术后卧床、创伤、晚期癌症全身转移时的血栓形成，既有血液凝固性增加的因素，又因静卧时血流缓慢和下肢静脉受压引起。

第三节　局部与全身毒性

生物医学材料在进入人体后，生物体会对植入材料产生生物学反应，其中部分材料会由于材料与生物体的直接接触而产生毒性反应。生物医学材料的毒性反应是指机体（人或实验动物）接触生物医学材料之后所引起的中毒效应，甚至死亡效应。生物医学材料的毒性反应分为局部反应和全身反应。生物医学材料的局部毒性反应是指生物医学材料引起的生物体局部的损伤，通常包括炎症、坏死和排斥等。生物医学材料的全身毒性反应是由于材料的吸收、分布和代谢到达不与之直接接触的人体部位而产生的全身的毒性作用，通常包括过敏、溶血、发热和神经麻痹等。

生物医学材料进入人体后产生毒性反应的原因是多种多样的，与多种因素相关。材料表面的特性、降解产物、材料和体内物质的反应产物、材料的物理和机械作用、材料的接触或植入方式等因素都有可能造成生物医学材料的毒性反应。例如，当细胞膜带负电荷，材料带强正电荷时，材料会和细胞膜产生较强的相互作用，而破坏细胞膜。另外，在和血液接触的应用中（人造血管和血管支架等），若材料本身的抗凝性不好，会很容易引起血栓，而造成严重的不良反应。此外，当生物医学材料需要及时降解而未能及时降解，则很容易导致宿主免疫系统的攻击，从而导致炎症、局部组织的纤维化乃至组织坏死。

根据接触毒物的时间长短，毒性反应又可分为急性毒性反应和慢性毒性反应。急性毒性多损害循环、呼吸及神经系统功能，慢性毒性多损害肝、肾、骨髓、内分泌等功能。致癌、致畸胎和致突变反应也属于慢性毒性范畴。

生物医学材料的急性毒性反应是指机体（人或实验动物）一次（或 24h 内多次）接触生物医学材料后在短时间内所引起的毒性反应。对生物医学材料的急性毒性反应的评价是十分重要的，是生物医学材料的安全性评价中的重要一环，目前常采用急性毒性试验来评价生物医学材料的急性毒性反应。急性毒性试验是指一次或 24h 内多次染毒的试验，其实验目的在于初步估计生物医学材料对人类毒害的危险性，阐明材料的毒性的剂量 - 反应关系与中毒特征。急性毒性试验的体内试验是以实验动物为研究对象，最终是为了阐明材料对人的急性危害性质和危害强度。所以在选择实验动物时，要求在其接触材料之后的毒性反应,应当与人接触该化合物的毒性反应基本一致。因此急性毒性试验的物种选择以选择哺乳动物为主。目前实际应用中以大鼠和小鼠为主,尤以大鼠为多。此外,家兔常被用于研究化合物的皮肤毒性。值得注意的是,在研究生物医学材料的急性毒性时,需雌、雄两性动物同时分别进行,每个剂量组两性动物数相等。另外,急性毒性试验的染毒途径通常为小鼠或大鼠经口、经呼吸道或经皮染毒。在实验动物染毒后,需进行有效的观察,应详细地观察动物的中毒症状、发生和发展过程及规律,死亡前症状特点、死亡时间等。同时,应当重视病理组织学检查。凡中毒死亡动物应及时解剖做病理学检查,检查器官有无充血、出血、水肿或其他改变,并对有变化的脏器做病理组织学检查。对存活动物于观察期结束后应做病理学检查。

　　生物医学材料的慢性毒性反应是指实验动物或人长期(甚至终生)反复接触生物医学材料所产生的毒性效应。所谓"长期",一般是指 2 年。目前常采用慢性毒性试验来评价生物医学材料的慢性毒性反应。慢性毒性试验是指让实验动物长期接触生物医学材料,观察生物医学材料对实验动物所产生的毒性效应。慢性毒性试验可用来研究慢性毒性剂量 - 反应(效应)关系,为制定人类接触时的安全限量标准以及危险度评价提供毒理学依据。慢性毒性试验大多用大鼠、犬和猴,经皮染毒也可使用豚鼠和家兔。从理论上讲,慢性毒性试验的染毒途径应选择和人类实际接触相似的途径,但在长达 2 年多的慢性试验中有些染毒途径很难进行,实际工作中多采用经口染毒,一般每周染毒 5~6d。根据需要也可经皮肤染毒和经呼吸道染毒。慢性毒性试验动物染毒的期限究竟以多长为宜,应根据试验具体要求和所选用的动物物种而定。生物医学材料的慢性毒性试验染毒期一般要求 1 年以上或 2 年,也有学者主张动物终生染毒。慢性毒性试验需进行一般性指标、实验室检查、病理学检查及其他特异性指标检查。需指出的是,在慢性毒性试验中,组织病理学检查是非常重要和必不可少的,常常是最客观和最有说服力的指标。

　　生物医学材料的毒性反应是生物医学材料的生物相容性的一个重要评价指标,在开发和设计生物医学材料时,应当重视生物医学材料的毒性反应,并进行客观可靠的毒性试验。由于生物医学材料的毒性反应是一个材料释放物在分子层次、细胞层次、组织与器官层次乃至系统与全身层次与机体相互作用的复杂过程,对其进一步的分析将在本教材第六章中进行详细的介绍。

第四节　炎症、免疫与异物反应

　　材料的化学刺激(组分、分子及部分结构进入生物体)、机械刺激和电化学等易导致生物体出现各种反应,如局部出现感染、肿胀、坏死、排斥,严重时甚至致癌,全身则出现畏寒、发热等全身毒性反应及过敏、循环障碍和神经麻痹等。生物医学材料作为异物进入生物体,机体的免疫系统对于植入体内的非己成分会产生一系列免疫应答的防御行为,其中包括炎症反应、抗体产生、补体活化、各种免疫细胞、巨噬细胞及过敏性异物反应和细胞因子的表达等,以去除接触物。

　　当植入材料被机体识别为异物,首先发生的是组织细胞等释放细胞因子和黏附因子作用于血管壁,改变血管壁的通透性,在趋化因子作用下,炎症细胞(中性粒细胞和单核细胞)穿过血管壁向炎症部位聚集,继而引发炎症反应。此外,对植入材料时形成的伤口,机体会启动一系列伤口愈合机制,通过愈合创伤及消灭病原微生物,从而恢复组织、器官的结构和功能。因此炎症反应的程度及持续时间直接影响到生物医学材料的稳定性和组织相容性,从而影响生物医学材料的有效性。此外,植入体还将引起宿主的免疫应答,其基本过程包括植入体表面的蛋白质吸附和炎细胞浸润、巨噬细胞募集和异物巨细胞形成、成纤维细胞活化和异物的纤维包封三个过程(详见第七章第二节)。

一、炎症的概念

　　炎症(inflammation)是具有血管系统的活体组织对损伤因子(如植入的生物医学材料)的刺激所产生的以防御为主的反应。炎症的基本病理变化为局部组织的变质、渗出和增生。临床上病灶局部表现为红、肿、热、痛及功能障碍,并伴有发热、白细胞增多等全身反应。机体这种防御反应是在进化过程中逐渐发展形成的,当生物进化到具有血管系统时,才能发生以血管反应为中心环节的一系列局部和全身反应,以稀释、局限和清除损伤因子,使机体的防御反应更趋于完善。实际上炎症是损伤因子导致的机体组织损伤和损伤反应两方面矛盾斗争过程的综合表现。炎症按病理变化可分为变质性炎、渗出性炎和增生性炎三类。按照发病缓急和持续时间的长短,可分为急性炎症和慢性炎症,急性炎症发作的时间与材料植入时对组织的伤害程度有关。此外,临床上还有相对少见的超急性炎症和亚急性炎症两种类型。

(一) 致炎因子

任何能引起组织和细胞损伤的因子都可成为炎症的原因,称为致炎因子,常见的致炎因子包括:①生物性因子:包括细菌、病毒、立克次体、支原体、螺旋体、真菌和寄生虫等;生物性致炎因子最为常见,由其所致的炎症通常又称为感染(infection)。②理化因子:物理因素如高温、低温、放射线、紫外线、电击、切割伤、挤压伤、挫伤、扭伤等;外源性化学物质如强酸、强碱、强氧化剂、多种毒气等;病理状态下体内产生的内源性代谢产物如尿酸、尿素以及组织坏死后的崩解产物等,都可引起炎症反应。③异常免疫反应:当机体免疫反应异常时,可引起不适当或过度的免疫反应,造成组织损伤,形成炎症,如各种类型的超敏反应,某些自身免疫性疾病(如系统性红斑狼疮、类风湿关节炎)等。④异物:植入的生物医学材料、手术缝合线或其他物质碎片残留体内也可导致炎症反应。

各种致炎因子作用于机体是否引起炎症以及炎症反应的强弱程度,与致炎因子的性质、强度和作用持续时间有关,同时也与机体的防御功能和反应性有关。

(二) 炎症介质

炎症过程中炎症介质对其发展过程,尤其是对局部炎症灶的血管反应和细胞渗出具有重要意义。炎症介质(inflammatory mediator)是指参与并诱导炎症发生、具有生物活性的化学物质,也称为化学介质(chemical mediator)。其主要作用是扩张血管、增加血管壁通透性、白细胞趋化作用、发热、致痛以及造成组织损伤。炎症介质按来源分为细胞源性和血浆源性两大类。

1. 细胞源性炎症介质 细胞源性炎症介质是指细胞(包括各种组织的细胞、白细胞、血小板、巨噬细胞、肥大细胞等)受到损伤因子刺激或损伤时所生成或者释放的炎症介质。细胞源性炎症介质可以是存储于细胞内的颗粒,也可是在某些致炎因子刺激下而新合成的物质,或是细胞破坏过程中的降解产物。介质包括:①血管活性胺(vasoactive amines):如组胺(histamine)和5-HT;②花生四烯酸(arachidonic acid,AA)代谢产物:如前列腺素(prostaglandin,PG)、白三烯(leukotriene,LT)和脂氧素(lipoxins,LX);③白细胞产物:如氧自由基和溶酶体酶;④细胞因子(cytokine)和化学趋化因子(chemokines):如白细胞介素(IL)、干扰素(IFN)及肿瘤坏死因子(TNF);⑤血小板活化因子(PAF);⑥一氧化氮(NO)等。

2. 血浆源性炎症介质 血浆源性炎症介质是指血浆内的凝血、纤溶、激肽和补体四个系统,在损伤因子作用下,同时或先后被激活而形成的活化产物,主要在肝脏进行合成,并以前体的形式存在,需经蛋白酶水解激活。介质包括:①激肽系统(kinin system):如缓激肽(bradykinin);②补体系统(complement system):如C3a、C5a、C3b;③凝血系统:如凝血酶、FXa和纤维蛋白多肽(fibrinopeptide);④纤维蛋白溶解系统:如纤维蛋白降解产物(FDP)。

3. 炎症介质的共同特点 炎症介质具有以下共同特点:①多数炎症介质需要通过与靶细胞的表面受体结合而发挥其生物学效应;②某些炎症介质可作用于一种或多种靶细胞,根据细胞或组织类型不同而发挥不同的生物学效应;③机体通过精细调控体系使体内炎症介质处于动态平衡,炎症介质被激活分泌或释放到细胞外后,其半衰期十分短暂,很快衰变、或被酶解灭活、或被拮抗分子抑制、或被清除;④炎症介质作用于靶细胞后,可引起靶细胞产生次级炎症介质,其能够放大或抵消初级炎症介质作用。

二、炎症的病理变化

炎症局部组织可发生一系列功能和形态的改变,其基本病理变化主要表现为局部组织的变质、渗出和增生。这些变化在炎症过程中以一定先后顺序发生,一般炎症早期或急性炎症,以变质和渗出为主;炎症后期和慢性炎症则以增生为主,变质为损伤过程,渗出和增生属于抗损伤过程。

(一) 变质

变质(alteration)指炎症局部组织、细胞发生的各种变性和坏死。炎症区域组织的变性和坏死是由致炎因子直接损伤、局部血液循环障碍、局部异常代谢产物堆积、炎症介质产生以及变质组织释放的多种蛋白水解酶等综合作用的结果。

1. 形态变化 实质细胞常出现细胞水肿、脂肪变性、凝固性坏死、液化性坏死等;间质结缔组织表现为黏液样变性和纤维素样坏死等。

2. 代谢变化 炎症局部组织的代谢变化以分解代谢增强为特点,表现为两个方面:①局部酸中毒:炎症时糖、脂肪和蛋白质的分解代谢均显著增强、耗氧量增加,但由于酶系统受损和局部血液循环障碍,氧化过程减弱,导致氧化不全的酸性代谢产物(乳酸、酮体、脂肪酸)局部堆积,组织发生代谢性酸中毒。②渗透压升高:由于分解代谢亢进和坏死组织的崩解,使大分子蛋白质分解为大量的小分子物质,加之血管壁通透性增加,血浆蛋白渗出,使局部组织内分子浓度增高,胶体渗透压显著升高。同时,局部氢离子浓度升高,以及组织分解加强,使离子浓度局部增高,炎症区的晶体渗透压升高,从而导致组织间隙渗透压也升高。炎症局部组织酸中毒和渗透压升高,可加重局部血液循环障碍,促进渗出的发生,使炎症进一步发展。

(二) 渗出

渗出(exudation)指炎症局部组织血管内的液体、细胞成分和各种白细胞通过血管壁进入组织间隙、体腔、黏膜表面或体表的过程。渗出的成分称为渗出物或渗出液(exudate)。渗出液若积聚于组织间隙可形成炎性水肿(inflammatory edema),积聚到浆膜腔内则形成炎性积液(inflammatory hydrops)。渗出是炎症最具特征性的变化,是机体抵抗损伤因子的主要防御手段。

炎症的渗出过程是在局部血流动力学变化、血管壁通透性增高的基础上发生发展的,炎症介质在渗出过程中发挥重要的作用。

1. 血流动力学变化 当局部组织受损伤因子刺激后,很快发生一系列血流动力学变化,为渗出过程创造条件。这种变化包括:①细动脉短暂收缩:细动脉出现迅速短暂的痉挛,引起局部缺血,仅持续几秒钟到几分钟。②血管扩张和血流加速:细动脉短暂痉挛后,通过轴突反射和炎症介质引起细动脉、毛细血管扩张,然后毛细血管开放数目增加,局部血流加快,血流量增多,形成动脉性充血,即炎性充血(inflammatory hyperemia),这是炎症局部组织发红和发热的原因。持续时间不等,有的可长达几小时。③血流速度减慢:随着炎症的持续发展,由于炎症介质和局部酸中毒的影响,毛细血管和小静脉血管持续扩张,血管壁通透性升高,富含蛋白质的液体渗出到血管外,使局部血管内血液浓缩,黏稠度增加,血流变慢、淤积,最后血流停滞(stasis)。血流停滞为白细胞游出创造了条件,血流动力学改变的发生机制与神经(轴突反射)、体液因素(化学介质)的作用有关。

2. 液体渗出 炎症时血管内的液体成分通过血管壁到达血管外的过程,称为液体渗出。引起液体渗出的机制较为复杂,其中血管壁通透性增高是液体渗出的主要因素。此外,还与炎症区组织内渗透压升高,以及炎症区血流缓慢、静脉淤血引起的毛细血管内流体静压升高有关。

(1) 液体渗出的原因

1) 血管壁通透性增高:微循环血管壁通透性的维持主要依赖于血管内皮细胞的完整性。炎症时,通过以下机制引起血管通透性增高。①内皮细胞收缩:在炎症介质(如组胺、缓激肽、白三烯)与内皮细胞受体结合后,可迅速引起小血管内皮细胞收缩,使内皮细胞间隙增宽,这是造成血管壁通透性增高的最常见原因。此外,细胞因子(如IL-1、TNF、IFN-γ)及缺氧,可使内皮细胞内的骨架结构发生重构,引起内皮细胞收缩,其发生较晚且持续时间较长,多在受损后4~6h出现,可持续24h或更长。②直接损伤内皮细胞:某些致炎因子(严重烧伤、化脓菌感染)可直接造成内皮细胞损伤,使其变形、坏死、脱落,血管基膜完整性遭到破坏,使血管壁通透性迅速增高,持续几小时到几天,直至血栓形成或内皮细胞再生修复为止。③白细胞介导的内皮损伤：炎症早期，白细胞黏附与内皮细胞，引起白细胞激活，并释放具有活性的氧代谢产物和蛋白水解酶，引起内皮细胞的损伤和脱落，使血管壁通透性增强。④穿胞作用增强：内皮细胞胞质中存在相互连接的囊泡体形成穿胞通道，其开放活跃也引起血管壁通透性增高。血管内皮生长因子（VEGF）的释放可引起内皮细胞穿胞通道增加和囊泡口径增大而促进穿胞作用。⑤新生毛细血管的高通透性：在炎症修复过程中，新生的毛细血管内皮细胞连接发育不成熟，具有高的通透性。

2）微循环内流体静压升高：由于炎症局部微循环发生了一系列血流动力学变化，先是发生动脉性充血，最后微循环淤血，结果使毛细血管内流体静压升高，从而促使液体从血管内渗出。

3）局部组织渗透压升高：炎症时，由于局部组织分解代谢亢进、酸中毒及组织损伤崩解等因素使炎症局部组织中胶体渗透压及晶体渗透压均升高，也成为液体渗出的原因。

（2）渗出液的作用：渗出是炎症最具特征性的变化，在局部发挥着重要的防御作用。渗出液对机体具有一定的保护意义：①稀释毒素和致炎因子，减轻对局部的损伤作用；②为局部组织细胞带来葡萄糖、氧等营养物质，并可带走炎症灶的代谢产物；③渗出液所含有的抗体、补体和溶菌素等可以消灭病原微生物；④渗出液的纤维素交织成网，既可限制病原体的扩散，使病灶局域化，有利于吞噬细胞发挥吞噬作用，后期还可作为组织修复的支架，促进损伤愈合。但渗出液过多，可压迫邻近组织和器官，纤维素渗出过多，不能完全吸收，则发生机化，引起组织器官的粘连，导致功能障碍。

3. 白细胞渗出　炎症时血液中各种白细胞通过血管壁游出到血管外的现象，称为白细胞渗出。渗出的白细胞聚集于炎症局部间隙内，称为炎症细胞浸润（inflammatory cell infiltration），是炎症反应的重要形态特征，也是白细胞在损伤部位发挥吞噬作用并构成炎症防御反应的主要环节。白细胞渗出是一个主动、耗能、复杂的连续过程，包括白细胞边集和附壁、黏着、游出、趋化和吞噬等步骤。

（1）白细胞边集和附壁：当炎性充血、血流变慢甚至停滞时，导致轴流变宽，微血管中白细胞从轴流进入边流靠近血管壁，称为白细胞边集（leukocytic margination）。边集的白细胞开始沿内皮细胞表面缓慢翻转滚动，随后黏附于内皮细胞表面，这种现象称为白细胞附壁（leukocytic pavementing）。

（2）白细胞黏着：白细胞与血管内皮细胞的黏着是白细胞游出的前提。附壁的白细胞与内皮细胞之间贴附并不牢固，可重新被血液冲走，只有两者牢固黏着后才可发生进一步游出，附壁的白细胞与内皮细胞牢固黏附称为白细胞黏着（leukocytic adhesion）。黏着由内皮细胞黏附分子（免疫球蛋白超家族分子）和白细胞黏附分子（整合素）介导，炎症过程中，黏附分子重新分配、诱导新的黏附分子和增强彼此间的亲和性，从而促进白细胞与内皮细胞的牢固黏着，为白细胞的游出创造条件。

（3）白细胞游出：白细胞穿过血管壁（主要是小静脉和毛细血管）进入周围组织间隙的过程，称为白细胞游出（leukocytic transmigration）。附壁的白细胞在内皮细胞连接处伸出伪足，以阿米巴样运动方式从内皮细胞缝隙中游出，在内皮细胞和基底膜之间停留片刻，最终穿过基底膜达到血管外。白细胞游出后，其穿过的内皮细胞之间的裂隙很快闭合，基底膜也立即修复。一个白细胞完全通过血管壁通常需要 2~12min。白细胞一旦游出血管外，就不能再回到血管内，而是沿着组织间隙向炎症区域集中。

各种白细胞以同样的方式游出，但在炎症的不同阶段以及致炎因子的种类不同，游出的白细胞种类有所不同：①中性粒细胞游走能力最强，游出最早，移动最快，淋巴细胞最弱；②急性炎症或炎症早期中性粒细胞首先游出，24~48h 后由单核细胞取代；③损伤因子不同，游出的白细胞种类也不同，化脓性感染以中性粒细胞浸润为主，病毒感染以淋巴细胞浸润为主，过敏反应以嗜酸性粒细胞浸润为主。

（4）趋化作用：渗出的白细胞向炎症灶定向游走集中的现象，称为趋化作用（chemotaxis）。趋化作用是由于炎症区存在某些化学刺激物（趋化因子）对白细胞具有化学吸引力所致。趋化因子具有特异性，有些趋化因子只吸引中性粒细胞，另一些只吸引单核细胞或嗜酸性粒细胞。不同的炎症细胞对趋化因子的反应能力也不同，其中以中性粒细胞和单核细胞对趋化因子的反应强，淋巴细胞反应最弱。

（5）白细胞的种类和功能

1）中性粒细胞：具有活跃的游走能力和吞噬能力，能吞噬细菌、坏死组织碎片及抗原-抗体复合物。常见于急性炎症、化脓性炎症及炎症早期。中性粒细胞完成吞噬后很快死亡(3~4d),死亡后可释放各种蛋白水解酶,溶解坏死组织及纤维蛋白等。

2) 单核巨噬细胞:单核巨噬细胞具有很强的吞噬能力,其大多来自血液中的单核细胞,少数由局部组织中的组织细胞增生而来。单核巨噬细胞在不同情况下出现不同的形态特征,如果异物过大,则可由多个巨噬细胞互相融合成为多核巨噬细胞而进行吞噬,成为异物巨细胞。常见于急性炎症后期、慢性炎症、某些化脓性炎症(结核病、伤寒等)、病毒及寄生虫感染时。

3) 嗜酸性粒细胞:具有一定的吞噬能力,能吞噬抗原抗体,杀伤寄生虫。常见于寄生虫感染和变态反应性炎症,如支气管哮喘、过敏性鼻炎等。

4) 淋巴细胞和浆细胞:淋巴细胞运动能力弱,也无吞噬能力,其功能是参与免疫反应,分为胸腺依赖性细胞(T淋巴细胞)和骨髓依赖的淋巴细胞(B淋巴细胞)两类。T淋巴细胞受抗原刺激产生淋巴因子,发挥细胞免疫作用;B淋巴细胞在抗原刺激下,可转化为浆细胞,进而产生抗体,引起体液免疫反应。淋巴细胞和浆细胞常见于慢性炎症和病毒感染。

5) 嗜碱性粒细胞和肥大细胞:嗜碱性粒细胞主要来自血液,肥大细胞则主要分布在全身结缔组织和血管周围。嗜碱性粒细胞和肥大细胞在形态和功能上具有许多相似之处,胞质中均含有粗大的嗜碱性颗粒,当受到炎症刺激时,经脱颗粒方式,嗜碱性粒细胞释放肝素、组胺,肥大细胞释放5-HT等炎性介质,引起炎症反应。多见于变态反应性炎症。

(6) 白细胞的吞噬作用:渗出的白细胞吞噬、消化病原微生物、组织崩解碎片及异物的过程,称为吞噬作用(phagocytosis)。白细胞的吞噬作用是机体消灭致病因子的一种重要手段,是炎症防御反应的重要环节。

吞噬过程可分为识别和黏着、包围吞入、杀伤和降解三个阶段。①识别和黏着:指吞噬细胞和病原微生物、组织崩解碎片等异物接触、附着的过程。血清中存在着能增强吞噬细胞吞噬作用的调理素,包括免疫球蛋白Fc段、补体C3b等。异物表面被足够数量的调理素包裹,称为调理素化,白细胞借助其表面的Fc受体和C3b受体识别并结合被调理素包裹的异物,异物就此黏着在吞噬细胞表面。②包围吞入(engulfment):指异物黏着在吞噬细胞表面后,吞噬细胞伸出伪足,随着伪足延伸和相互吻合将其包围并摄入细胞质内形成吞噬体(phagosome)的过程。吞噬体与初级溶酶体融合,形成吞噬溶酶体(phagolysosome),异物在吞噬溶酶体内被杀伤和降解。③杀伤(killing)和降解(degradation):进入吞噬溶酶体的异物主要是被具有活性的氧代谢产物杀伤,并被溶酶体水解酶降解。

通过吞噬细胞的上述一系列作用,大多数病原微生物可被杀伤、降解,但还有些细菌(如结核分枝杆菌、伤寒杆菌)被吞噬后在白细胞内处于静止状态,虽然不再繁殖,但仍具有生命力,并且不易受到抗菌药物和机体防御功能的影响,一旦机体抵抗力下降,这些病原微生物又能繁殖,并可随着吞噬细胞的游走而在体内播散。

(三) 增生

损伤因子的长期作用和炎症区域内的代谢产物可刺激局部细胞的再生和增殖。增生的细胞主要有单核巨噬细胞、成纤维细胞和毛细血管内皮细胞。炎症灶中的被覆上皮、腺上皮及其他实质细胞也可发生增生。一般情况下,在炎症早期细胞增生不明显,而在炎症后期和慢性炎症时则较为显著,但某些炎性疾病初期或急性炎症也可呈现明显的增生,如急性肾小球肾炎时肾小球系膜细胞和内皮细胞增生。

炎性增生是一种防御反应,增生的巨噬细胞具有吞噬病原微生物和清除组织崩解产物的作用,增生的成纤维细胞和血管内皮细胞可形成炎性肉芽组织,有助于炎症局限化及损伤组织的修复。但过度的组织增生可使原有组织遭受破坏,影响器官的功能,如慢性肝炎所致肝硬化和心肌炎后引起的心肌硬化等。

三、炎症的结局

致炎因子引起的损伤和机体抗损伤反应贯穿于炎症的全过程,决定着炎症的发生、发展和结局。

如渗出和增生等抗损伤过程占优势,炎症逐渐走向愈合;相反,如果变质等损伤性变化占优势,则炎症逐渐加重并可扩散。一般来讲,炎症的结局分为痊愈、迁延不愈和蔓延扩散三种情况。

(一) 痊愈

1. 完全愈复 当机体抵抗力较强或经过适当治疗,侵入的病原微生物可被消灭,炎症局部的少量渗出物及坏死组织崩解产物可被溶解液化,并通过淋巴管吸收、排出,组织缺损通过周围健康组织细胞再生修复,以致完全恢复病变组织、器官的正常结构和功能,称为完全愈复。急性炎症多数能够痊愈。

2. 不完全愈复 如果机体的抗病能力较弱,炎症病灶变质和渗出较严重而广泛时,病灶周围的肉芽组织增生,可将其机化、包围,并发生纤维化,形成瘢痕,以致不能完全恢复原组织器官的正常结构和功能,称为不完全愈复。

(二) 迁延不愈

如果机体的抵抗力低下或治疗不当,损伤因子持续或反复作用于机体,不断损伤组织,急性炎症则可转变为慢性炎症,以致炎症反应时轻时重,迁延不愈。当机体抵抗力增强时,病因被去除,慢性炎症可以痊愈;若机体抵抗力下降,则慢性炎症可急性发作。

(三) 蔓延扩散

当机体抵抗力弱、病原微生物在体内大量繁殖时,炎症可向周围扩散,并可经血管、淋巴管和自然管道播散,引起不良后果。

(1) 局部蔓延:指炎症灶的病原微生物经组织间隙或器官的自然通道向周围组织和器官扩散,如膀胱炎时炎症可蔓延至输尿管、肾盂;肾结核可沿泌尿道下行播散引起输尿管和膀胱结核。

(2) 淋巴道播散:指病原微生物侵入淋巴管内,随淋巴液到达局部淋巴结,引起相应部位淋巴管炎和淋巴结炎,例如下肢感染引起腹股沟淋巴结炎。

(3) 血道播散:指炎症灶的病原微生物侵入血液循环或其毒素被吸收入血引起的播散,严重者可危及生命。①菌血症(bacteremia):指细菌在局部病灶生长繁殖,并经血管或淋巴管入血,血液中可查到细菌,但患者全身症状不明显,如伤寒、流行性脑脊髓膜炎早期。②毒血症(toxemia):指大量细菌毒素或毒性代谢产物被吸收进入血液,并引起高热、寒战等全身中毒症状。严重时患者可出现中毒性休克,心、肝、肾的实质细胞发生变性或坏死。③败血症(septicemia):指细菌进入血液,并在血液中大量生长繁殖并产生毒素,患者常伴有寒战、高热、皮肤黏膜多发性出血点、脾肿大及全身淋巴结肿大等临床表现,患者可并发感染性休克,血培养可查到病原菌。④脓毒败血症(pyemia):指化脓菌进入血液,不仅在血液中繁殖,而且随血液播散,在身体其他部位发生多处继发性脓肿。临床除有败血症的表现外,还伴有多发性迁移性脓肿形成。

四、机体的免疫学特性

机体在日常活动中不断暴露于细菌、病毒、真菌、寄生虫等病原微生物,这些病原微生物的入侵可引起器官组织的损害和生理功能的异常,严重时甚至引起死亡。免疫系统是机体抵御病原体感染的关键系统。此外,免疫系统还能通过清除衰老、损伤的细胞发挥免疫自稳功能;通过识别、清除体内突变细胞发挥免疫监视功能。免疫系统由免疫组织与器官、免疫细胞和免疫分子组成。免疫可分为固有免疫和获得性免疫两类。

(一) 固有免疫

固有免疫(innate immunity)由遗传获得,因不具有针对某一类抗原的特异性,又称非特异性免疫(nonspecific immunity)。固有免疫细胞及固有免疫分子(如血浆中的补体等)是实现非特异性免疫功能的重要效应细胞和效应因子。固有免疫细胞包括吞噬细胞(如中性粒细胞和单核巨噬细胞系统)、树突状细胞(dendritic cell, DC)、自然杀伤细胞(natural killer, NK)、自然杀伤 T 细胞、γδT 细胞和 B1 细胞等。吞噬细胞具有识别、吞噬并杀灭细菌(单核细胞需发育为巨噬细胞,才能具有强的吞噬能力)等作用。NK 细胞能非特异性杀伤肿瘤细胞和被病毒及胞内病原体感染的靶细胞。补体是人或动物正常新鲜血清和组织液中存在的一组与免疫有关,且具有酶活性的球蛋白,可被细菌脂多糖或抗原-抗体复合物等激活物激活。激活的补体可导致细胞和细菌溶解,可摄取、加工处理并提呈抗原,进而激活初始 T 细胞。此外,巨噬细胞也具有一定的抗原提呈能力。因此固有免疫是机体抵御病原微生物入侵的第一道防线,启动并参与获得性免疫应答。

(二) 获得性免疫

获得性免疫(acquired immunity)是个体出生后与抗原物质接触后产生或接受免疫效应因子后所获得的,具有特异性,可专一性地与某种抗原物质发生反应,又称特异性免疫(specific immunity)。获得性免疫通过免疫系统产生针对某种抗原的特异性抗体或活化的淋巴细胞而攻击破坏相应入侵病原微生物或毒素,前者称体液免疫,后者称细胞免疫。获得性免疫主要依赖特异性免疫细胞包括 T 淋巴细胞和 B 淋巴细胞的参与。抗体是由 B 细胞发育而来的浆细胞(plasma cell)产生的,能与抗原进行特异性结合的免疫球蛋白(immunoglobulin,Ig)。Ig 按其重链结构可分为 IgM、IgG、IgA、IgD 和 IgE 五类。抗体可与侵入机体的病毒或细菌毒素结合,可使病毒失去进入细胞的能力或中和细菌毒素的毒性(称为中和作用);抗体与病原体结合可促进吞噬细胞对病原体的吞噬(免疫的调理作用),并可增强中性粒细胞、单核细胞、巨噬细胞、NK 细胞对靶细胞的杀伤作用(抗体依赖细胞介导的细胞毒性作用);抗体与靶细胞上的抗原结合后还可激活补体,在靶细胞上形成小孔而导致病原体细胞溶解。B 淋巴细胞通过分化为具有抗原特异性的浆细胞产生抗体而引起体液免疫。T 淋巴细胞通过形成活化的效应淋巴细胞以及分泌细胞因子引起细胞免疫。B 淋巴细胞和 T 淋巴细胞负责识别和应答特异性抗原,是获得性免疫反应的主要执行者。免疫应答是一把双刃剑,异常免疫应答可导致多种免疫相关疾病的发生,有关机体的免疫功能详见第七章。

五、生物医学材料引起的异物反应

机体通过创伤愈合及对病原微生物的清除,使植入材料周围的组织得以愈合,因此炎症反应的程度及持续时间直接影响到生物医学材料的稳定性和组织相容性。植入的材料在体内被吞噬或降解的可能性取决于材料的性能。如果植入材料的表面积远远大于细胞的体积,材料被吞噬的可能性很小,但仍有吞噬作用发生,主要是炎症细胞释放出能降解材料的细胞外基质,例如黏附在不可吞噬材料表面的巨噬细胞和中性粒细胞可以释放出蛋白水解酶,这些物质一方面可降解材料表面的成分,另一方面也可对周围组织产生刺激作用。释放酶的量与材料的体积关系密切。随着时间的延长,材料被淋巴细胞、成纤维细胞和胶原蛋白纤维包裹,细胞成分逐渐消失形成纤维性包囊,将材料和组织隔离开来。如生物相容性好,材料在体内则会处于稳定状态;若材料生物相容性不佳,植入物中有小分子物质渗出,并对周围组织产生刺激,也会引起无菌性炎症反应,如果材料持续释放金属离子或有机单体等毒性离子,会使局部组织炎症反应迁延不愈,转变为慢性炎症,甚至造成纤维薄膜逐渐变厚,淋巴细胞增多,钙盐沉积,发展为肉芽肿甚至肿瘤。

生物体对植入体内的器官、材料或制品产生的排斥反应称为宿主抗移植物反应(host versus graft reaction,HVGR)。没有任何免疫反应的主要效应物能直接作用于植入材料,但它们对周围组织可产生影响,最终导致机体对植入物的排斥。根据植入物与宿主的组织相容程度以及受者的免疫状态,排斥反应主要有三种。

(1) 超急排斥反应(hyperacute rejection):一般在生物医学材料移植后 24h 以内发生。对于生物医学材料的植入,由于植入手术和材料与周围组织的相互作用造成周围组织损伤,通过激活补体直接破坏靶细胞,产生多种补体裂解片段,导致血小板聚集,中性粒细胞浸润并使凝血系统激活,由于凝血的形成和材料的阻碍作用,最终导致严重局部缺陷,使植入物周边环境急剧恶化。超急排斥反应一旦发生,无有效方法治疗,最终导致植入失败。

(2) 急性排斥反应(acute rejection):一般植入后数天到几个月内发生。细胞免疫应答是急性移植排斥的主要原因。当材料植入体内后,材料由于自身的化学成分和携带的微生物等杂质会对周围的组织产生一定的刺激,有可能触发急性排斥反应,其原因主要有四种:①植入手术过程中不仅会对皮肤和组织造成损伤,而且可能引入微生物;②使用的材料或制品已被细菌污染或未进行良好的灭菌;③植入材料会溶出或渗出有毒性物质,影响巨噬细胞的活化,降低或消除其对微生物和肿瘤细胞的消化功能,最终这些异物逃逸出胞外,触发急性排斥反应;④植入物表面吸附大量蛋白质,并使其变性,有可能被视为外源性蛋白质而引起免疫应答。

(3) 慢性排斥反应(chronic rejection):慢性排斥反应一般在生物医学材料植入后数月至数年发生。主要病理特征是移植部位的毛细血管内皮增生,使动脉狭窄,并逐渐纤维化。若植入的材料发生生物降解或有小分子进入血液,会导致血栓形成,溶血、血浆蛋白吸附、补体系统中不同补体的增减、细胞因子的抑制或激活等因素,都可能引起慢性排斥反应。

第五节　致畸与致瘤反应

当前由于生物医学材料在医学上的广泛应用,材料进入机体内是否会存在致畸性或致瘤性成为人们十分关注的问题。多数学者认为致畸、致瘤反应可能与构成材料的元素、分子或降解产物等化学因素有关,在生理环境作用下,由这些化学物质进入邻近组织以至整个活体系统而引起;同时也可能与材料制品的物理因素如结构、电化学以及其他的一些物理刺激有关,对植入物带来的辐射致畸、致瘤的可能性目前了解有限。因此讨论分析生物医学材料致畸、致瘤的原因时,必须涉及材料的化学与物理性质,以及在各种应用情况下它们所起的作用和可能引起的反应。

一、致畸性

致畸作用(teratogenic effect)指由于外源化学物干扰,活产胎儿出生时,某种器官表现形态结构异常。致畸作用所表现的形态结构异常,在出生后立即可被发现。有些外源化学物通过胎盘与发育中的胚胎或胎仔接触,还可以引起子代肿瘤发生率增高。

大多数先天畸形并不具有遗传性,但也确实有一部分先天性畸形具有遗传性,可传给后代。凡由于外源化学物损伤生殖细胞所引起的先天性缺陷或异常,具有遗传性,可由亲代动物遗传给子代。如果此种损害仅涉及体细胞,与生殖无关,则所引起的先天畸形不具有遗传性。根据目前致畸试验的概念和方法,涉及范围仅限于体细胞受损所引起的畸形,即外源化学物干扰胚胎器官形成过程的结果。器官发生期的胚胎对致畸物最为敏感。

发育的特点是在大小、生物化学和生理学、形态和功能方面的变化。这些变化受到管理基因转录的因素调节,这些因素在胚胎的基因组中使调节基因活动,而且连续的基因激活作用次第持续贯穿发育过程。是否产生畸形依赖于在致病过程中的每个步骤在损伤和修复之间的平衡。

1. **干扰基因表达**　某些基因的表达受到抑制或异常表达可能引起畸形。如有报道在培养的小鼠胚胎中用反义寡核苷酸探针抑制原癌基因 *Wnt-1* 或 *Wnt-3a*,都可产生中脑和后脑,或中脑、后脑和脊髓的畸形。

2. **基因突变与染色体畸变**　已发现诱变原有潜在致畸性,如电离辐射、烷化剂、亚硝酸盐、多数致癌物都可能致畸。电离辐射、病毒以及能引起染色体畸变的某些化学毒物都有致畸作用。

3. **损伤细胞和分子水平的翻译**　细胞增殖对发育显然是必要的。细胞增殖率在个体发生过程中空间和时间都在变化,在胚胎中细胞增殖、分化和凋亡之间有精致的平衡,若细胞周期出现异常,可能引发发育细胞凋亡。

4. **细胞凋亡**　细胞凋亡又叫程序性细胞死亡,指胚胎中在遗传基因的控制之下的、特定类型的细胞死亡。凋亡对来自原基的结构的造型是必需的。有不少致畸物(如细胞生长依赖激素、乙醇、抗癌药物)都能促进细胞凋亡。

5. **干扰细胞-细胞交互作用**　沙利度胺的代谢活化产物引起胚胎细胞的粘连受体(adhesive

receptors)下调,阻碍发育过程中细胞与细胞和细胞与基质之间的相互作用,干扰了细胞之间的通信从而导致肢芽结构异常。

6. 通过胎盘毒性引起发育毒性　已知对卵黄囊或绒(毛)膜尿囊胎盘有毒性的毒物有 46 个,包括镉、砷或汞、香烟、乙醇、可卡因、内毒素和水杨酸钠等。例如镉在妊娠中晚期通过引起胎盘毒性(坏死,减少血流)和抑制对营养物质的传送导致发育毒性。

7. 干扰母体稳态　二氟尼柳等可能引起兔中轴骨骼缺陷。其发育毒性剂量引起严重的母体贫血并损耗红细胞 ATP 水平。妊娠第 5 天给单剂量二氟尼柳可引起持续到第 15 天的母体贫血,而这正是缺氧引起类似中轴骨伤缺陷的关键日子,胚胎中血药浓度低于母体血药峰水平的 5%。因此,二氟尼柳对兔致畸性或许是母体的贫血造成缺氧的结果。

苯妥英在实验动物中能影响母体的叶酸代谢而致畸。妊娠第 10 天,易感的 A/J 小鼠的心率可被苯妥英降低,并呈剂量依赖性,实验性给氧可减少小鼠中苯妥英的致畸性;而抗性的 C57B1/6J 小鼠心率不降低。因而认为,畸形与母体的心率降低和胚胎的缺氧有关。

减少子宫的血流被认为是羟基脲引起致畸的一种机制,它提高收缩压,改变心率,减少心输出量,严重地减少子宫的血流,而且在妊娠兔中增加血管的阻力,给药后胚胎立即显示颅面和心包出血。而通过夹紧妊娠兔子宫血管 10min 可引起同样的胚胎异常。

金属硫蛋白(metallothionein,MTs)合成可被包括金属、乙醇、氨基甲酸乙酸、内毒素、烷化剂、高或低血糖和电离辐射等许多化学和物理因素诱导,也可被糖皮质激素和某些细胞因子等内源性调节剂诱导。MTs 合成的诱导可导致孕母肝 MTs 浓度大大高于正常,降低血浆 Zn 浓度,进而使孕体可利用的 Zn 减少、Zn 缺乏而导致发育毒性。这已为多种不同的化学物包括丙戊酸、6- 巯基嘌呤、乌拉坦、乙醇和常春藤皂苷的实验所证实。

孕妇缺乏代谢前体或基质也是致畸机制之一。膳食中某些营养素缺乏,特别是维生素和无机盐类缺乏易导致生长迟缓、致畸或胚胎死亡。我国因孕期母体缺碘或新生儿期缺碘,导致的智力低下儿童近 1 000 万。所以政府推广食用加碘盐。

8. 内分泌干扰作用　激素具有对内环境稳定的维护和发育过程的调节作用。内分泌干扰物为干扰激素的制造、释放、传送、代谢、结合、作用或排出的外源性因子。包括杀虫剂、除草剂、杀菌剂、塑化剂、表面活化剂、有机金属、卤代杂环烃、植物雌激素等。由于激素在许多组织中有指导分化的关键作用,发育中的生物体对有激素或抗激素活性的化学物尤其敏感。内分泌干扰物至少通过四种干扰内分泌系统的作用模式引起发育毒性:①作为类固醇受体的配体起作用;②改变类固醇激素代谢酶;③扰乱下丘脑垂体激素释放;④通过目前还不清楚的模式作用。

二、材料致瘤的基本发展过程

在使用生物医学材料的过程中,由组织反应引起的两种并发症是炎症和肿瘤。生物医学材料植入引起肿瘤是个缓慢的过程,可能是由于材料本身释放毒性物质,也可能是由于材料的外形和表面性能所致。

(一)肿瘤的概念

肿瘤是机体在各种致瘤因素作用下,局部组织的细胞在基因水平上失去对其生长和分化的正常调控,导致克隆性异常增生而形成的新生物,常表现为局部肿块。

正常细胞转变为肿瘤细胞后,具有异常的形态结构、功能和代谢,并在不同程度上失去分化成熟的能力,甚至接近幼稚的胚胎细胞。肿瘤生长旺盛,并具有相对自主性,即使去除致瘤因素,肿瘤仍能持续性生长。这提示致瘤因素已使细胞的基因发生改变,肿瘤细胞这些遗传异常可以传给其子代细胞。肿瘤细胞的增生是单克隆性的,肿瘤增生不仅与机体不协调,而且对机体造成很大危害。

(二)肿瘤的危害

1. 良性肿瘤对机体的危害　①局部压迫和阻塞:是良性肿瘤对机体的主要影响;②继发性病变:

良性肿瘤有时可引起继发性病变,对机体造成不同程度的影响;③激素分泌过多:内分泌系统来源的良性肿瘤,常因某种激素分泌过多而引起相应的症状。

2. 恶性肿瘤对机体的危害　①破坏器官结构和功能:恶性肿瘤能破坏原发部位及浸润和转移部位的结构和功能。②并发症:恶性肿瘤可因浸润、坏死而并发溃疡、出血、穿孔、感染等。因肿瘤代谢产物、坏死组织毒性物质和继发感染而引起发热。肿瘤压迫、浸润神经组织引起顽固性疼痛。③癌症性恶病质:指恶性肿瘤晚期患者发生严重消瘦、乏力、贫血、全身衰竭、皮肤干枯呈黄褐色的临床综合征,可导致患者死亡,其发生机制尚未阐明。④异位内分泌综合征及副肿瘤综合征:一些非内分泌腺肿瘤能产生和分泌激素或激素类物质,如促肾上腺皮质激素、甲状旁腺素、胰岛素等,此类肿瘤称为异位内分泌肿瘤,其所引起的内分泌紊乱和临床症状称为异位内分泌综合征。由于肿瘤的产物(包括产生的异位激素)或异常免疫(包括交叉免疫、自身免疫、免疫复合物沉着等)或其他不明原因,还可以引起内分泌、神经、消化、造血、骨、关节、肾、皮肤等系统发生一系列病变和临床表现,这些表现不是原发肿瘤或转移灶直接引起,故称副肿瘤综合征(paraneoplastic syndrome)。

(三) 植入物引起肿瘤的基本发展过程

目前植入物引发肿瘤的直接相关原因尚不十分清楚,其过程可总结为以下四个阶段:①植入物在急性炎症过程中发生细胞增生和组织浸润;②在植入物周围形成一个界限分明的纤维组织包裹;③组织反应静止期,即植入物接触的巨噬细胞处于潜伏状态和吞噬功能失活期,肿瘤前体细胞与植入物表面直接接触;④肿瘤前体细胞最终成熟为癌变细胞,肉瘤性增生。

关于植入物引起肿瘤产生的原因有多种观点,其中一种观点认为肿瘤不是植入物和周围组织敏感细胞间的直接作用造成的,而是植入物包膜中营养血管减少,植入物材料附近的组织细胞供血供氧不足、新陈代谢异常、持续的物理化学刺激等,引起细胞能量代谢异常、基因组不稳定和突变,从而致使细胞发生恶性转化。另一种观点则认为,如果植入物本身含有或其降解产物含有"致癌化合物"时,则这些物质的亲电或亲核基团与生物大分子相应的电子基团作用,使遗传基因 DNA 受到非正常改变,当这种改变不能被生物体恢复或修复错误时,就造成细胞 DNA 基因发生结构变异而导致癌症。

植入材料引发癌变的一些经验规律有:①材料形状:大量的动物试验结果表明,引起恶性肿瘤的原因之一是材料的外形,一般锋利的形状因对周围组织的伤害太大而可能引发肿瘤。膜状或致密片状材料也容易引起周围组织的癌变,这可能是由于致密材料对营养物质的通过和血液流动产生了较大的阻力。试验证明,粉末状或海绵状的材料几乎不会引发恶性肿瘤,纤维状的材料也很少发生。此外,材料的埋植方法和组织癌变的关系也比较明显,连续无孔的片状材料比有孔材料恶性肿瘤发生率高。当植入材料表面变粗糙或变软时,肿瘤的潜伏期延长,但发病率并不降低。②包膜的厚度与纤维化:试验明确了肿瘤发生率和组织反应后形成的纤维组织包膜的厚度及成熟度有直接关系。多孔材料的组织包膜很少发生纤维化,无孔板材明显纤维化。③材料的化学成分:材料被致癌化学物质污染或者生物医学材料老化过程中释放出的物质,是引发恶性肿瘤的直接原因。

复习思考题

1. 简述血液的组成。简要分析血浆蛋白的主要种类及其生理功能。
2. 简述生物医学材料与血液接触后导致凝血的过程。
3. 生物医学材料的结构与抗凝血有哪些关系?什么样的材料表面血液相容性更理想?
4. 生物医学材料引起的局部组织反应主要有哪些?其机制是什么?

(蒲曦鸣　吴　江　尹光福)

　　宿主反应对生物医学材料的成功植入起决定性作用,理解宿主反应的过程和机制对生物医学材料的设计和应用具有重要意义。实际上,当材料植入体内后,材料表面首先发生的生物学事件是蛋白质吸附,然后是细胞反应。所以,当细胞到达材料表面时,它们首先"看见"的不是材料表面本身,而是材料表面吸附的蛋白质层。细胞通过细胞膜上的黏附受体与材料表面吸附的蛋白质进行识别结合,进而构成细胞对生物医学材料的识别体系。因此,材料表面吸附的蛋白质在细胞与生物医学材料相互作用中有关键的介导功能。目前研究已经证实,材料表面吸附蛋白质的种类、吸附量和构象直接影响初始的细胞行为,进而影响后续的宿主反应。这使得材料 - 蛋白质相互作用成为了生物医学材料生物相容性研究领域的关键科学问题。

　　理解生物医学材料表面的蛋白质吸附的规律,首先要理解蛋白质的吸附过程,包括蛋白质吸附动力学、单一蛋白质吸附和蛋白质竞争吸附以及吸附蛋白质的构象变化;然后要认识影响蛋白质吸附的因素,包括蛋白质自身的生理化学性质和材料表面理化性质;接着了解材料表面蛋白质吸附的研究方法,包括常用的研究方法和新兴的技术手段;最后了解材料表面吸附蛋白质如何影响后续的细胞黏附和生长行为,进而影响植入材料的生物相容性。本章分五节对以上内容进行阐述:①材料表面蛋白质吸附理论概述;②材料表面的蛋白质吸附过程;③材料表面蛋白质吸附的影响因素;④材料表面蛋白质吸附的研究方法;⑤蛋白质吸附对材料生物相容性的影响。

第一节　材料表面蛋白质吸附理论概述

　　本节对固体材料表面的蛋白质吸附研究理论进行概述,包括推动蛋白质在材料表面发生吸附的热力学因素、材料表面与蛋白质相互作用力及影响因素、研究材料表面蛋白质吸附的模型。

一、固体材料表面蛋白质吸附的热力学推动力

　　人体中的 20 种氨基酸可构成约 10 万种蛋白质,这些蛋白质大部分存在于血液和体液中。目前,血液中已被鉴定出的蛋白质超过一千余种,而且这些蛋白质的丰度差异巨大。血液中丰度最高的 22 种蛋白质,如白蛋白、免疫球蛋白 G、转铁蛋白、$\alpha2$- 巨球蛋白、$\alpha1$- 抗胰蛋白酶等占血液总蛋白质含量的 99% 以上,而其他众多血液蛋白质所占的含量不足 1%。高丰度与低丰度血清蛋白的含量差异最高可达 10^{12} 倍。

　　当材料植入体内后,血液和体液中的众多蛋白质会快速在材料表面发生吸附。通常情况下,在数秒内形成蛋白质吸附单层,并在 1h 或几小时内达到蛋白质吸附动态平衡。推动蛋白质在材料表面吸附的热力学因素包括:蛋白质浓度、蛋白质扩散速率、蛋白质对表面的亲和力、环境条件(如温度、pH等)。一般而言,浓度高的蛋白质在材料表面的吸附多;扩散速率快的蛋白质比扩散速率慢的蛋白质先到达材料表面并发生吸附;对材料表面亲和力高的蛋白质比亲和力低的蛋白质能够更加牢固地吸

附在材料表面。环境温度升高能够增加蛋白质在材料表面的吸附量,但同时也可能导致蛋白质变性,使蛋白质失去活性。环境 pH 改变会影响材料表面和蛋白质分子的电荷,导致蛋白质与材料表面的静电相互作用变化,从而影响材料表面的蛋白质吸附。

需要注意的是,机体内的环境条件一般是稳定的,不影响蛋白质的吸附。所以,在机体内,推动蛋白质在材料表面吸附的热力学因素主要是蛋白质浓度、蛋白质扩散速率、蛋白质对表面的亲和力。

二、材料表面蛋白质吸附力类型及影响因素

蛋白质能够在材料表面发生吸附,一方面是因为材料表面有可供蛋白质吸附的位点,另一方面是因为蛋白质与材料表面之间存在相互作用力。材料表面蛋白质吸附力类型包括:非共价键结合力、疏水作用力、范德瓦耳斯力、极性相互作用力、离子相互作用力等。正是因为蛋白质与材料表面的相互作用力类型较多,所以蛋白质对材料表面的亲和力实质上是蛋白质与材料表面之间各种相互作用力的综合结果。

影响材料表面蛋白质吸附力的因素主要包括两类。一类是蛋白质自身的性质,包括蛋白质的分子结构、亲 / 疏水性、电荷分布。另一类是材料表面物理化学性质,包括表面亲疏水性、表面化学、表面电荷。

三、蛋白质吸附动力学、热力学和吸附模型

蛋白质在材料表面的吸附过程通常包含两个阶段,即初始的快速吸附阶段和后续的缓慢吸附阶段。其分子基础是:①在初始阶段,蛋白质快速到达材料表面并与吸附位点结合,从而实现快速吸附;②在后续阶段,材料表面剩余的吸附位点越来越少,所以到达的蛋白质很难找到吸附位点,从而阻碍吸附。

蛋白质吸附动力学特性与材料、蛋白质的理化性质直接相关,如材料表面性质、蛋白质性质、蛋白质浓度、溶液中盐浓度、pH、温度等因素都会影响蛋白质吸附动力学结果。例如,对于低浓度的蛋白质,其需要更长时间在材料表面建立吸附平衡。目前来看,材料表面蛋白质吸附包含下列全部或其中几个步骤:①蛋白质传递到材料表面;②蛋白质吸附到表面;③吸附蛋白质发生重排;④吸附蛋白质发生交换;⑤蛋白质解吸附。

目前认为,疏水性材料表面的蛋白质吸附由熵驱动。其理论基础是:疏水性材料表面吸附的水分子呈有序排列,表面的热力学熵值较低;蛋白质在表面发生吸附会破坏水分子的有序排列,使表面的熵值增加,从而有利于蛋白质吸附。蛋白质在疏水性表面的吸附一般是不可逆的,蛋白质吸附后容易发生构象变化。

亲水性材料表面的蛋白质吸附由焓驱动。其理论基础是:亲水性材料表面有利于水分子吸附,水分子吸附较牢固、排列有序度较低;蛋白质在表面的吸附需要蛋白质分子跟水分子竞争材料表面的结合位点,存在能量交换,即焓变。蛋白质在亲水性表面的吸附一般是可逆的,蛋白质吸附后不容易发生构象变化。

为了表征不同条件下蛋白质的吸附行为,如单层吸附、多层吸附、不可逆吸附、可逆吸附、竞争吸附,目前研究人员已提出了多种吸附模型,如表征蛋白质单层吸附的 Langmuir 吸附等温线、Freundlich 吸附等温线。在本章第二节的单一蛋白质吸附中将对 Langmuir 吸附等温线进行详细介绍。

四、Vroman 效应

研究发现,对于带负电荷的表面如钽、硅、钛表面或生物聚合物表面如聚氨酯,材料表面早期吸附的一些血浆蛋白质最后被血浆中其他蛋白质所取代。例如,带负电荷表面早期吸附的纤维蛋白原在后期会被血浆中的高分子量激肽原等蛋白质取代,该现象被称为 Vroman 效应。Vroman 效应是由 Vroman 和 Adams 于 20 世纪 60 年代发现的。现在,Vroman 效应一般指在复杂蛋白质的吸附过程中,

丰度高、扩散速率快但与材料亲和力较低的蛋白质会首先吸附在材料表面,然后这些吸附的蛋白质会被与材料亲和力更高的蛋白质所取代的现象。

第二节　材料表面的蛋白质吸附过程

材料表面的蛋白质吸附是一个复杂的动态过程,受多种因素影响。本节首先简要介绍蛋白质吸附的基本概念,然后着重介绍单一蛋白质吸附和蛋白质竞争吸附,最后介绍蛋白质吸附在材料表面后可能发生的构象和活性变化。

一、蛋白质吸附的基本概念

由于血液和体液中的蛋白质种类众多,而且这些蛋白质在丰度、分子量、空间构型、亲疏水性能、荷电性能等方面存在巨大差异,这使得材料植入机体后的蛋白质吸附是一个复杂的动态过程,受多种因素影响。在理解材料表面的蛋白质吸附前,首先需要了解蛋白质吸附过程中的一些基本概念,主要包括蛋白质浓度、蛋白质扩散速率和蛋白质亲和力。在单一蛋白质溶液中,蛋白质浓度越高,材料表面吸附的蛋白质越多。但是,在含有多种蛋白质的复杂溶液中,材料表面吸附的蛋白质含量不仅受溶液中蛋白质浓度影响,还受其他因素影响。

蛋白质扩散速率是影响蛋白质吸附的另一个重要因素,扩散速率快的蛋白质比扩散速率慢的蛋白质优先到达材料表面并发生吸附。蛋白质的扩散速率主要由蛋白质尺寸所决定。

蛋白质亲和力是影响材料表面蛋白质吸附的一个非常关键的因素。蛋白质亲和力指蛋白质对材料表面的吸附偏好和结合强度。蛋白质在材料表面发生吸附后,会形成数目不一的分子间连接。具有高亲和力的蛋白质能够在材料表面形成数目更多和 / 或强度更高的分子间连接,而低亲和力的蛋白质只能在材料表面形成少量和 / 或强度弱的分子间连接(图 3-1)。

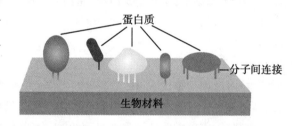

图 3-1　具有不同亲和力的蛋白质在材料表面的吸附示意图

通过了解蛋白质浓度、蛋白质扩散速率以及蛋白质亲和力的基本概念,我们可以知道,在含有多种蛋白质的复杂溶液中,蛋白质是通过竞争在材料表面发生吸附。首先到达材料表面的蛋白质,并不意味着该蛋白质能够一直吸附在材料表面。随着时间的延长,材料表面先吸附的蛋白质可被其他亲和力更高的蛋白质取代。吸附蛋白质与材料表面形成的分子间连接并不是完全静止不变的,它们可以断开并随机重新形成。所以,在单一蛋白质吸附体系中,材料表面吸附的蛋白质几乎不会发生脱附,因为这需要吸附蛋白质与材料表面之间形成的分子间连接全部同时断开。但是在复杂蛋白质吸附体系中,材料表面吸附的蛋白质则相对容易发生脱附。这是因为,当吸附蛋白质与材料表面之间形成的分子间连接部分断开后,会暴露出一些吸附位点,而这些吸附位点可被高亲和力的蛋白质占据。因此,随着时间的延长,材料表面先吸附但亲和力低的蛋白质可被体系中后到达但亲和力高的蛋白质取代,即在复杂体系中,材料表面的蛋白质吸附是一个动态交换直到平衡的过程。

二、单一蛋白质吸附

在单一蛋白质吸附体系中,材料表面的蛋白质吸附被认为是单层的,且为不可逆吸附。在该体系中,材料表面的蛋白质吸附量是由可获得的吸附位点决定的。当材料表面的吸附位点被蛋白质占满后,就无法吸附更多的蛋白质。在没有外力作用下,由于吸附蛋白质与材料表面形成的分子间连接不会同时断开,所以材料表面吸附的蛋白质是不可逆吸附。蛋白质吸附等温曲线是定量表征单一蛋白质吸附热力学性能的经典方法,它是指在保持温度等因素恒定时,测定不同蛋白质浓度条件下的蛋白质吸附(图 3-2)。

　　Langmuir 吸附等温线是使用最为广泛的一种。该理论模型的前提条件是:蛋白质在固体表面的吸附是均匀的、单分子层吸附;吸附蛋白质之间无相互作用力;蛋白吸附平衡是动态平衡,即蛋白质吸附量随浓度增加而增大,在一定浓度时达到饱和,不再随浓度增加而增大。Langmuir 公式为 $Q=Q_{max}KC/(1+KC)$。其中 Q 为蛋白质吸附量;Q_{max} 为蛋白质单层达到饱和时的吸附量;C 为溶液中蛋白质在吸附平衡后的浓度;K 为吸附常数,与蛋白质和材料表面的理化性质及环境温度有关。

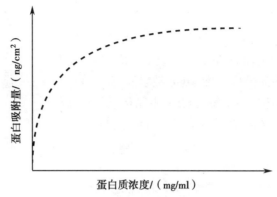

图 3-2　蛋白质吸附等温曲线示意图

　　蛋白质吸附等温曲线的实质是蛋白质吸附平衡随蛋白质浓度发生变化。该现象的分子基础是,当溶液中蛋白质浓度较低时,发生吸附的蛋白质能够在材料表面进一步铺展,从而使吸附蛋白质与材料表面之间形成大的接触面。但是当溶液中蛋白质浓度较高时,蛋白质吸附在材料表面后,其邻近的空余位点很快被其他蛋白质占据,使得吸附蛋白质在材料表面的铺展受到限制,从而以更加紧密的形式吸附在材料表面(图 3-3)。所以,在一定范围内,当溶液中蛋白质浓度增加时,同一单位面积的材料表面能够吸附更多蛋白质。

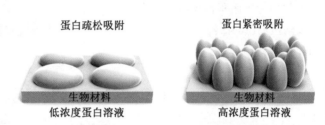

图 3-3　单一蛋白质在材料表面的疏松吸附和紧密吸附示意图

三、蛋白质竞争吸附

　　在含有多种蛋白质的复杂体系中,材料表面对蛋白质的吸附具有选择性,使得材料表面对某些蛋白质的吸附表现出富集现象。即,某些蛋白质在吸附蛋白质层中所占的比例高于初始溶液中该蛋白质的比例。导致该现象的原因是,材料表面可供蛋白质吸附的位点有限,而不同蛋白质对材料表面的亲和力不同。这使得材料表面一些先吸附但亲和力较低的蛋白质会被后到达但亲和力高的蛋白质所取代,即著名的 Vroman 效应。所以,在含有多种蛋白质的复杂体系中,材料表面的蛋白质吸附是一个竞争的动态结合过程,即蛋白质竞争吸附。

　　二元蛋白质混合体系是研究蛋白质竞争吸附行为的常用方法。图 3-4 是一个二元蛋白质体系在三种不同材料表面的竞争吸附示意图。在该二元体系中,蛋白 A 为标记蛋白,蛋白 B 为非标记蛋白。该二元体系的目的是通过测定抑制蛋白 A 吸附所需的蛋白 B 浓度,来研究蛋白 B 对蛋白 A 的竞争吸附能力。一般而言,当混合体系中的蛋白 B 浓度增加时,蛋白 A 在材料表面的吸附量降低。此外,同一蛋白质在不同材料表面的吸附能力不同,而且不同蛋白质在同一材料表面的竞争吸附能力也不相同。

　　为了便于表征二元蛋白质混合体系中的蛋白质竞争能力,一般采用蛋白质浓度比率作为指标。该比率定义为蛋白 B 抑制蛋白 A 最大吸附量 50% 时,所需的蛋白 B 与蛋白 A 的浓度比。如果比率为 1,表明这蛋白 B 和蛋白 A 对材料表面具有相同的亲和力;而当比率小于 1 或大于 1 时,表明蛋白 B 对材料表面的亲和力大于或小于蛋白 A。

四、吸附蛋白质的构象和活性变化

蛋白质在材料表面吸附后,其构象(conformation)可能发生改变。其原因是有些蛋白质的构象结构稳定性较低,容易发生高级结构改变,而暴露出一些结构域(domain),这些结构域能够与材料表面结合位点相互作用,形成新的分子间连接,进而改变蛋白质的构象(图 3-5)。

蛋白质构象结构改变可能会导致蛋白质中一些与生物活性相关的结构域发生变化或被掩藏在蛋白质内部,从而影响吸附蛋白质的生物学活性,进而影响吸附蛋白质对细胞黏附的介导作用。一般而言,吸附蛋白质的活性随吸附量增加而增大。但是,如果材料表面引起吸附蛋白质的构象发生改变,那么吸附蛋白质的活性与吸附量之间可能无正相关性。

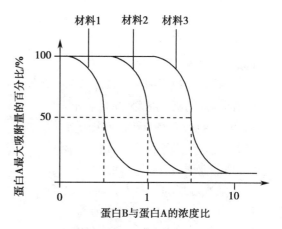

图 3-4　二元蛋白质体系在三种不同材料表面的竞争吸附示意图

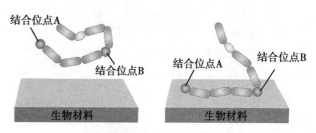

图 3-5　蛋白质在材料表面吸附后的构象变化示意图

第三节　材料表面蛋白质吸附的影响因素

影响材料表面蛋白质吸附的因素主要包括两类。一类是蛋白质自身的性质,如蛋白质的亲 / 疏水性、尺寸大小、电荷分布、结构稳定性。另一类是材料表面物理化学性质,如表面亲 / 疏水性、表面形貌和粗糙度、表面化学、表面电荷。本节首先简要介绍蛋白质自身性质对材料表面蛋白质吸附的影响,并用表 3-1 进行总结;然后着重介绍材料表面的主要理化性质对蛋白质吸附的影响。

表 3-1　蛋白质性质对材料表面蛋白质吸附的影响

蛋白质性质	吸附性能
亲 / 疏水性结构域	亲水性结构域易于吸附在亲水性材料表面,而疏水性结构域易于吸附在疏水性材料表面
大小	小尺寸蛋白质吸附速率快,但亲和力较弱;大尺寸蛋白质吸附速率慢,但亲和力较强
电荷	带电荷的蛋白质易于吸附在与其电荷相反的材料表面上。在等电点时,蛋白质吸附量一般最高
构象结构的稳定性	具有松散构象结构的蛋白质易于吸附在材料表面

一、蛋白质性质对蛋白质吸附的影响

(一)蛋白质亲 / 疏水性对蛋白质吸附的影响

蛋白质亲 / 疏水性是影响蛋白质吸附的重要因素。蛋白质的亲水性结构域容易与亲水性材料表面结合,而蛋白质的疏水性结构域容易与疏水性材料表面结合。在水溶液环境中,蛋白质的亲水性结构域趋向位于蛋白质三维结构的外表面,而蛋白质的疏水性结构域则趋向被包埋在蛋白质三维结构内部。但是,当蛋白质与材料表面发生相互作用时,蛋白质构象结构可能发生改变,从而暴露出疏水性结构域,进而影响蛋白质在材料表面的吸附。

(二) 蛋白质尺寸对蛋白质吸附的影响

蛋白质尺寸对蛋白质吸附的影响在于,蛋白质尺寸大小影响蛋白质在溶液中的扩散速率,并且部分影响蛋白质对材料表面的亲和力。小尺寸蛋白质的扩散速率快,所以比大尺寸蛋白质先到达材料表面发生吸附。但是小尺寸蛋白质与材料表面之间形成的连接点一般少于大尺寸蛋白质,所以小尺寸蛋白质对材料表面的亲和力一般小于大尺寸蛋白质。

(三) 蛋白质电荷对蛋白质吸附的影响

在一定的环境 pH 中,蛋白质的氨基酸可带电荷。蛋白质与材料表面的静电相互作用可影响蛋白质在材料表面吸附。带正电荷的蛋白质结构域优先吸附在带负电荷的材料表面区域,而带负电荷的蛋白质结构域则优先吸附在带正电荷的材料表面区域。但是需要注意的是,即使蛋白质与材料表面带相同的电荷,蛋白质也可以在材料表面发生吸附。这是因为蛋白质与材料表面之间的电荷相互作用不是影响材料表面蛋白质吸附的主导因素。

一般而言,当蛋白质处于等电点(isoelectric point,pI)时(蛋白质所带净电荷为零时的环境 pH),蛋白质在材料表面的吸附最多。其原因是此时蛋白质分子表面静电荷为零,吸附蛋白质之间没有静电排斥力,蛋白质分子处于最紧缩状态,能够发生紧密吸附在材料表面。

(四) 蛋白质结构稳定性对蛋白质吸附的影响

蛋白质在材料表面吸附时,常发生一定程度的结构重排。蛋白质的形状和结构可影响其在材料表面的吸附。根据蛋白质结构稳定的不同,蛋白质可划分为软蛋白(soft protein)和硬蛋白(hard protein)。软蛋白的内部分子连接和 / 或分子交联(如二硫键)少,具有低的热力学稳定性,吸附时构象结构容易发生改变,使得蛋白易于吸附在材料表面。而硬蛋白的内部分子连接和 / 或分子交联多,具有高的热力学稳定性,吸附时构象结构一般不容易发生改变。

蛋白质构象结构改变对于蛋白质在材料表面的吸附非常关键。其原因是,只有当蛋白质处于一定的构象结构时,蛋白质中的某些结合位点才能暴露出来,从而使吸附蛋白质与材料表面形成更多分子间连接。需要注意的是,蛋白质构象结构的改变可能引起蛋白质活性丢失。

二、材料表面性质对蛋白质吸附的影响

(一) 表面亲 / 疏水性对蛋白质吸附的影响

亲 / 疏水性是材料表面的一种重要物理性能,常用水接触角、表面能或表面自由能衡量。众多的研究表明,材料表面的亲 / 疏水性能对蛋白质吸附量和构象有重要影响。比较一致的观点认为,疏水性表面有利于蛋白质的吸附,但容易导致蛋白质的构象变化;而亲水性表面不利于蛋白质的吸附,但对蛋白质的构象影响较小。该观点的理论基础是,在材料表面发生蛋白质吸附之前,水溶液中的水分子首先与材料表面发生相互作用。对于疏水性材料,其表面会形成排列有序的水分子层,该水分子层的热力学熵值较低。当溶液中的蛋白质吸附在疏水性材料表面时,蛋白质构象发生调整,使得蛋白质的疏水性结构域与材料表面相互接触,而蛋白质的亲水性结构域与水分子相互作用。蛋白质的这种吸附行为破坏了水分子在疏水性材料表面的有序排列,增加了体系的热力学熵值,从而有利于该过程的发生。因此,疏水性表面能够增加蛋白质的吸附和构象变化。

但是,需要注意的是,蛋白质构象改变可能导致蛋白质活性丧失,其原因是蛋白质一般要处于自然构象时才能发挥其生物活性。对于亲水性材料表面,因为水分子能够直接与材料表面形成氢键,所以水分子与蛋白质竞争材料表面的作用位点,这使得亲水性表面不利于蛋白质的吸附和构象调整。

接触角分析常被用于表征材料表面的亲 / 疏水性能,并用于计算表面能。接触角是指在气体、液体和固体三相交点所作的液体 - 气体界面(LV)的切线,位于液体一侧的该切线与固体 - 液体界面(SL)之间形成的夹角(θ)值。接触角是材料表面润湿程度的度量单位。一般而言,θ 值 <90°,表明材料表面是亲水的,即液体(如水)较易润湿固体,θ 值越小,表明材料表面润湿性越好;θ 值 >90°,表明

材料表面是疏水的,即液体(如水)较难润湿固体,θ 值越大,表明材料表面疏水性越强(图 3-6)。

材料的固体表面能(γ_{SV})可由杨氏方程式(3-1)计算获得。γ_{SL} 指固液界面能,γ_{LV} 指液体表面能。杨氏方程是物理化学领域常用的方程式,在界面科学领域占有重要地位。它既是量化润湿现象的基础,也是通过接触角法计算固体表面能和固液界面能的基础。在杨氏方程中,接触角 θ 和液体表面能 γ_{LV} 可以通过仪器测定获得,固液界面能 γ_{SL} 无法直接测得。界面化学家发展了其

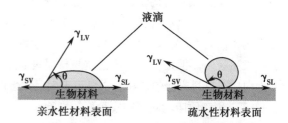

图 3-6 亲水性和疏水性材料表面的水接触角示意图

他方法,如表面能分量途径、状态方程途径,利用 γ_{SV}、γ_{LV} 和 γ_{SL} 之间的关系,再结合杨氏方程,计算出材料的固体表面能 γ_{SV}。

$$\gamma_{SV} = \gamma_{SL} + \gamma_{LV} \cos \theta \tag{3-1}$$

接触角测定的常用方法是外形图像分析法,其基本过程是,将液滴(如水)滴在材料表面,然后通过显微镜和相机获得液滴的外形图像,再通过图像软件计算出液滴在材料表面形成的夹角(θ)值。

(二)表面功能基团对蛋白质吸附的影响

材料表面功能基团是影响蛋白质吸附的重要因素,它不仅影响材料表面吸附蛋白质的种类和吸附量,还影响吸附蛋白质的构象。表 3-2 列举了一般实验观察获得的四种主要功能基团对材料表面蛋白质吸附的影响。甲基(—CH$_3$)是一种中性的疏水性基团,对纤维蛋白原和免疫球蛋白 IgG 具有高亲和力。羟基(—OH)是一种中性的亲水性基团,它增加材料表面的亲水性,所以减少血浆蛋白质在材料表面的亲和力。但是羟基能够引起纤连蛋白的构象发生改变,暴露与细胞黏附相关的结构域。氨基(—NH$_2$)是一种带正电荷的亲水性基团,对纤连蛋白具有高亲和力。羧基(—COOH)是一种带负电荷的亲水性基团,对纤连蛋白和白蛋白具有高亲和力。实际上,材料表面常常存在多种化学基团,它们通过竞争方式综合影响材料表面的蛋白质吸附行为。

表 3-2 材料表面功能基团对蛋白质吸附的影响

功能基团	化学性质	对蛋白质吸附的影响
—CH$_3$	电中性、疏水	对纤维蛋白原和免疫球蛋白 IgG 有高亲和力
—OH	电中性、亲水	能减少血浆蛋白在材料表面的亲和力,引起纤连蛋白的构象发生改变
—NH$_2$	带正电、亲水	对纤连蛋白具有高亲和力
—COOH	带负电、亲水	对纤连蛋白和白蛋白具有高亲和力

(三)纳米形貌特征和表面粗糙度对蛋白质吸附的影响

纳米形貌特征如纳米椎体结构、纳米沟槽结构对蛋白质的吸附量、取向和构象有重要影响。例如,Riedel 等的研究显示,牛 γ-球蛋白在锗纳米椎体结构表面的吸附量随椎体密度增加而增加;而 Galli 等的研究表明,在具有纳米级沟槽型结构的硅表面,丝状肌动蛋白的吸附沿沟型结构取向。纳米形貌特征影响蛋白质吸附的原因被认为是,纳米形貌增加了材料表面的蛋白质结合位点,并改变了材料表面性能,如机械性能、电子性能和表面粗糙度。对于材料表面粗糙度,一般认为,粗糙度增加能够增大材料的表面积,从而能够为蛋白质提供更多吸附位点,进而提高材料表面的蛋白质吸附。

第四节 材料表面蛋白质吸附的研究方法

随着各种分析检测技术的发展,越来越多的测试手段可应用于材料表面吸附蛋白的分析表征。本节介绍研究材料表面蛋白质吸附行为的常用方法和新兴技术手段。

一、研究蛋白质吸附的常用方法

(一) 蛋白质吸附量测定

对于材料表面吸附蛋白质的含量测定,常用的方法有:基于测定标记分子含量的同位素标记法和荧光光谱法;基于光学原理的紫外吸收法、椭圆偏振分析、表面等离子共振法(surface plasmon resonance,SPR)和光波导模式光谱(optical waveguide lightmode spectroscopy,OWLS);基于声学原理的耗散型石英晶体微天平法(quartz crystal microbalance with dissipation,QCM-D)。同位素标记法或荧光光谱法的基本过程是,用同位素(如碘的同位素)或用荧光物质标记蛋白质分子,然后将材料样品与含标记蛋白质的溶液进行温育,测定材料的放射量或荧光量,计算材料表面的蛋白质吸附量。紫外吸收法的基本过程是,用洗脱液洗脱收集材料表面吸附的蛋白质,用考马斯亮蓝法或二喹啉甲酸法(BCA法)对蛋白质进行显色,用分光光度计测定溶液蛋白质含量,计算材料表面的蛋白质吸附量。

(二) 蛋白质构象变化测定

对于材料表面吸附蛋白质的构象变化测定,常用的方法有:傅里叶变换红外光谱法(Fourier transform infrared spectroscopy,FTIR)、圆二色光谱法(circular dichroism,CD)、耗散型石英晶体微天平法(quartz crystal microbalance with dissipation,QCM-D)。傅里叶变换红外光谱法是通过测定蛋白质中酰胺条带的吸收峰信息,进而获知材料表面吸附蛋白质的二级结构变化情况。

(三) 蛋白质活性测定

对于材料表面吸附蛋白质的活性测定,常用的方法是酶联免疫吸附测定(enzyme linked immuno-sorbent assay,ELISA)。在 ELISA 中,通过一抗与材料表面吸附蛋白质的结合量来获知吸附蛋白质的活性情况。

二、蛋白质组学技术在复杂蛋白质吸附层研究中的应用

当生物医学材料植入体内或进行体外细胞培养时,体内血液或培养液血清中的众多蛋白质会竞争吸附在材料表面,形成一个复杂的蛋白质吸附层。传统的研究手段无法解析吸附层的蛋白质信息,而蛋白质组学技术为高通量研究材料表面的吸附蛋白质层组成提供了有力的工具。

(一) 蛋白质组学基本概念

蛋白质组(proteome)一词最早由澳大利亚学者 Wilkins 和 Williams 于 1994 年提出,即“一个细胞或一个组织基因组所表达的全部蛋白质”。蛋白质组学(proteomics)是研究细胞、组织或生物体蛋白质组的组成及其变化规律的科学,旨在阐明生物体全部蛋白质的表达模式及功能模式。

经过多年的发展,蛋白质组学研究已经形成了较完善的分析体系。目前,蛋白质组学研究依赖的技术主要有:蛋白质分离技术、蛋白质鉴定技术、蛋白质相互作用分析、生物信息学(包括构建、分析双向电泳凝胶图谱以及数据库的构建与搜索)。对于材料表面吸附蛋白质层的蛋白质组学研究,其分析过程一般包含四个步骤:①蛋白质样品制备,即从材料表面提取吸附的总蛋白质;②蛋白质样品分离,即采用蛋白质电泳或色谱等技术将样品中的各种蛋白质分离开来;③蛋白质鉴定,即采用质谱等方法对分离得到的蛋白质进行分析,获得蛋白质的质谱数据;④数据库分析,即采用生物信息学软件如 Mascot 将质谱数据在蛋白质数据库中搜索,获得蛋白质的种类、分子量等信息。

(二) 蛋白质组学的核心技术方法

蛋白质样品的分离技术是蛋白质组学研究的核心技术之一,目前的分离技术主要有:双向凝胶电泳和液相色谱层析。双向聚丙烯酰胺凝胶电泳(two-dimensional polyacrylamide gel electrophoresis,2D-PAGE)是分离蛋白质的最基本工具。其原理是:第一向进行等电聚焦,蛋白质沿 pH 梯度凝胶进行迁移达到各自的等电点,从而分离等电点不同的蛋白质。在第一向分离的基础上,再根据蛋白质分子量的不同,进行第二向的十二烷基硫酸钠 - 聚丙烯酰胺凝胶电泳(SDS polyacrylamide gel electrophoresis,SDS-PAGE)。由于带负电荷的 SDS 可与蛋白质多肽链结合,掩盖了蛋白质原有的电

荷差别,因此可分离分子量不同的蛋白质。目前一张双向凝胶可以分离出几千个甚至更多蛋白质,其操作也全部实现自动化。特别是以双向凝胶电泳为基础发展起来的双向荧光差异凝胶电泳(two-dimensional difference gel electrophoresis,2D-DIGE)。由于在样品分离前,分别对蛋白质样品进行荧光标记,并在不同凝胶中引入相同的内标,使得蛋白质样品分离分析的精确度和重复性得到进一步提高。但是双向凝胶电泳技术存在不易分离极酸或极碱、极大或极小的蛋白质,不易检测低丰度蛋白质或难溶解蛋白质等缺点。双向高效液相色谱层析已经成为蛋白质样品分离的另一个有力工具。其原理是:第一向用分子筛柱层析,将分子量不同的蛋白质进行分离;第二向用反向柱层析,将表面疏水性质不同的蛋白质进行分离。其优点是:可以分离得到较多的蛋白质以进行鉴定,并且可与质谱分析联用,将分离流出的蛋白质直接进入质谱仪进行鉴定。

蛋白质的质谱鉴定因为具有灵敏、准确、高通量、自动化等优点,目前质谱技术已经成为蛋白质组学研究技术的支柱。质谱鉴定蛋白质的基本原理是先使样品分子离子化,然后根据不同离子之间的质荷比(m/z)的差异来分离并确定蛋白质的相对分子质量。根据质谱分析得到的肽质量指纹图谱(peptide mass fingerprinting,PMF)、肽序列标签(peptide sequence tag,PST)等数据搜索蛋白质或核酸序列数据库,可以获得蛋白质的种类和性质等信息,从而实现对蛋白质的快速和高通量鉴定。根据产生离子的方法不同而发展起来的蛋白质质谱鉴定技术主要有:基质辅助激光解吸 / 离子化质谱(matrix-assisted laser desorption/ionization mass spectrometry,MALDI-MS)和电喷雾离子化质谱(electrospray ionization mass spectrometry,ESI-MS)。

(三)蛋白质吸附的蛋白质组学分析

目前,研究者已经采用蛋白质组学技术研究了一些材料如钛、聚苯乙烯、商业化透析膜、羟基磷灰石、镍钛合金表面的血清或血浆蛋白质吸附行为。例如,Kaneko 等采用液相色谱串联质谱(liquid chromatography tandem mass spectrometry,LC/MS/MS)的蛋白质组学技术研究大鼠血清蛋白质在两种骨修复材料(磷酸八钙和羟基磷灰石)表面的吸附,磷酸八钙表面鉴定出 138 种吸附蛋白质,羟基磷灰石表面鉴定出 103 种吸附蛋白质,两种材料表面共同吸附的蛋白质有 48 种。Yang 等采用基于非标记蛋白质定量的蛋白质组学方法研究牛血清蛋白质在三种生物医学材料(镍钛合金、氮化钛涂层镍钛合金、壳聚糖膜)表面的吸附,镍钛合金表面鉴定出 111 种吸附蛋白质,氮化钛涂层镍钛合金鉴定出 110 种吸附蛋白质,壳聚糖膜鉴定出 86 种吸附蛋白质,三种材料表面共同吸附的蛋白质有 68 种。

三、分子模拟在蛋白质吸附研究中的应用

虽然现有的实验方法在测定材料表面吸附蛋白质的取向和构象变化方面有了很大进展,但是由于蛋白质的复杂结构以及蛋白质与材料表面的复杂相互作用,使得现有实验方法对吸附蛋白质的构象测定还存在很多局限性,还无法在原子水平上定量测定材料表面吸附蛋白质的取向和构象变化。分子模拟可以弥补这一实验方面的不足。

分子模拟是利用计算机软件构建和分析复杂的分子模型,计算观察分子间相互作用,是研究蛋白质三维结构的重要手段,为从分子和原子水平理解材料表面的蛋白质吸附行为提供了新的研究手段。分子模拟是根据研究体系的特定模型以及相应的算法进行计算,其模型通常包括描述模拟材料结构的结构模型和描述模拟分子拓扑和运动的力场模型。对于材料表面蛋白质吸附体系,结构描述是由溶剂模型、表面模型和蛋白质模型组成的,而力场模型则通常由一个势能方程和一组相应的参数构成。目前,通过分子模拟可以预测一种或几种蛋白质在材料表面的吸附位点、吸附距离和构象变化。

第五节　蛋白质吸附对材料生物相容性的影响

吸附蛋白质对材料表面的初始细胞行为起关键介导作用,进而影响材料的生物相容性。本节首先简要介绍吸附蛋白质如何影响细胞在材料表面的黏附和生长,然后介绍吸附蛋白质如何影响材料

的血液相容性和免疫性能。

一、蛋白质吸附对材料表面细胞黏附和生长的影响

材料表面吸附的特定蛋白质[如纤连蛋白(fibronectin)]或固定的特定多肽序列[如含精氨酸 - 甘氨酸 - 天冬氨酸(arginine-glycine-aspartic acid,RGD)的多肽]对细胞黏附和迁移具有介导作用,可以明显地促进细胞黏着斑形成、细胞黏附、细胞铺展和细胞迁移。例如,Lai 等在金表面固定了一系列环形或线性的多肽序列,研究了不同多肽对 NIH/3T3 成纤维细胞(美国国家卫生研究院 NIH 所建立的小鼠胚胎成纤维细胞系)黏附、铺展和细胞骨架的影响,结果发现同时含 RGD 序列和三个赖氨酸的多肽能够非常明显的促进 NIH/3T3 成纤维细胞在金表面的黏附、铺展和细胞骨架装配。目前认为,细胞首先是通过细胞膜表面的黏附分子[如整联蛋白(integrin)]识别材料表面吸附蛋白质的特定氨基酸序列(如 RGD 序列),并以受体 - 配体方式与之发生结合,激活与细胞黏附和生长相关的信号通路,从而介导细胞在材料表面黏附、铺展和生长(图 3-7)。

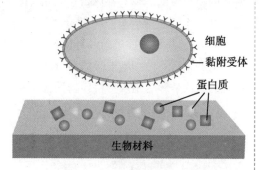

图 3-7　材料表面吸附蛋白质介导细胞黏附示意图

二、蛋白质吸附对材料血液相容性的影响

生物医学材料植入体内后,各种血浆蛋白质随材料表面性质的不同而进行选择性吸附。吸附的蛋白质种类和构象变化影响后续的血小板黏附行为,进而影响植入材料血液相容性,如凝血和溶血等性能。

血浆蛋白中,纤维蛋白原对血小板黏附和血栓的形成起重要作用。纤维蛋白原由 α 肽链、β 肽链和 γ 肽链构成,各肽链可以与多种蛋白或细胞结合,比如:α 肽链的 RGD 序列可与整联蛋白结合,β 肽链可与肝素和钙黏着蛋白结合,而 γ 肽链易于与血小板膜蛋白结合。在生理情况下,血液中的纤维蛋白原不会与静息的血小板结合,但是当纤维蛋白原在材料表面吸附后,如果其构象发生改变,暴露出血小板膜糖蛋白 GPⅡb/Ⅲa 的结合结构域,那么纤维蛋白原能够通过与血小板膜糖蛋白 GPⅡb/Ⅲa 的结合而启动血小板的活化,从而引起血小板在材料表面聚集,最终形成血栓。在其他血浆蛋白吸附的研究中,人们还发现白蛋白与纤维蛋白原吸附量的比值能够反映材料的抗凝血性能。由于白蛋白具有抑制血小板黏附和凝血过程的功能,因此,优先吸附白蛋白的材料能够抑制血小板黏附和抗血栓形成,表现出良好的血液相容性,而优先吸附纤维蛋白原的材料则易于黏附大量血小板,表现出较差的抗凝血性能。

为了改善材料的血液相容性,人们常用聚乙二醇(polyethylene glycol,PEG)对材料表面进行修饰。其作用机制是,PEG 修饰能够降低材料表面与蛋白质的相互作用,阻碍蛋白质吸附及其构象变化。在临床应用中,人们常用肝素对血液接触材料表面进行涂层处理,提高材料抗凝血和抗血栓性能,从而改善材料的血液相容性。其原因是肝素能够增强抗凝血酶与凝血酶的结合,加速凝血酶的失活。此外,肝素能够抑制血小板的黏附聚集。

三、蛋白质吸附对材料免疫反应的影响

对侵入的感染性物体进行探测和消除是哺乳动物免疫系统的主要功能。当生物医学材料植入体内后,在材料与机体的界面会发生异物反应(foreign body reaction,FBR)。目前认为生物医学材料的异物反应分为 5 个阶段:①材料表面蛋白质吸附;②急性炎症反应;③慢性炎症反应;④异物巨细胞形成;⑤纤维化或纤维囊形成。

　　植入材料表面吸附的蛋白质不同及其构象变化可引起不同的细胞免疫反应,如材料表面吸附的玻连蛋白和纤连蛋白有利于单核细胞黏附和异物巨细胞形成,而纤维蛋白原有利于巨噬细胞黏附。

　　补体系统的激活是影响植入材料异物反应结果的另一个重要体系。补体系统是由30多种存在于血清、组织液中的蛋白质共同组成的反应系统,其主要功能是参与机体微生物防御反应以及免疫调节,一般通过经典途径、旁路途径和凝集素途径激活。材料表面吸附的免疫球蛋白(IgG)能够与补体蛋白C1的亚基结合,激活补体蛋白C3转化酶,进而通过经典途径激活补体系统。而含羧基、羟基和氨基的材料表面能够与补体蛋白C3b结合,激活补体蛋白C3转化酶,从而通过旁路途径激活补体系统。补体系统激活后会产生大量的补体蛋白C3a和C5a,而这两种补体蛋白是吞噬细胞的强烈趋化因子。另外,材料表面吸附的补体蛋白C3b能够与白细胞表面的整联蛋白结合,介导白细胞在材料表面黏附和激活。白细胞被激活后可产生并释放多种细胞因子,进而引发机体的免疫反应。因此,补体系统的激活是影响植入材料异物反应结果的重要驱动力。

复习思考题

1. 推动蛋白质在固体材料表面吸附的热力学因素有哪些?这些因素如何影响材料表面蛋白质吸附?

2. 单一蛋白质吸附和蛋白质竞争吸附的吸附动力学各自有哪些特点?蛋白质吸附等温曲线的分子基础是什么?Vroman效应是什么?

3. 影响材料表面蛋白质吸附的因素主要有哪些?这些因素如何影响蛋白质吸附?

4. 测定蛋白质吸附量、构象、活性的常用方法有哪些?研究蛋白质吸附的新兴方法有哪些?

5. 简述蛋白质吸附对材料表面细胞黏附和生长的介导机制。

(杨达云　陈爱政)

第四章　细胞在材料表面的黏附与铺展

近年来,随着细胞生物学、分子生物学、发育生物学及生物材料等学科研究的突飞猛进和医疗水平、人们健康意识的提高,生物医用材料已经从外科手术应用发展到由有机整合活细胞与生物医学材料构建复合植入物,用以替代、修复人体内局部组织或器官的缺损或坏死。因而材料与活体细胞产生相互作用的表界面问题是研究生物医学材料的核心问题之一。而细胞在生物医学材料上的黏附和铺展效果会通过调控组织工程复合物在体生长直接影响组织或器官的再生。因此,本章分为四节,主要从细胞黏附和铺展的基本概念、发生过程、分子机制及其影响因素等方面展开论述,为细胞与生物医学材料的相互作用奠定理论基础,并为医用材料的改性和应用提出策略。

第一节　细胞在材料表面的黏附与铺展过程

细胞与材料的相互作用是医用生物材料发展的核心,它们直接影响细胞的迁移、增殖、分化或特殊细胞物质的产生,是决定某材料能否作为组织培养材料的主要条件。事实上,无论在体外构建组织工程,还是体内生物医学材料诱导再生,材料表面都是直接也是最先与组织细胞相接触并发生相互作用和调控的。因此,细胞在材料表面的黏附和铺展是细胞其他生物学行为和功能(例如增殖、分化等)一系列反应的基础。

一、细胞黏附概述

(一)细胞黏附的概念与分类

细胞黏附(cell adhesion)是在细胞识别的基础上通过细胞膜表面的黏附分子所介导的细胞与细胞、细胞与细胞外基质间的黏附作用,主要包括信号传导和活化、伸展和移动、生长和分化、炎症发生、血栓形成、肿瘤转移及创伤愈合等。细胞与生物医学材料相互作用时,在材料表面发生的细胞黏附作用主要是细胞与材料表面的介质(基质)间所形成的黏附现象。

根据黏附作用力大小和反应方式,可以将细胞在材料上的黏附分为非特异性黏附(nonspecific adhesion)及特异性黏附(specific adhesion)两大类。非特异性黏附主要是由细胞和材料表面间的作用力(如静电斥力、近距位阻力、范德瓦耳斯力等)物理吸附所形成。而特异性黏附则是涉及细胞膜上的跨膜蛋白(钙黏着蛋白、选择素、免疫球蛋白超家族、整合素等)与材料表面的配体之间发生的选择性结合,或称为细胞识别(cell recognition)。细胞识别主要是由存在于细胞膜上的跨膜糖蛋白产生的特异性黏附来实现的,而这些可介导细胞与细胞、细胞与细胞外基质之间相互结合并起黏附作用的细胞表面分子被称为细胞黏附分子(cell adhesion molecule,CAM)。根据其分子结构与功能特性,细胞黏附分子主要包括钙黏着蛋白(cadherin)、选择素(selectin)、免疫球蛋白超家族(Ig-superfamily,IgSF)和整合素家族(integrin family)等。这些黏附蛋白分子一般是由较长的胞外区、跨膜区和较小的胞质区三部分组成。其中肽链的胞外区是带有糖链的 N 端部分,是与配体识别的部位;跨膜区多为一次穿膜

47

的疏水区;而肽链的胞质区则是 C 端部分,可与胞内的细胞骨架成分或与胞内的信号转导蛋白结合。

(二) 细胞与材料黏附的基本过程及影响因素

细胞和材料的黏附不仅是细胞表面性质的一种表现,或者说不是一般意义上的简单物理接触或化学反应,而且是细胞内部结构与功能变化密切相关的过程。从细胞内部的分子水平看,细胞与生物医学材料表面间的相互作用可用细胞膜表面与材料表面结合位点间的相互作用来描述,其实质是细胞膜表面受体与材料表面配体间的相互间分子识别,产生生物特异性与非特异性相互作用。

当生物医学材料在与生理环境相接触时,有三个基本过程,首先到达材料表面的是水分子,其次是蛋白质分子,最后才是细胞黏附到材料表面。不论是血液、组织液或者含有血清的培养基均含有多种水溶性蛋白质分子,这些蛋白均可与材料发生非特异性吸附。蛋白质在材料表面的吸附是细胞与材料表面相互作用的中介,一些蛋白与细胞没有特异性黏附位点,细胞可在蛋白分子的间隙或其他物理因素影响下形成非特异性黏附。而部分蛋白质如纤连蛋白、层粘连蛋白及玻连蛋白等则有助于细胞形成特异性黏附,并触发细胞内骨架的整合。后面这种由胞外基质蛋白、细胞和有细胞骨架参与的连接被形象地称为锚定连接。根据参与的细胞骨架纤维的不同,锚定连接可分为两种不同的形式:①与肌动蛋白丝相连的锚定连接,主要包括黏合带与黏合斑;②与中间丝相连的锚定连接,主要包括桥粒和半桥粒。在肌动蛋白丝参与的锚定连接中,细胞与细胞间的连接方式为黏合带;细胞与细胞外基质之间的连接方式为黏合斑。在中间丝参与的锚定连接中,发生在细胞与细胞之间的连接是桥粒;而细胞与细胞外基质间的连接被称为半桥粒,因其结构仅为桥粒的一半而得名。因此,在细胞和材料表面基质蛋白所形成的特异性黏附,或是黏合斑或是半桥粒,而这两种连接方式都有细胞膜上的整合素参与。

细胞与材料的黏附由于其本身涉及的因素和条件复杂,因而受多种因素的影响。从细胞生物学角度看,细胞的代谢状态、细胞与材料接触时间、细胞本身的亲疏水性、细胞表面电荷以及细胞表面膜分子的流动性与细胞表面膜的柔韧性等,都将不同程度地影响细胞与材料的黏附作用。从材料角度出发,材料表面的理化性质直接影响细胞的黏附生长,主要考虑的影响细胞黏附的材料表面因素主要包括:表面化学基团、表面拓扑形貌、材料表面的亲疏水性、表面粗糙度、表面电荷、孔径、孔隙率、孔的形状、降解性能等。不同组织器官所用的材料各不相同,现有应用较为广泛的生物医学材料包括天然高分子材料、人工合成高分子聚合物、有机小分子和复合材料等。以高分子生物医学材料为例,该类人工材料的表面结构各不相同,它们是由化学结构不同的大分子聚集在一起形成的,其聚集状态各式各样,从而也就具备了各种形态结构。其表面性质也不一样,有的具有亲水性;有的则具有疏水性;有的处于极性、水合或带电状态;甚至有的高分子还具有反应活性。作为基质使用的高分子材料,其表面特性往往决定其吸附蛋白质的能力、种类和方式,不同的表面可以表现出不同的吸附程度和吸附速度。具体影响程度见表 4-1。

表 4-1　高分子材料对细胞黏附的效果

阻碍作用	促进作用
高含水率水凝胶	极性高的聚合物
高度的水合	强的高能基
适度负电荷	正电荷
含有亲水和疏水多相结构	属于疏水性的硬质聚合物
表面平滑性	表面凹凸
吸附血清蛋白质	吸附骨胶原,血纤维蛋白和糖
白蛋白化	形成配位基
固定特定的活性基因	特定的受体基因

二、细胞铺展

细胞铺展一般是指细胞与基底形成初始黏附之后,细胞形态随时间发生变化,最终达到稳定的贴壁状态。一般包括以下几个步骤:①细胞周边伪足伸出;②伪足尖端部分与基底形成新的黏附位点;③细胞铺展的驱动力与阻碍力之间达到平衡,细胞不再向前铺展。随着研究技术的发展,研究者们通过对单个细胞的铺展行为进行定量分析,得出细胞铺展面积随时间的变化规律,发现整个铺展过程存在 3 个明显不同的铺展速率:铺展初始过程其速率很慢,随后铺展速率明显加快,最终细胞形态不再发生明显的变化,达到一个相对稳定的状态。

细胞铺展的动力学过程是细胞与生物医学材料相互作用的第一步,在细胞生物学行为包括迁移、增殖以及组织形成等重要生理过程中起着关键的作用,因而引起了科学家越来越多的研究兴趣。在不同铺展阶段,细胞会表现出不同的行为,并且相应的铺展机制也会有所不同。在细胞铺展的不同时期,细胞与基底的相互作用力也有明显的差别。其规律是细胞与基底的相互作用力大小在铺展的第二阶段明显地增加,并在之后的第三阶段维持在较高的水平,说明牵拉力在细胞铺展的中后期产生的作用更大。在细胞面积快速增加阶段,细胞伪足不仅向前伸出,还存在周期性的收缩现象。这种周期性的收缩现象与基底的刚度、细胞与基底的黏附及相关激酶有关,受到细胞与基底相互作用的影响。细胞伪足收缩的频率随着基底刚度的增加而减小,伪足周期性收缩时间与肌动蛋白丝跨过伪足所需的时间相关。

细胞铺展作为一个动力学过程,其驱动力与阻碍力的竞争机制一直备受人们关注。已有的实验及理论研究表明,细胞骨架的肌动蛋白丝聚合力在其中起主导作用,细胞与基底的黏附力起到促进作用,而细胞膜的张力则起到阻碍作用,以上三种主要作用力控制了细胞的整个铺展过程。

与细胞铺展相关的力特征量见表 4-2。

表 4-2　与细胞铺展相关的力特征量

作用力类型	力大小
聚合力 （单根肌动蛋白丝）	$\approx 10pN$
膜张力	$\approx 0.03pN/nm$
黏附力 （单键）	$\approx 13{\sim}28pN$
牵拉力 （每黏附斑点的牵拉力）	$\approx 5.5pN/\mu m^2$

三、细胞黏附、铺展的意义

毋庸置疑,过去的 30 多年组织工程学对医学视野的发展发挥了巨大的推动作用。细胞与材料的相互作用是生物医学材料研究中的一个基本科学问题,细胞黏附及铺展往往是细胞对材料的第一步响应,因而在生物医学材料中常作为材料表面改性的主要考虑因素之一。例如,利用材料粗糙度对细胞黏附的影响机制,将聚乳酸纤维网浸泡在缓冲液或有机溶剂中,纤维表面会在浸泡液挥发后变得凹凸不平,在一定程度上促进了细胞的非特异性黏附。另外,在生物医学材料上利用天然细胞外基质材料,如胶原、珊瑚、几丁质、氨基聚糖、硫酸软骨素、显微蛋白凝胶、骨基质明胶、透明质酸、精氨酸 - 甘氨酸 - 天冬氨酸(RGD)等包含细胞表面受体的特异识别位点进行材料的优化,可使材料减少免疫排斥反应,增强细胞的特异性黏附及生长分化等功能。再如,在血管支架改性时,还可以在支架上使用血管钙黏着蛋白、特异性抗体或者直接黏附内皮细胞,以实现支架植入后对内皮细胞和内皮祖细胞的特异性黏附,从而加快支架植入血管后的内皮化修复进程(图 4-1)。

然而,利用细胞与材料的黏附和铺展的改性策略在应用于机体这个复杂的系统里具有其两面性。生物材料植入机体后,血清蛋白和细胞外基质蛋白迅速黏附激活免疫系统,发生炎症反应。而炎症反

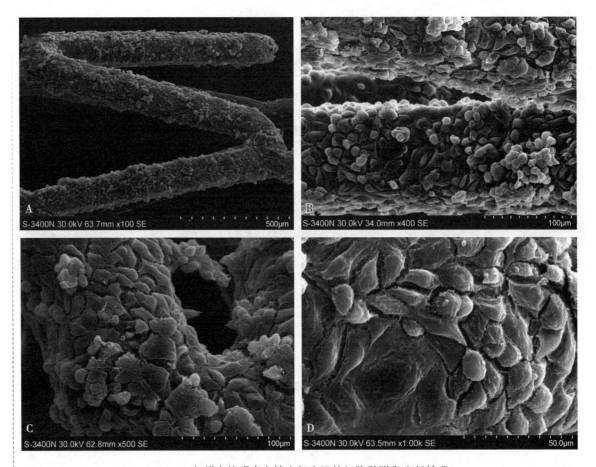

图 4-1 扫描电镜观察血管支架表面的细胞黏附和生长情况

A. × 100；B. × 400；C. × 500；D. × 1 000。

应的进程直接决定组织修复过程是形成功能组织还是非功能的纤维化组织,这一微妙的平衡是由黏附的细胞类型以及细胞的活性所决定的。随着对炎症反应功能的深入研究和认识,学者们的研究工作已由使生物医学材料具备生物惰性、尽量不激发炎症反应,转变为致力于调控炎症反应以促进组织愈合并减轻生物医学材料引起的不良炎症反应。另外,不同组织的再生对细胞黏附的要求不同,比如在骨和软骨再生材料中,骨再生材料需要内皮细胞黏附以进一步促进骨的再生,而在软骨材料中则不能有内皮细胞的黏附和血管新生。

细胞对材料的黏附及细胞在材料表面进一步的生长、分化等是一个复杂的过程,更深入地研究其黏附和铺展的分子基础及其过程将更好地为材料表面结构设计或改造提供依据,进而控制材料与细胞、组织的界面反应,从而使生物医学材料的细胞相容性进一步提升,并更有效地实现生物医用材料的功能。

第二节　细胞在材料表面黏附与铺展的分子基础

细胞与生物医学材料的黏附不像看起来那么简单,细胞只有黏附之后才能进行细胞生命过程的下一步。细胞黏附需要多种生物分子包括细胞外基质、细胞膜蛋白以及细胞骨架蛋白的参与和相互作用。而细胞在材料表面的黏附是一个受多种因素影响的复杂过程。细胞黏附除了受所处的环境影响外,材料表面亦对细胞黏附起关键性作用。因此,我们首先需要了解影响细胞黏附的细胞外基质、种类繁多的黏附分子,并简单了解它们的分子基础。

一、细胞外基质

良好的细胞黏附是组织再生以及植入物与组织整合的前提。细胞外基质（extracellular matrix, ECM）是细胞周围由多种大分子（包括胶原蛋白、非胶原蛋白、弹性蛋白、蛋白聚糖与氨基聚糖）相互结合构成的复杂网络结构，经由动物细胞合成并分泌到胞外，支持并连接组织结构、调节组织和细胞的生理活动。细胞根据自身生理需要指导细胞外基质的合成，细胞外基质为细胞发挥功能提供各种力学、化学信息和必要的环境，而细胞必须首先与细胞外基质发生相互作用才能进行增殖、迁移和分化。细胞首先与细胞外基质黏附产生应答，这些应答反应取决于细胞类型、细胞外基质的组成结构及瞬时状态。细胞通过改变自身形状、迁移、增殖、分化甚至修正活性等响应黏附信号，在这些过程中细胞外基质不仅保持组成结构，还利用细胞表面受体将结构化配体、信号肽、蛋白酶及其抑制剂的信息传导至所黏附细胞的内部。同时，细胞外基质还能储存生长因子和细胞因子，在接收到适当的信号时将因子释放出来提供给邻近的细胞。

二、细胞黏附分子

细胞黏附分子是一大类细胞膜蛋白，它们介导细胞与细胞、细胞与细胞外基质以及某些血浆蛋白间的识别与结合，在胚胎发育、正常组织细胞连接的维持、细胞的增殖与迁移、机体免疫应答、血栓形成、炎症反应和损伤修复等生理和病理过程中发挥重要作用。细胞黏附分子可大致分为五类：钙依赖性黏附素家族（钙黏着蛋白，cadherin）、免疫球蛋白超家族（Ig-superfamily, Ig-SF）、选择素家族（selectin）、整合素家族（integrin）及透明质酸黏素（hyalherin）。多数细胞黏附分子通常依赖二价阳离子 Ca^{2+}，通过以下三种模式发挥作用：相邻两个细胞表面的相同黏附分子相互识别与结合，也叫亲同性黏附；相邻两个细胞表面的不同黏附分子相互识别与结合，也叫亲异性黏附；相邻两个细胞表面的相同黏附分子借助其他连接分子相互识别与结合（图 4-2）。

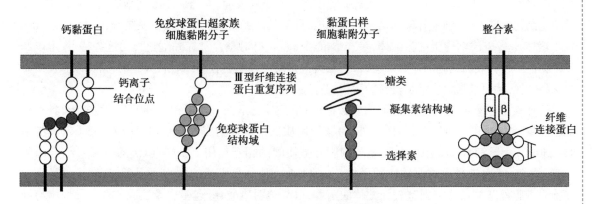

图 4-2　细胞表面主要黏附分子家族的结构和功能特性示意图

钙黏素即钙黏着蛋白，是一类依赖钙的亲同性跨膜单链糖蛋白，在钙存在的条件下介导细胞间的黏附反应，至今已鉴定出 30 种以上钙黏素，分布于不同的组织，主要有上皮钙黏素（E-cadherin）、胎盘钙黏素（P-cadherin）、神经钙黏素（N-cadherin）。不同钙黏素的体内分布和抗原性不同，但分子结构相似，均由 723~748 个氨基酸残基组成，由胞外结构域、跨膜区和胞内结构域组成，N 端是 5 个串联的、重复的胞外结构域，并且连续的结构域之间是靠 Ca^{2+} 结合位点连接。钙黏素的配体是其自身，不同种类的钙黏素彼此间有很高的特异性。这种表达同种钙黏素的细胞之间的特异性识别对胚胎发育组织的构建、组织结构的完整性和细胞极性的维持都具有重要意义。

免疫球蛋白超家族是一类细胞表面与免疫球蛋白（Ig）结构相似的跨膜蛋白，多数介导 Ca^{2+} 非依赖性同种和异种细胞之间的黏附反应，家族成员众多。细胞间黏附分子 1（intercellular adhesion molecule 1,ICAM-1)是含有 5 个 Ig 区段的亲异性跨膜糖蛋白,主要分布在内皮细胞、上皮细胞、单核细胞、淋巴细胞等表面,介导白细胞与内皮细胞的相互作用,通常情况下表达处于低水平,在特定因子刺激下表达急剧增加。血管细胞黏附分子 1(vascular cell adhesion molecule 1,VCAM-1)是含 7 个 Ig 区段的亲异性跨膜蛋白,主要分布于内皮细胞表面,参与淋巴细胞、单核细胞、嗜酸性粒细胞与内皮细胞间的黏附,在特定因子刺激下表达增加。血小板内皮细胞黏附分子(platelet endothelial cell adhesion molecule,PECAM)为含 6 个 Ig 区段的亲同性跨膜蛋白,分布在内皮细胞、血小板、髓系白细胞以及内皮细胞的胞间连接,通过同种亲和性结合而介导黏附,可能在维持血管内皮的完整性和调节白细胞的迁移起一定的作用。

选择素又称凝集素样细胞黏附分子(Lec-CAM),是一种介导细胞与细胞间黏附、高度选择性、配体为细胞膜的亲异性跨膜糖蛋白,主要有 L 选择素(CD62L 或 LAM-1)、E 选择素(CD62E 或 ELAM-1)、P 选择素(CD62P 或 PADGEM)。选择素由胞外区、跨膜区、胞内区三部分组成。选择素的胞外区结构相似,均含一个凝集素样区,一个表皮生长因子样区和 2~9 个连续重复的补体结合区段;选择素的胞内区很短,且三种之间无同源性,也与骨架蛋白结合。L 选择素在绝大部分白细胞上都有表达,介导白细胞的滚动与捕获,参与淋巴细胞的归巢。E 选择素在未激活的内皮细胞不表达,细胞受特定因子刺激时可在短时间内迅速增加,介导中性粒细胞、肿瘤细胞与内皮细胞的黏附。P 选择素通常存在于血小板中,在受到凝血酶、组胺或细胞因子等刺激后可在数分钟内转移到细胞表面,介导白细胞的滚动及其与内皮细胞的黏附。

整合素家族大多为亲异性细胞黏附分子,其作用依赖于 Ca^{2+},介导细胞与细胞间的相互作用及细胞与细胞外基质间的相互作用。整合素也作为基质分子的受体接受胞外信号并将信号转导入细胞。整合素几乎在所有动植物细胞中表达,是由 α(120~185kD)和 β(90~110kD)两个亚单位形成的异二聚体。迄今已发现 16 种 α 亚单位和 9 种 β 亚单位,它们按不同的组合构成 20 余种整合素。含 β_1 亚单位的整合素主要介导细胞与细胞外基质成分之间的黏附。含 β_2 亚单位的整合素主要介导各种白细胞间的相互作用。β_3 亚单位的整合素主要存在于血小板表面,参与血小板的聚集与血栓形成。β_4 亚单位结构特殊,具有细胞骨架和信号转导功能,可与肌动蛋白及其相关蛋白质结合,β_4 与 α_6 组成的异二聚体 $\alpha_6\beta_4$ 以层粘连蛋白为配体,参与形成半桥粒。针对整合素在黏附过程的这些特点,可以调节生物医学材料表面细胞的差异反应,目前已有大量设计控制整合素结合特异性的材料,以激发所需的细胞活性,从而增强生物医学材料的生物相容性。

透明质酸黏素主要为可结合透明质酸糖链(硫酸软骨素及硫酸乙酰肝素)的一类分子,具有相似的氨基酸序列和空间构象,是由胞外、跨膜及胞质三个部分构成的糖蛋白。CD44 分子量范围为 85~250kD,介导细胞与细胞间及细胞与细胞外基质间的相互作用。CD44 肽链的 N 端可结合透明质酸,故 CD44 也被视为透明质酸的受体。CD44 是一种分布广泛的细胞表面蛋白,被认为是介导细胞对细胞外基质或特定细胞表面配体的附着,可与透明质酸、纤连蛋白及胶原结合介导细胞与细胞外基质之间的黏附,参与细胞对透明质酸的摄取及降解,参与淋巴细胞归巢以及 T 细胞的活化,促进细胞迁移。CD44 在多种肿瘤细胞中高表达,因此也是肿瘤材料设计与使用时的重点关注蛋白。

三、材料表面细胞黏附的分子效应及过程

细胞与材料的相互作用是组织工程研究的主要领域,细胞必须首先与材料发生适当的黏附,才能进行后续的迁移、分化和增殖。细胞与材料黏附能力的大小由细胞和材料表面的物理性质及化学性质决定。由二者表面物理性质所决定的黏附作用称为非特异黏附;如果细胞黏附涉及二者表面分子之间的特异相互作用,则称为特异黏附。细胞在材料上的黏附特性不仅是细胞表面性质的一种体现,而且是与细胞本身内部结构与功能变化密切相关的过程。

细胞与其基底的非特异性相互作用在组织培养中起着重要作用。在黏附相关的过程中,细胞行

为涉及许多物理因素,如细胞外基质的结构组织和通过分子马达产生的细胞骨架或力,细胞外环境的刚度决定了组织细胞的迁移和干细胞的分化。这些细胞反应依赖于细胞用肌球蛋白收缩环境的能力,并将这种机械过程转化为生化信号。

细胞与材料的非特异黏附主要存在三种作用力。静电斥力(electrostatic repulsions)是在细胞与材料的相互作用中,两个带有同种电荷的分子之间存在相互排斥力。利用库仑定律可算出带不同电荷的细胞与材料彼此靠近时因表面电荷相互作用而产生的作用力和势能随二者间距而变化的规律。当细胞与材料相互作用时,因细胞表面大分子空间结构改变而产生的相互作用力称为立体结构稳定性产生的斥力,即近距位阻力(short range steric repulsions),当细胞与材料彼此作用时,细胞表面多糖构型发生变化,进而多糖构型自由能产生变化,相应的位阻力改变。在细胞与材料相互作用时,它们的运动如果不受限制,将相互吸引,由此而产生的力即范德瓦耳斯力(van der Waals force),其大小与距离的六次方成反比。通常情况下,细胞与材料间非特异的静电斥力和立体稳定性所产生的斥力总是远大于范德瓦耳斯力。通过单细胞微管吸引法等可以测定细胞离开不同材料表面所需的力,进而改进生物医学材料的表面特性,促进细胞的黏附。

在组织工程研究中,细胞的黏附过程还涉及分子之间的特异结合,主要是依赖于细胞表面与黏附作用有关的分子介导细胞与材料的特异性黏附(如抗原与特异性受体的相互作用)。免疫球蛋白超家族因其分子上有一个免疫球蛋白折叠或免疫球蛋白区,一般参与细胞不依赖于钙的黏附过程。上文提及钙黏素是钙依赖的嗜同种抗体的细胞黏附受体,可参与细胞跨膜转导过程和细胞的生长调控。钙黏素介导的黏附必须与胞质蛋白和肌动蛋白微丝形成复合物。整合素主要参与细胞与基质间的黏附,识别细胞外的基质分子诸如纤连蛋白(fibronectin,FN)、层粘连蛋白(laminin,LN)以及各种胶原,并与之特异结合,因此整合素可看作这些基质蛋白的膜受体。结合钙黏素与整合素对细胞黏附的特点,设计特殊的材料表面涂层,可以使细胞与材料表面的特异性黏附进一步增强。

第三节　材料表面特性对细胞黏附与铺展的影响

细胞的黏附是在细胞外基质表面的特定区域进行的,在组织工程中,作为人工细胞外基质的生物医学材料表面特性包括材料表面不同的拓扑形貌、亲疏水性、化学基团与电荷等对细胞行为有着至关重要的影响。这些特性共同对细胞的黏附和铺展产生影响,进而影响细胞的增殖、迁移和分化,最终决定组织的再生质量,决定生物医学材料的应用前景。

一、表面拓扑形貌对细胞黏附与铺展的影响

材料表面拓扑形貌(topological morphology)指的是材料表面具有定量粗糙度、高度差和特性尺寸的几何形貌。生物医学材料表面的拓扑结构[包括表面粗糙度(surface roughness)、孔洞大小及分布、沟槽的尺寸和取向等]和化学特性是细胞与其相互作用的重要决定因素。材料表面拓扑结构在生物相容性方面起重要作用,且细胞可根据其接触的材料表面拓扑形貌而取向生长(oriented growth)。材料表面粗糙时,细胞与材料接触的表面积增加而促使其在材料表面上的湿润程度增加,从而影响细胞的黏附强度。材料表面微小的刻痕或其他微结构也会使细胞黏附性增强。通常细胞沿着表面纤维或刻痕取向黏附,形成接触引导(contact guidance)。如成纤维细胞(fibroblast)在微结构表面沿小凹槽定向排列,凹槽的深度和间距决定了细胞黏附程度。细胞通过自身协调胞体内张力和压力的分布和平衡达到总体力学平衡。人工胞外基质的拓扑结构可直接改变表面的应力(stress)分布,从而改变细胞的形态。材料表面拓扑形貌对细胞黏附的影响还与黏着斑的形成及其所接受的信号密切相关。当细胞在材料表面形成黏着斑时,材料的表面形貌在细胞骨架中产生的应力或应变信号通过黏着斑传递给细胞内的相应受体,这一些受体被激活而引起细胞骨架重排。

生物医学材料微观形貌主要通过以下三个途径影响细胞黏附生长。①生物医学材料影响细胞黏

附蛋白整合素等的表达和功能,起到传递细胞外环境和细胞内基质信息的作用。生物医学材料对细胞整合素产生的积极影响使细胞更容易在材料上黏附生长。②生物医学材料也会影响细胞骨架的分布,由于细胞骨架承担着细胞的运动、分化以及细胞内物质的运输,当生物医学材料的微观形貌使细胞骨架的分布更利于细胞间物质的运输时,细胞更容易在这一类材料上黏附生长。③除了材料的表面微观形貌外,材料的孔隙率(porosity)也调控细胞的生物学行为。具有较高孔隙率的生物医学材料可以加快细胞的新陈代谢,也就增加了细胞的黏附过程。

目前对于骨植入材料表面微观形貌的研究大多集中在微图形化设计以及成骨细胞在其表面和内部的生长,纳米尺度拓扑结构与细胞生长环境更相似,更是其中的热门领域。对于心血管植入材料,研究发现一定的粗糙度有利于材料植入后早期的内皮细胞黏附并实现材料表面快速内皮化,进而抑制血栓形成和平滑肌细胞增生。利用机械抛光、机械刻蚀和化学浸蚀的方法制备微孔、微凹槽等微结构特征是一类表面拓扑结构构建的方法,镍钛合金基体表面制备纳米级粗糙度的微孔和微凹槽等不同微观形貌可明显促进内皮细胞的黏附,材料表面微凹槽结构对内皮细胞的早期黏附具有接触诱导效应(图4-3)。而通过制备具有一定粗糙度的涂层(例如超声雾化喷涂、静电电喷等)改变材料表面拓扑形貌亦可实现材料植入后的快速内皮化,达到防治血栓并抑制增生的效果。

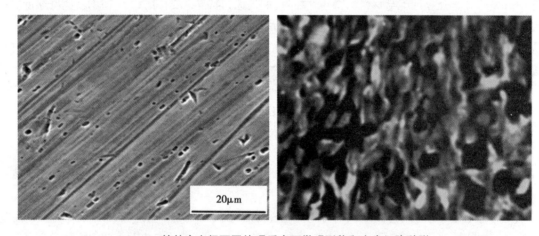

图 4-3　镍钛合金经不同处理后表面微观形貌和内皮细胞黏附

二、亲疏水性对细胞黏附与铺展的影响

亲水性(hydrophilicity)指带有极性基团的分子对水有较大的亲和能力,亲水性材料通常更易溶解于水。疏水性(hydrophobicity)是指对水有较大的排斥力的、带有非极性基团的分子,疏水性分子在水里容易聚集成一团,而水在疏水性的表面时则会形成很大的接触角而成水滴状。生物医学材料表面的亲疏水性及亲疏水平衡是蛋白质吸附的重要影响和调节因素。水分子在材料表面的聚集形态直接影响蛋白质分子在生物医学材料表面的吸附。在纯水中,水分子通过氢键自组合(self-association)成氢键网状结构。而疏水材料由于其在疏水表面无法与周围水分子形成氢键,水分子会自组合成疏松的网状结构。而亲水表面与水分子竞争形成的氢键破坏了水分子的网状结构,水分子在亲水表面呈现一种无序的、致密的结构排列。

但在小于100nm范围内,两个疏水表面之间存在吸引力,而两个亲水表面存在排斥力。大部分蛋白质同时含有疏水和亲水的链段,而在水溶液中,蛋白质分子会采取亲水段向外而疏水段向内的天然构象,周围形成致密的水化层。对细胞黏附而言,由于强亲水性的表面不利于蛋白质的吸附,从而不利于细胞黏附,而强疏水性的材料表面,非黏附蛋白在材料表面的吸附会阻碍了黏附蛋白的吸附;且吸附在高疏水材料表面的黏附蛋白由于吸附行为不可逆,其分子链的天然构象遭到破坏,也不利于细胞的黏附。因此,只有适宜的亲疏水平衡才有利于细胞的黏附,但不同种类细胞亲疏水平衡值不同。

例如,成纤维细胞在由单分子层自组装获得的具有不同亲水/疏水的表面具有不同的响应;细胞在端羟基接触的亲水表面上增殖优于以端甲基为接触面的疏水表面上的细胞生长行为。

三、表面化学基团对细胞黏附与铺展的影响

生物医学材料由于本体材料的不同或制备方法的区别而具有不同的化学基团。材料中何种官能团与机体相互作用由材料表面的化学结构决定,而非由材料本体的化学成分决定。例如,金属生物医学材料的氧化表面包含金属离子和氧负离子;陶瓷和一些玻璃表面则包含金属离子和非金属离子。不同的聚合物表面可包含羟基(—OH)、氨基(—NH$_2$)、羰基(C=O)、羧基(—COOH)、酰氨基等各种不同的官能团。机体内的各种不同的生物分子甚至生物分子中的不同部位对不同的官能团有不同的亲和性,由此引起对同种材料的不同表面有不同的亲和性。一般而言,砜基、硫醚、醚键等对细胞生长影响不大,芳香聚醚类等刚性结构不利于细胞黏附,羧基、磺酸基、氨基、亚氨基及酰胺基等基团有利于细胞的黏附和增殖。因此,当材料表面存在可供反应的化学基团时,固定一些生物活性分子(如细胞黏附分子等)在材料表面,可促进细胞的黏附。

可降解聚合物如聚乳酸(poly lactic acid,PLA)、聚羟基乙酸(polyglycolic acid,PGA)及二者共聚物(poly-lactide-co-glycolide,PLGA)等具有良好的生物相容性,常作为细胞培养基底,例如软骨细胞能在多孔的 PGA 或 PLA 材料中发生增殖,新生鼠成骨细胞可黏附于 PLA、PGA 及 PLGA 基底上并合成胶原。血管内皮细胞可黏附于具有可降解聚合物涂层的血管支架表面形成新生内皮,完成血管修复,防止再狭窄和血栓的发生。这些性能均与聚合物所带的官能团密切相关。

目前,常见的化学基团对材料表面特性改变的基本规律已经成熟。一般认为羟基、羧基等含氧基团可改变材料表面的亲水性进而促进细胞的黏附与生长;磺酸基团能模拟肝素的生理活性使材料具有良好的细胞相容性;而胺基等含氮基团能调节材料表面的亲疏水性,同时能使材料表面带上一定的正电荷(胺的阳离子化),并且可以与蛋白质链的官能团之间发生作用,从多方面来增加材料的生物相容性和促进细胞的生长,因此细胞生长材料表面改性多通过引入含氮基团的单体或聚合物来实现。

四、电荷对细胞黏附与铺展的影响

生物医学材料表面的电荷、电荷分布及其电荷量影响蛋白质和细胞在材料表面的黏附。在无血清时,细胞在带正电荷的表面上黏附增加主要是因为带正电荷的材料表面与带负电荷的细胞之间的、非特异性的静电作用有利于细胞的黏附。血清中的蛋白质在材料表面的正电荷区和负电荷区的吸附行为差异很大,在正电荷区吸附的玻连蛋白(vitronectin)对细胞的黏附具有积极影响。辉光放电(glow discharge)或硫酸处理可以使聚苯乙烯表面带电基团数增加,提高了细胞在此种材料表面的黏附能力。又如黏附性极差的聚羟乙基丙烯酸树脂经硫酸处理,可通过改变表面电荷从而提高内皮细胞在其表面的黏附特性。用射频技术(radio frequency technique)将血浆沉积在聚苯乙烯表面,使成纤维细胞和成肌细胞的黏附增加。

细胞表面富含多种黏附分子和多种生长因子,表面电荷和离子化基团影响细胞的黏附和铺展的本质在于富含电荷的带点区域为黏附分子和生长因子选择性地吸附提供发生位点,细胞与材料表面之间的黏附面积增加。

第四节　材料表面改性对细胞黏附与铺展的影响

材料表面改性就是指在保持材料或制品原性能的前提下,赋予其表面新的性能。生物医学材料的表面改性是提高材料的生物相容性及生物活性的重要手段。在对材料表面进行不同方式的改性后,由于其改变了材料表面的特性(如拓扑结构、化学成分、表面亲疏水性、表面电荷等),或直接引入了能

够特异或非特异性促进细胞黏附和铺展的生物活性分子,那么一定会对细胞在材料表面的黏附和铺展产生影响。

一、材料表面改性的主要分类

对于生物医用材料而言,其生物相容性是最基本的要求。大部分生物医用材料虽然兼顾了材料的力学性能和生物化学性能,但是很难同时具备良好的生物相容性。通过表面改性的方式去提高生物医用材料的生物相容性成为目前主要手段。表面改性技术(surface modification)种类繁多,但从表面改性原理和实现途径来讲,大体可将其分为两大类:物理化学表面改性(physicochemical modification)及生物表面改性(biological modification)。

(一) 物理化学表面改性技术

物理化学表面改性是运用物理原理或化学反应去改变材料表面组成成分或者微观形貌等。与生物表面改性相比,这些方法不涉及在材料表面结合生物活性分子,即赋予材料表面特殊的生物学功能。物理化学表面改性可以产生共价连接的表面涂层,也可以产生非共价连接的表面涂层。

1. 共价表面涂层 常用的表面物理化学共价连接涂层方法包括等离子体处理技术(plasma technology)、化学或物理气相沉积法(physical or chemical vapor deposition)、辐射接枝(radiation grafting)或光学接枝(photografting)聚合、自组装单分子层(self-assembled monolayer,SAM)、多巴胺涂层(dopamine coating)等。

2. 非共价表面涂层 常用的非共价键物理化学涂层方法包括溶液涂层法(solution coating method)、Langmuir-Blodgett 膜法、表面改性添加剂法(surface-modifying additive)等。这些方法也可用于在生物医学材料上涂覆生物活性分子。

3. 无覆盖层的物理化学表面改性方法 这种改性技术可以用来改性材料表面上已有的原子,但是没有黏附形成明显的涂层。虽然前述各种类型的物理化学改性方法可以获得与此相似的结果(如表面疏水性、蛋白质黏附或耐磨性的改变),只是这种技术应用到某些特定类型的材料体系更具有优势。这类表面改性方法主要包括离子束注入(ion beam implantation)、转换涂层(conversion coating)、生物活性玻璃(bioactive glasses)、表面激光处理等方法。

(二) 生物表面改性技术

生物表面改性技术即通过各种方法把生物活性分子[如蛋白质、多肽、核酸衍生物(DNA 或 RNA)或者药物等]连接到生物医用材料表面上。与物理化学表面改性相比,这些方法在材料表面结合生物活性分子即赋予材料表面特殊的生物学功能。许多生物活性分子对于构象的改变非常敏感,需特别注意连接后单个分子的取向和旋转能力。因此,维持所连接分子的生物活性是这项技术的首要问题。连接活性分子的方式主要包括共价和非共价连接。从具体方法而言,前面所介绍的物理化学方法都可以直接或间接将生物活性分子连接到生物医用材料表面上。

1. 共价生物涂层 共价生物涂层即以共价键结合的方式将生物活性分子连接到生物医学材料的表面。因此通常需要基质材料表面具有诸如羟基、羧基或氨基等反应性的基团。如果所选生物医学材料的表面没有这些基团,在共价连接前可以通过前面所介绍的物理化学改性技术去获得。例如:由于蛋白质上存在氨基(蛋白质 N 端氨基及氨基酸残基中存在的氨基),如果要在材料表面共价连接上蛋白质类生物活性分子,那么首先可以利用前面提到的物理化学改性技术在材料表面引入大量的羧基,进一步通过化学催化使得材料表面的羧基与蛋白质上的氨基发生缩合反应生成酰胺键,从而将蛋白质共价连接到材料表面。已有研究者将 2% 的壳聚糖溶液用氮气吹至多孔脱细胞骨基质中,然后利用碳二亚胺(EDC)和 N- 羟基琥珀酰亚胺(NHS)其催化反应的作用,将氧化铈纳米颗粒(ceria nanoparticles,CNPs)的羧基与壳聚糖的氨基形成酰胺键,制备 CNPs 复合支架。种植骨髓间充质干细胞(BMSCs)3d 后,通过扫描电镜检测,结果显示接种在 CNPs 复合支架上的细胞含有丰富的丝状伪足,且呈拉伸状;激光共聚焦显微镜显示,CNPs 复合支架上细胞的凋亡率显著低于对照组。故通过该种方式的涂层修饰,更有利于 BMSCs 的黏附与增殖,为 BMSCs 的生长提供合适的生长环境。

2. 非共价生物涂层　非共价生物涂层是将生物活性分子以非共价键的形式吸附到生物医学材料表面。通常是通过疏水作用和静电相互作用。例如:如果已知某种生物活性分子为负电性,可以先利用表面改性技术在材料表面引入大量的带正电荷的基团(如氨基),负电性的生物活性分子就可以通过静电相互作用被吸附到材料表面。通常来讲,非共价方式连接的生物活性分子在结合力上要远远弱于共价形式的连接,但是在材料表面以非共价方式结合的生物活性分子在一定程度上可以实现缓慢释放的功能。

二、不同表面改性对细胞黏附与铺展的影响

细胞在材料表面的黏附与铺展行为直接和材料表面特性相关。物理化学表面改性通常会导致材料表面的拓扑结构、表面化学组成、表面亲疏水性、表面电荷等发生改变,从而影响细胞在其表面的黏附和铺展行为。而生物表面改性方法,主要是在材料表面连接上各种生物活性分子,这些生物活性分子能够与细胞表面的蛋白产生相互作用,从而影响细胞的黏附与铺展。下面我们将介绍不同表面改性对细胞黏附与铺展的影响。

(一)物理化学表面改性技术对细胞黏附与铺展的影响

前面我们所介绍的物理化学表面改性技术都会引起材料表面特性的改变,其实质主要是改变了材料表面的拓扑结构、化学成分、表面亲疏水性、表面电荷等性质,这些性质都会显著影响细胞在材料表面的黏附和铺展。而这些特性对黏附与铺展的作用及影响在前面部分内容中已经详细介绍(见第四章第三节),在这里就不再赘述。

(二)生物表面改性技术对细胞黏附与铺展的影响

生物表面改性技术是通过共价或者非共价的方式将生物活性分子连接到材料表面。这种方式在一定程度上会影响材料表面的拓扑结构、化学成分、表面亲疏水性、表面电荷等性质,但其主要作用还在于不同生物活性分子能够与细胞膜上的蛋白分子发生特异性的相互作用,从而促进细胞的某些功能。所以,从生物活性分子的功能来讲,生物表面改性技术对细胞黏附与铺展的影响可分为特异性和非特异性两种类型。

1. 特异性增强细胞黏附和铺展　这种表面改性方式,主要是通过将能与细胞表面黏附分子特异性结合的生物活性分子连接到生物医学材料表面,从而特异性促进细胞的黏附和铺展。在前面的内容中已经介绍了细胞表面具有多种发挥黏附功能的黏附分子蛋白,如整合素、免疫球蛋白超家族、选择素、钙黏着蛋白、透明质酸黏素。常被用来促进细胞黏附和铺展的生物活性分子也都是能与这些细胞黏附分子发生特异性结合的配体,例如:与整合素结合的胶原、明胶、纤维蛋白、层粘连蛋白及 RGD 多肽等;与免疫球蛋白超家族结合的各种免疫球蛋白超家族抗体;与选择素结合的各种选择素抗体(E 选择素抗体、P 选择素抗体);与钙黏着蛋白结合的各种钙黏着蛋白抗体、多肽等;与透明质酸黏素结合的透明质酸等,通过将这些类型的生物活性分子连接到生物医学材料表面就可以有效地促进细胞的黏附和铺展。

在构建生物活性医学材料表面时,研究者们常常希望能够实现细胞在材料表面的快速黏附和铺展,这时就可以通过共价或非共价的方式将上面提到的能与细胞表面黏附分子特异性结合的生物活性分子连接到材料表面,从而实现细胞的快速黏附和铺展。例如,研究者构建一种血管内皮 - 钙黏着蛋白(VE-cadherin)胞外活性结构域和贻贝足丝蛋白 5(Mfp-5)的融合蛋白 VE-cadherin/Mfp-5(简称 VE-M),该融合蛋白首先能够通过 Mfp-5 对基底的强效黏附作用,在 316L 不锈钢表面形成 VE-M 涂层;此外,涂层上的 VE-cadherin 胞外活性结构域能与血管内皮细胞上的钙黏着蛋白特异性识别结合,从而有效地促进血管内皮细胞在 VE-M 涂层上的黏附和铺展(图 4-4)。

2. 非特异性增强细胞黏附和铺展　这种生物表面改性方式主要是将能够特异性促进细胞增殖、

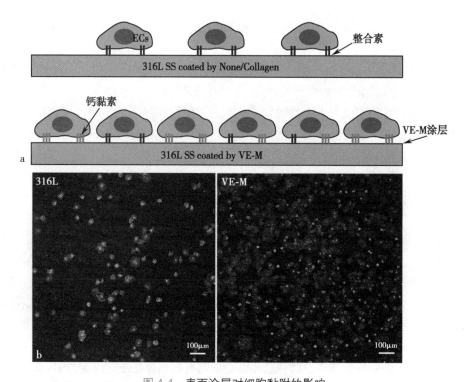

图 4-4 表面涂层对细胞黏附的影响

a. VE-M 涂层及其促进血管内皮细胞黏附的示意图;b. 血管内皮细胞在 316L 不锈钢表面及 VE-M 涂层表面的黏附与铺展情况。

分化、迁移等功能的生物活性分子连接到材料表面。

常见的这类生物活性分子主要有表皮生长因子、成纤维细胞生长因子、血管内皮生长因子等。虽然这类生物活性因子不能通过与细胞表面黏附分子的特异性结合来促进细胞的黏附和铺展,但其能与细胞表面相应受体特异结合去增强细胞的某些功能,因此在一定程度上也可以促进细胞的黏附和铺展。

表皮生长因子(epidermal growth factor,EGF)分子量为 6 045Da,是由 53 个氨基酸残基组成的耐热单链低分子多肽,其能与靶细胞上的 EGF 受体特异性识别结合,从而通过促进上皮细胞的黏附和铺展来促细胞分裂增殖。

成纤维细胞生长因子(fibroblast growth factor,FGF)为一类重要的多肽生长因子,目前已发现的 FGF 家族成员有 23 个(FGF1~FGF23),其绝大多数能与细胞上的 FGF 受体特异性识别结合,从而促进细胞的增殖和迁移。

血管内皮生长因子(vascular endothelial growth factor,VEGF)是一类分子量为 32~34kD 的多功能分泌性糖蛋白,目前已知的 VEGF 家族成员包括 VEGF-A、VEGF-B、VEGF-C、VEGF-D、VEGF-E 和 VEGF-F,它们能与 VEGF 受体特异性结合,从而促进血管内皮细胞的迁移、增殖和血管形成等作用。

除此之外,其他类似的还有肝细胞生长因子(hepatocyte growth factor,HGF)、神经生长因子(nerve growth factor,NGF)、转化生长因子 α(transforming growth factor α,TGFα)、骨形成蛋白(bone forming protein,BMP)等。

将这些生长因子修饰到材料表面后,它们能够与靶细胞上的相应受体特异性识别结合,从而非特异性地增强细胞在材料表面的黏附和增殖。例如,研究者将 VEGF 共价连接到涂覆有贻贝蛋白涂层(MC)的 316L 不锈钢(316L SS)表面。与裸露的 316L 不锈钢表面相比,形成的 VEGF 生物活性涂层(MC/EDC/VEGF)能够有效促进血管内皮细胞的黏附和铺展(图 4-5)。

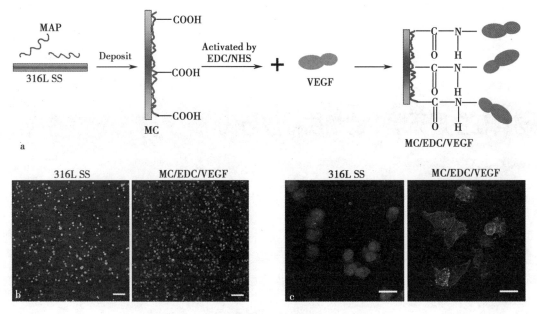

图 4-5　表面修饰对血管内皮细胞行为的影响

a. VEGF 共价连接到 316L 不锈钢表面原理示意图；b. 316L 表面及 MC/EDC/VEGF 表面血管内皮细胞黏附情况（标尺 100μm）；c. 316L 表面及 MC/EDC/VEGF 表面血管内皮细胞铺展情况（标尺 15μm）。

复习思考题

1. 细胞连接的主要方式是什么？细胞与材料发生黏附作用时主要采取哪两种连接方式？

2. 细胞铺展的定义是什么？一般包括哪几个步骤？

3. 细胞黏附分子主要有哪几种？分别有些什么作用？

4. 材料表面细胞黏附的主要分子基础是什么？

5. 材料表面哪些特性对细胞黏附与铺展产生主要影响？

6. 材料表面改性的类型有哪些？物理化学表面改性技术与生物表面改性技术之间的区别与联系？

7. 物理化学表面改性技术是如何对细胞黏附与铺展产生影响？

8. 生物表面改性技术对细胞黏附与铺展的影响主要分为哪两类？两者之间有何区别？

（王贵学　邱菊辉）

材料在生理环境中的物质释放与代谢 ▰▰▰ **第五章**

各类生物医学材料作为人工修复替代器官,或者组织工程支架植入体内的生物医学应用是现代生物医学工程技术的重要分支,例如现有的心脏支架、动脉瘤填充支架、各类骨缺损修复替代物等,应用范围极为广泛。植入性生物医学材料在进入人体后,机体因异物进入会出现各种反应并导致物质释放,释放的物质即进入体内代谢途径。

根据不同的材料属性和不同的生理环境,植入物的物质溶出及溶出机制有所不同,对机体造成的影响也不同,如金属材料在机体内主要发生的是腐蚀与磨损,无机陶瓷材料易发生溶解和离子交换,高分子材料则发生磨损碎片化和降解,而有机 - 无机复合材料、金属 - 无机复合材料、金属 - 有机复合材料等医用复合材料的物质释放途径及机制更为复杂。植入物溶出物质成分及物质溶出机制的阐明将会有效地减少未知风险,对人类使用生物医学材料治疗、修复、替代受损或老化器官具有重要的意义。本章讲解各类材料在体内生理环境下的物质磨损和溶出,以及溶出物在体内的代谢途径与机制。

第一节　生物环境中的材料反应

人工制作的材料植入人体后,无论体内植入物接触的是任何身体组织器官部位,其接触的生理物质均包含了血液和细胞外液(见表 2-1、表 2-2),里面含有的物质有红细胞、白细胞、血小板、一些蛋白质以及 Cl^-、HCO_3^-、HPO_4^{2-}、SO_4^{2-}、$H_2PO_4^-$、Na^+、K^+ 等无机盐,小分子有机物等,在材料植入后,植入物就不断接触这些体内生理物质,发生腐蚀、溶解、降解等作用,可能会带来损伤、或形成纤维包囊,影响植入物结构与性能。例如在植入手术初期,因手术损伤会导致急性炎症的发生,中性粒细胞、巨噬细胞以及异物巨细胞等的聚集与活性,可能会对植入物造成较大的损伤,快速出现物质溶出,进一步加大炎症反应出现的风险。

一、影响植入材料物质释放因素

1. 金属材料物质释放的影响因素

(1) 生理环境因素:植入性金属生物医学材料主要使用在心血管、骨科、牙科相关部位,这些部位的生理物质包含血液和细胞外液,牙科植入物的使用生理环境还包含有唾液。人的唾液成分 99% 都是水,其他成分中有机成分为唾液淀粉酶、糖胺聚糖、黏蛋白及溶菌酶等,无机物有钠、钾、钙、氯和硫氰离子等。

体内生理环境对金属材料有腐蚀作用的主要有氯离子、溶解氧、蛋白质、脂质、有机酸,以及这些因素的综合作用等,而磷酸根、体内的酶等作为催化剂会将腐蚀作用加速或加深,并且这些腐蚀作用是不可避免的。由于金属生物医学材料被用于不同的生理部位,其中各类离子、酶、蛋白等的含量会有所不同,这些都影响了经腐蚀进入机体的金属成分及代谢。同时,材料本身因为不同的组成成分,材料的晶型、结构,金属材料成型过程导致的应力、位错等,都会对金属材料的物质释放造成影响。

此外,一些人工植入器械要承受应力的作用或部件间的摩擦磨损,往往会加速材料的腐蚀与物质的释放。

(2) 材料本体因素:影响金属材料释放出的物质种类及释放速率的因素,来自材料本体方面的主要是组成成分、结构、加工技术三个方面。

1) 材料组成:金属植入物的组成可能是一种金属或合金,其组成成分即不同,在释放的物质里面就有同一成分及各种金属离子或金属粒子之分。不同金属组成的合金等在释放物质以后,可能会因为生理环境的反应或电荷改变而发生离子交换等,释放物质对机体的影响变得较为复杂。

2) 金属结构:根据材料组成原子、分子的排列规律,可以将材料分成晶体、非晶体和准晶体。金属及合金晶体结构,以及晶体的各种位错、晶界等影响了材料的韧性、脆性等,对材料的物质释放速度及释放程度会造成影响。

3) 金属加工过程:金属加工工艺有铸造、塑性成型加工和固体成型加工等,对于金属生物医学材料的加工,还有表面镀层、涂敷等,在这些加工过程中,会产生局部成分不匀、应力不均等,对材料释放性能造成影响。

2. 无机非金属材料溶解的影响因素

(1) 生理环境因素:医用无机非金属植入材料有羟基磷灰石、钙磷陶瓷、碳基材料、生物玻璃等,主要应用在骨组织材料、牙科材料等硬组织修复治疗中,其生理环境主要为细胞外液,牙科材料的应用环境还包括唾液。应用于临床植入材料的无机非金属材料,会因为生理环境中的机械磨损、生化反应、细胞介导等情况而出现溶解行为,物质部分释放时还会在机体内发生离子交换,影响植入材料的使用,并对机体带来影响。

(2) 材料本体因素:影响医用无机非金属植入材料在体内发生物质释放的因素,同金属材料一样,也包括无机非金属材料的成分组成、结构构造、加工成型工艺等,其主要影响释放的物质种类及释放速率。

1) 组成:无机非金属材料是以氧化物、碳化物、氮化物、卤素化合物、硼化物以及硅酸盐、铝酸盐、磷酸盐、硼酸盐等物质组成的材料,其溶出物质也包含这些组成。

2) 结构:在晶体结构上,无机非金属没有自由电子,晶体结构比金属乱,它具有比金属键和纯共价键更强的离子键和混合键,特点为高键能、高键强,所以普通的无机非金属材料具有高硬度、耐腐蚀、耐磨损、脆性大等基本属性。但是医用无机非金属材料主要是模拟人体构成的普通无机非金属材料,如生物陶瓷类、硅酸盐类等,在体内含 Cl^- 的生理环境下,易发生离子交换而溶蚀。

3) 加工工艺:无机非金属材料成型多采用从粉体通过压制、倒模等方法成型,由于晶体形状复杂,易发生应力残留,同时,由于加工工艺可能会有一些微细的缝隙、裂纹等存在,导致体液等渗入而发生逐步溶解现象。

3. 高分子材料植入物降解的影响因素

(1) 生理环境因素:高分子材料在作为体内植入物时,大多数都是使用的高分子复合材料,无论是器官修补、替代物,还是组织工程支架,应用的生理环境可以说是全身性的,包括血液、细胞外液、消化液、组织液、脑脊液等,不同的应用部位受到的作用不一,但其降解行为和释放的物质则可以根据材料组成、结构而明确。

(2) 材料本体因素:高分子材料组成、结构构造、加工技术、表面处理方法等会影响材料在体内释放物质种类及释放速率。

1) 组成与结构:高分子聚合物材料的组成元素多数为碳、氢、氧、氮、硫、磷等,但作为有机化合物,以共价键结合,结合多样、结构复杂,降解主要受到关键官能团的影响,分为不可降解聚合物和可降解聚合物两大类。高分子聚合物的降解有从侧链和主链开始降解的两条降解途径;有本体降解和表面溶蚀两种类型。本体降解可观察到分子量的减小,部分表面溶蚀会发生逐渐加深的降解,而一些表面溶蚀高分子材料可观察到尺寸变化但分子量未发生改变的情况。

2）材料表面组成与结构：主要的影响因素有表面粗糙度、表面亲疏水性、材料荷电性、材料表面仿生基团等。

3）加工技术：高分子材料分为天然高分子材料和合成高分子材料两大类。由于材料科学的发展，各种复合材料更是成为医用材料主力。高分子材料的成型方法多，多包含合成、提取、重组再生技术，依照其在体内的应用场合及要求，形成或密集或多孔的材料形态。因加工技术导致的材料内部应力、缝隙及裂纹、材料亲水性基团的暴露等，可加快高分子材料的降解。

二、金属材料在生理环境中的腐蚀与磨损

植入材料以金属材料为主体的多为外科矫形替代物、心脑血管方面的植入医疗器械，以及部分外源性使用预埋物等，常用植入物用金属及特性见表 5-1。金属生物医学材料所含有的金属成分种类较多，如不锈钢成分中的铁（60%~65%）、铬（17%~19%）、镍（12%~14%），其中还因金属矿物产地等原因而含有少量的锰、钼、硅、硫、磷等；镍钛合金中含有的镍、钛（各 50% 左右），钴基合金中的主要金属是钴和铬，镁及镁合金中含有钛、钒，金属钽和铌等，另外还有用于表面处理的金属锌等。

表 5-1　常用植入物用金属及特性

金属	特性简介
不锈钢	含铬、镍等的铁碳合金，强度高，具有一般耐腐蚀性、抗菌性和抛光性等
钴	硬而脆，具铁磁性，是维生素 B_{12} 的组成部分，过量会引起钴中毒
镍	中等硬度，具有磁性和延展可塑性，人体需要摄入镍，但过量引起镍中毒
锌	脆，空气中即形成碱式碳酸锌膜，易溶于酸，人体需要摄入锌，但过量会引起过敏症状
钛	重量轻，强度高，耐湿氯气腐蚀，无磁性，无毒性，吸入会有肺损伤
镁	具有强还原性，易溶于酸，人体细胞内主要阳离子，成人机体总镁含量约 25g，过量会引起镁中毒
铝	轻金属，有延展性，干燥空气中即形成致密氧化膜层，易溶于强碱和稀酸，人体可限量摄入铝，但会蓄积，导致中毒
锰	质坚而脆，在空气中易氧化形成氧化锈皮，易溶于稀酸，是机体微量元素之一，但在一些条件下人体可发生锰中毒

金属材料在临床植入应用时，会发生腐蚀、磨损释放离子或粒子行为，这些金属离子或粒子对机体或对植入物本身的影响往往是负面的，对这些金属离子或粒子的了解在医用金属材料的临床应用有着重要意义。

1. 腐蚀　金属的腐蚀（corrosion）是指金属材料与周围介质进行化学反应而发生损坏的现象。

金属及合金材料在含氧环境中极易形成一层薄而坚固的氧化物薄膜，如 TiO_2、NiO_2、MgO 等，这层氧化层可降低金属离子的释放，具有良好的生物相容性，对植入体与组织界面之间的相互作用非常重要。在这些金属或合金植入体内初期，这层氧化膜起到了保护和维持良好生物相容性的作用。

金属材料植入体内后，由于手术损伤、伤口愈合或局部感染，植入物周边会呈现局部酸性，pH 可下降至 4~5，易引发腐蚀。因为当材料置于局部酸性环境时，酸性能溶解部分氧化膜，造成多余的金属离子。由于生理环境体液具有高浓度的 Cl^-（112~120mmol/L），Cl^- 被吸附到材料上，容易与这些多余的金属阳离子结合，形成可溶性氯化物，溶解后使金属体上出现一道坑，即点蚀核，点蚀核进一步加大了坑内的酸性而加大了氧化膜的溶解，导致 Cl^- 更多地进入引起不断腐蚀。

酸性环境下体液中的纤维蛋白原、免疫球蛋白等也很容易被吸附到材料表面，蛋白质易与金属形成配位化合物从而导致钝化膜的破坏。Cl^- 和蛋白质等的共同作用导致的点蚀和间歇腐蚀现象，使得钝化膜被完全破坏。特别是金属镁，其具有晶界裂纹，或者是一些具有多孔、疏松状态的金属，更容易让体液中的 Cl^- 进入。

氧化钝化膜被破坏以后,金属与浸入的 Cl⁻ 形成金属氯化物,可溶性金属氯化物溶解成为一份金属离子和 2 份 Cl^-,进行性地导致金属不断溶出,导致金属在体内的溶蚀,金属受到腐蚀后,即释放出离子或粒子,以及各类杂质金属物质(图 5-1)。

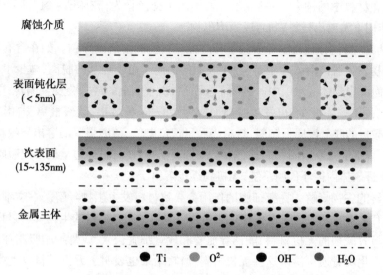

腐蚀介质

表面钝化层
(<5nm)

次表面
(15~135nm)

金属主体

● Ti　　● O²⁻　　● OH⁻　　● H₂O

图 5-1　植入金属表面钝化膜形成及去钝化膜示意图

2. 磨损　金属的磨损(abrasion)则是指金属材料表面在相对运动中因机械作用,即与另一固体的、液体的或气体的配对件发生接触和相对运动而产生的不断损耗现象。一些部件间具有相对运动或与人体组织间具有相对运动的植入体(如人工关节、人工机械心脏瓣膜等)往往伴随较为严重的磨损。

根据植入环境和工作条件的不同,金属材料的磨损可能有多种形式,包括:①黏着磨损:摩擦副相对运动时由于固相焊合作用造成接触面金属损耗;②磨料磨损:物体表面与硬质颗粒相互摩擦引起表面材料损失;③表面疲劳磨损:两接触表面在交变接触压应力作用下产生物质损失;④微动磨损:两接触表面在小幅的相对振动下产生微小氧化物磨损粉末;⑤腐蚀磨损:摩擦过程中金属表面与介质发生化学反应而出现的物质损失。植入体的实际磨损过程可能是其中一种或多种磨损形式的组合。

金属材料的磨损,一方面带来材料表面的持续损耗,逐渐导致植入体尺寸和形状精度以及表面状态的改变,另一方面则破坏金属材料表面钝化层,从而加剧金属材料的腐蚀。金属材料单纯磨损的释放产物主要为金属及金属氧化物的微粒与碎屑。

3. 腐蚀磨损　如磨损发生在易导致金属腐蚀的介质环境中而又受到机械摩擦作用等而发生磨损,则称为腐蚀磨损现象,机体环境中植入金属材料发生腐蚀磨损情况较为普遍。

腐蚀磨损(corrosive wear)是指摩擦副对偶表面在相对滑动过程中,表面材料与周围介质发生化学或电化学反应,并伴随机械作用而引起的材料损失现象。腐蚀磨损通常是一种轻微磨损,但在一定条件下也可能转变为严重磨损。在有些情况下,首先产生化学反应,然后才因机械磨损的作用而使被腐蚀的物质脱离本体;另外一些情况则相反,先产生机械磨损,生成磨损颗粒以后紧接着产生化学反应。

机体环境中,植入金属材料发生腐蚀磨损导致的物质释放形式主要为金属离子与金属微粒。

三、无机材料在生理环境中的溶解及离子交换

无机非金属的晶体结构远比金属复杂,并且没有自由的电子,具有比金属键和纯共价键更强的离子键和混合键。无机材料在生理环境中主要发生材料的溶解,同时会有离子交换行为,一般来说无机材料发生溶解释放的途径有三种。

1. 液体作用的天然溶解　在体内液体的作用下材料会发生天然溶解,即当体液浸入材料晶体内,使材料发生溶解并解体为微粒。

2. 体液介导的物理解体　无机材料中存在着磷酸钙、硫酸钙、二氧化硅、氢氧根等物质或基团,体液中的 H_3O^+ 和材料中的钠离子、钙离子等发生离子交换行为,破坏磷 - 氧、硅 - 氧网络等,钙、磷、硅等在体液的作用下游离出材料表面,成为溶出物。

钙离子游离在材料表面后,随即成为了相应无机材料的溶解诱导物。如在含有羟基的无机材料中,表面羟基容易发生脱离溶入水中,存在于表面的钙离子由于羟基的脱离,减少了与无机材料结构的联系,就由表面溢出到体液水层中。钙离子溢出后,次表面上的羟基会发生倒转,导致表面磷酸、硫酸或碳酸基团与周围联系减少,也发生脱离而成为磷酸根、硫酸根、碳酸根离子,影响次表面的磷酸根、硫酸根或碳酸根的联氧键向下倾斜,材料表面呈现负电位。硫酸根等的溶出导致材料周围呈酸性,负电位和酸性环境都会重新吸附钙离子、钠离子、钾离子等,使材料周边呈现溶出吸附动态变化,再随着溶出的无机物进入体内循环代谢系统,无机物逐步溶出。

3. 细胞介导的生物降解　吞噬细胞的作用会导致材料发生生物降解。吞噬细胞主要有多核细胞和破骨细胞,有学者发现多核细胞和破骨细胞共同参与了无机材料的生物降解过程,还有研究也发现,作为修复骨折骨缺损的无机材料,能诱导血管和成骨细胞长入,成骨细胞吸附在无机材料颗粒的表面,成骨细胞产生类骨质可溶解这些无机材料颗粒,结果也表明了无机材料发生溶解降解后,可能会参与体内细胞的代谢,成为组织器官生长的促进物质。

四、高分子材料的生物降解

高分子材料的生物降解过程相较于金属材料和无机非金属材料,更为复杂。高分子材料按照降解性能可分为可降解性高分子和非降解性高分子两大类,其降解行为及机制均有各自特点,降解进入机体内的物质也有一定的差异。高分子材料的降解主要有三种途径。

1. 高分子材料水解　高分子水解包含了四个状态,即吸水、键的断裂、可溶性聚合物的扩散和碎片的溶解,这些降解状态受到材料的形态结构、分子量、材料厚度和粗糙度、材料中反应性化合物的分布等的影响。

(1) 材料吸水:指体液中的水扩散进入高分子材料内的行为。吸水过程符合流体特性,即从材料外层到内部,吸水形成水分梯度,逐渐将材料全部浸润。此过程受到材料表面亲疏水性、材料厚度、材料密度及粗糙度等的影响。

(2) 键的断裂:在材料发生全部浸润后,部分高分子化合物就比较均匀地发生键的断裂。此过程受到高分子化合物是否带有可水解化学键的影响,如酯键、肽键等容易发生断裂,而酯键、肽键的断裂还能让可起到加速作用的羧基等端基数目增加,材料周围环境呈现酸性,进一步扩大断键面积。

(3) 可溶性聚合物的扩散和碎片的溶解:键的断裂使得易溶于水性介质的聚合度较低的物质,如有机低聚物、蛋白质多肽等发生溶出、分离,逐步扩散,使得部分不溶于水的材料内部聚合物也即发生溶出,并以碎片、细沙等形式从材料上脱落下来,形成降解。

2. 细胞介导的降解　体内生理环境下存在着各种酶,在病理状态下,会通过酶促水解和酶促氧化两种作用方式导致高分子材料降解。

在正常生理条件下,机体存在着在数量上占绝对优势的蛋白酶抑制剂,即一些组织金属内肽酶抑制剂(tissue inhibitors of metalloprotease,TIMP),α1 蛋白酶抑制剂和 α2 巨球蛋白抑制剂。蛋白酶抑制剂和蛋白酶之间维持着一个动态平衡,但当机体衰老或者遗传缺陷,或发生炎症等病理情况时,蛋白酶抑制剂浓度就会下降,或者是蛋白酶的活性升高,破坏原有的动态平衡,将植入材料降解。如材料植入机体后,因异物反应而发生局部的充血和炎症,此时就会发生中性粒细胞的聚集,其溶酶体大量地释放,造成周围组织中的各种蛋白质类材料发生酶降解。

吞噬细胞中的溶酶体中也含有导致材料发生氧化的酶,这些酶和细胞会放出氧化剂和自由基,让材料发生断链以致降解。降解后的细小材料颗粒能被吞噬细胞吞噬,吞噬细胞还起到了搬运材料和加速降解的作用,一些研究观察到了吞噬细胞死亡破裂后,细微的材料颗粒被释放到了组织间隙中的现象。

3. 体内磨损　聚烯烃类、硅橡胶等不可降解性高分子材料,以及一些医用复合材料,它们不含易水解断链的化学键,在体内的降解主要是由磨损引起,较为缓慢。

不可降解性高分子材料在植入体内后,因材料无一般物质溶出降解释放,机体刺激小,部分材料的表面就逐渐形成一层结缔组织薄包膜,表面还可以发现毛细血管。但是,当材料周围的包膜形状异常、表面粗糙时,或者材料因受到拉力、压缩等外力作用而使其发生移位等情况的时候,异物巨细胞就会吞噬材料的一些交联点等,致使材料表面分散出现细沙样物质或细小碎片。

而临时性关节间隔等有运动要求的材料更容易发生体内磨损导致的降解。人的运动会导致植入物受到磨损,很可能会释放出具有潜在危害性的磨损微粒或碎片进入体内。高分子化合物的细沙样物质或碎片、磨损微粒等容易刺激机体产生炎症反应,激活巨噬细胞等,巨噬细胞在激活与吞噬时还会释放溶酶体,增加耗氧量,使得细沙样物质或微粒受到体内溶酶体和细胞的酶促氧化作用,进一步发生磨损后细胞介导的降解。这一类物质的降解发生个体差异性的可能性较大。

第二节　常用植入材料在生理环境中的物质释放

作为现代医学重要需求点上的机体植入材料,制备与性能研究众多,研究人员涵盖了医学、材料与化工、药学等领域,开发了大量的新型材料,部分已经应用于临床。对生物医学材料的研发热,还会持续增长,而一批新材料也将陆续上市,进入医学应用范畴。本节探讨部分常用的已进入临床、或已接近临床使用的植入材料,其在机体生理环境中的物质释放特点、释放过程与速率、释放物质成分等,为后续各类新型生物医学材料研发与应用提供参考依据。

一、常用医用金属材料在生理环境的溶蚀与释放物质

用于人体组织修复或人工植入器械构建的金属生物医学材料种类很多。在此主要分析临床上常用及具有代表性的几类金属生物医学材料在生理环境中的溶蚀及物质释放。

1. 纯钛　纯金属钛的比重、弹性模量均与人骨接近,其导热率低的特点还可避免植入体快速热传导对组织的冷热刺激,在人工假体、人工心脏部件、矫形材料方面均有使用。如纯钛可作为固定螺钉及钛板的材料,用于颅颌面骨组织的固定,钛网可以用来矫正颅颌面硬组织的畸形,如颅骨缺损、眶底爆裂性骨折等。

作为纯钛的特点,首先在含氧环境中极易形成一层薄而坚固的氧化物二氧化钛薄膜,这层氧化层具有良好的生物相容性,使得植入体与组织界面间可形成良好的融合。然后,钛植入物在经过了植入初期手术创伤或轻微感染导致的酸性环境后,表面氧化层可诱导纤维蛋白原、磷酸钙的堆积,形成厚度在 10~20nm 的钝化保护层,在体内长期留置,最后,这层留置物抑制了钛金属中微量离子的溶出,使钛显示出良好的生物相容性。

但是,纯钛材料根据加工工艺不同,性能有所差别。此外,也可在纯钛中添加少量金属铝和钒,形成钛合金,如 Ti-6Al-4V 合金等,在临床植入物上也有应用,而这一类合金被发现会因生理环境下的腐蚀而析出极微量的钒和铝离子。美国、日本等也研制了无铝、无钒、具有生物相容性的钛合金,如美国研制的 TMZFTM（Ti-12Mo-6Zr-2Fe）、Ti-13Nb-13Zr、Timetal 21SRx（Ti-15Mo-2.5Nb-0.2Si）、Tiadyne 1610（Ti-16Nb-9.5Hf）和 Ti-15Mo 等,被推荐使用到医用植入物领域。

2. 镍钛合金　先天性心脏病封堵器、心血管扩张支架、血管栓塞器、牙科正畸矫正器等均使用了镍钛合金。如镍钛合金先天性心脏病封堵器,是先天性心脏病介入治疗的关键材料,主要成分是金属镍和金属钛。

一般情况下,镍钛合金植入器件表面在空气中即会自发形成钝化膜层——氧化钛和氧化镍,但据对镍钛合金在人工体液、细胞培养液中腐蚀性的研究发现,镍钛合金表面的氧化膜层主要是氧化钛,含少量的镍,其结构从内到外为晶态到非晶态,可影响金属腐蚀性能。

镍钛合金在植入初期,遵循了金属溶蚀的普遍机制,即其在处于酸性环境时,体液中高浓度的 Cl^- 和纤维蛋白原、免疫球蛋白等,导致氧化钛钝化膜变薄,钛离子溶出,失去了对镍离子的保护,导致镍离子或粒子从中溶出。在植入材料进入人体后,水和无机盐首先被吸附在表面,然后是蛋白质,形成几个纳米至几十个纳米厚度的吸附层。由于二氧化钛具有碱性中心,Cl^- 被吸附到表面较少,而磷酸盐和蛋白质成为被吸附主体,又导致钝化膜层厚度变厚,显示出了良好的生物相容性。

3. 不锈钢假体　不锈钢在医学植入材料的使用也较为广泛,如口腔材料、螺钉、髓内针、不锈钢板等。不锈钢的组成成分为铁基耐蚀合金,可分为 Fe-Cr-C 系和 Fe-Cr-Ni-C 系,具有较好的耐腐蚀性和抗氧化能力。目前临床上使用较多的不锈钢金属材料有奥氏体不锈钢 316L、317L 等,也是国际公认的植入体制造材料。

不锈钢材料存在着点蚀、晶间腐蚀开裂等,镍离子的析出与这种点蚀密切相关。以 316L 奥氏体不锈钢为例,其铁基以外的组成化学成分为:C:≤0.03%,Si:≤1.0%,Mn:≤2.00%,P:≤0.045%,S:≤0.030%,Ni:10.0%~14.0%,Cr:16.0%~18.0%,Mo:2.0%~3.0%,其表面氧化钝化膜层主要为三氧化二铬和少量钼氧化物,在植入体内后,很快就生理环境中的水和高浓度氯离子被吸附,最外层发生磷酸钙沉积。氯离子的存在会破坏钝化膜层,纤维蛋白原、白蛋白等的吸附加剧了钝化膜的消失,而且作为关节替代物应用的不锈钢材料,其运动磨损还会进一步加大钝化膜厚度变小,随即金属铁、镍、铬、钼等成分会逐渐溶出。317L 不锈钢也有相同释放规律,但其体内抗蚀能力强于 316L。

304L 不锈钢在医学植入材料中也有使用,其化学成分中碳、硫、磷等化合物含量,金属硅、锰等与 316L 不锈钢的含量相同,但铬含量在 18.0%~20.0%、镍在 8.0%~12.0% 范围,金属铬含量超过了 316L 不锈钢,三氧化二铬氧化层量更大,其体内抗蚀能力相比于 316L 不锈钢稍好。

4. 钴基合金　钴基材料一般是指钴 - 铬 - 钼组成的合金,强度和硬度较高,在植入体中常用于人工关节的滑动连接,在一些牙科材料中也有应用,如钴铬钨镍合金(L605)。钴基材料耐蚀性、耐疲劳性及耐磨性等方面都优于不锈钢,对 CT 和 MRI 的反射较低,无明显散射现象。钴基合金化学成分组成不同,按照 ASTM F75-2007 铸造合金标准及 ASTM F562-2013 锻造合金标准制备的钴基合金成分比例如表 5-2 所示。

表 5-2　钴基合金化学成分　　　　　　　　　　　　(单位:ω/%)

元素	Co	Cr	Mo	Ni	C
CoNiCrMo 铸件	35.3	20	10	34.7	—
CoCrMo 铸件	65.5	28.5	6	—	—
CoCrMoC 铸件	65.15	28.5	6	—	0.35

钴基合金与含钛合金一样,也能在空气中自发形成三氧化二铬钝化膜,同样也在植入体内初期的生理环境中,吸附高浓度 Cl^-,而手术损伤等使周围环境呈酸性,加上蛋白质吸附,与金属形成配位化合物,这些共同作用导致钝化膜的破坏,出现点蚀和间歇腐蚀现象,金属铬、钴、镍离子或粒子等随之析出。但因金属铬含量较高,钝化膜较厚,被认为能降低金属离子的释放,其耐腐蚀性也较好。

5. 金属镁及镁合金　金属镁是一种可降解金属材料,尤其在富含氯离子的环境中,金属镁的化学反应情况具有降解金属代表性。当其暴露于模拟体液中时将发生下列反应:

$$Mg + 2H_2O \rightleftharpoons Mg(OH)_2 + H_2 \uparrow$$

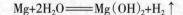

精确的反应过程如下:

$$Mg \Longrightarrow Mg^{2+}+2e^- \qquad （阳极反应）$$

$$2H_2O+2e^- \Longrightarrow H_2\uparrow+2OH^- \qquad （阴极反应）$$

正常情况下,金属镁也会自发生成氧化膜,成分为氧化镁。镁在腐蚀介质中还会进一步产生氧化膜,其成分主要为氧化镁和氢氧化镁,或者只是氢氧化镁,这些钝化氧化膜对金属镁也能起到保护作用。但是当金属镁有晶界裂纹,或者是多孔、疏松状态时,表面的氧化镁和氢氧化镁就会和生理环境中的 Cl^- 接触,Cl^- 可以将氢氧化镁转化成氯化镁,氯化镁溶解形成镁离子和 2 个 Cl^-,这一转换过程导致镁金属不断地溶入生理液体中,形成腐蚀,不能有效保护镁金属制品(图 5-2)。同时,纯金属镁中如果含有微量的铁、铜和镍杂质时,镁也会发生腐蚀现象。因为镁的标准电位是 $-2.34V$,而杂质金属在镁中固溶度很小,如铁的最大容限量为 170×10^{-6},也就是说,只要镁的纯度在 99.9%,微量杂质元素就能在镁的晶界上生成与镁基体有较大电位差的第二相,促进微电偶电池的形成,镁金属作为阳极极易受到腐蚀,镁金属受到腐蚀后,即释放出镁离子或粒子,以及各类杂质金属物质。

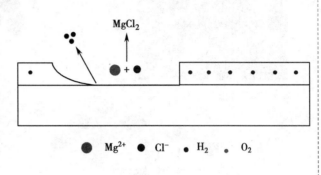

图 5-2 植入金属镁腐蚀降解示意图

因此,医用镁金属材料现在被研发作为可降解金属材料应用,而不可降解的镁植入制品则采用合金化以抗腐蚀,其中铝、锰、锌、钙、锶、钇、锆等金属常被使用在合金化医用镁金属上,形成医用镁合金材料。但是,这些金属的添加并合金化,无论是含量,还是铸造、轧制、挤压工艺等均需要严格研究实施,现有镁合金虽然抗蚀力增强,但是仍会随着镁的磨损、腐蚀而逐渐溶蚀到体液中,部分金属还可能会参与机体生化反应。

6. 其他金属 其他金属如黄金、金属银等也有使用,如在永久性面瘫上睑不能闭合病例的治疗中,金丝作为上睑负重内置体,仍有使用。纳米银具有优良的抗菌作用,也可作为敷料用于开放性创口。和上述各类金属一样,在生理环境下经氯离子作用,其腐蚀析出的金、银离子或粒子不容忽视。

二、常见无机非金属材料溶解与释放物质

用于人体组织修复或人工植入体构建的无机生物医学材料包括惰性材料、活性材料及可降解材料。在此主要列举几种临床常用且具有典型性的无机非金属材料在生理环境中的溶解与物质释放。

1. 羟基磷灰石 羟基磷灰石(hydroxylapatite,HAP)是一种生物活性陶瓷材料,分子式为 $Ca_{10}(PO_4)_6(OH)_2$,是脊椎动物骨骼和牙齿的主要无机组成成分,如人的牙釉质中羟基磷灰石的含量约 96% wt(92% vol),骨头中也约占到 69% wt。人工制备来源的羟基磷灰石钙磷比为 1.67,其钙磷比和分子结构均与人体自然骨、牙齿相近似,具有良好的生物相容性和骨传导作用,还能引导骨的生长,与骨组织形成牢固的骨性结合,目前是临床骨缺损修复常用的生物医学材料。临床上,羟基磷灰石的植入性医用材料有骨缺损填充物、人工椎板、牙槽脊增高、人工脊椎、椎体间融合材料、口腔种植填充、人工骨、颌面骨、人工鼻梁等,由于羟基磷灰石的最大缺点在于其脆性较大,临床使用时还有含羟基磷灰石的复合材料,如与聚乳酸的复合物,被运用在骨修复研究中;与聚羟基脂肪酸酯制作复合材料用作颈椎椎间融合器研究;与胶原蛋白复合,以期作为骨软骨组织工程支架等。另外,纳米羟基磷灰石的制备、纳米羟基磷灰石与壳聚糖、丝素蛋白等制备复合材料等研究也开展得较多,这主要是仿生自然骨,从材料学角度来看,自然骨可看成是取向分布在胶原纤维表面或间隙的 n-HAP 微晶增强高分子聚合物材料,具有较强的生物活性,在骨、牙相关植入性修复应用方面具可行性。

羟基磷灰石材料植入体内后,钙和磷会发生物理溶出,游离出材料表面,表面游离的钙离子也成

为了 HAP 的溶解诱导物,发生体液介导作用。体液使得表面羟基发生脱离溶入其中,表面钙离子由于羟基的脱离,减少了与 HAP 结构的联系,不稳定性增加,由表面溢出至水层中,导致次表面羟基发生倒转,但与 c 轴成一定角度;表面磷酸基团随即减少了与周围元素的联系,也发生脱离而成为磷酸根离子(PO_4^{3-}),次表面磷酸根的磷氧键向下倾斜,体液介入,进一步溶出。HAP 在体液中的溶解使得表面呈现负电位,吸附游离钠离子、钙离子,使得溶出未呈现崩溃式(图 5-3)。

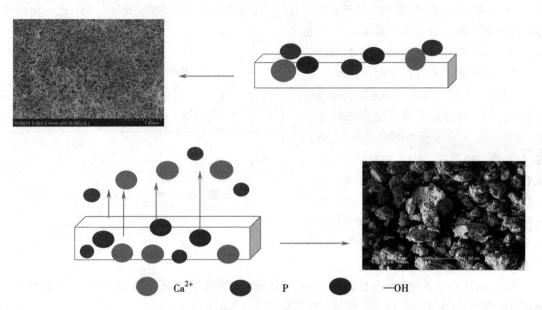

图 5-3　羟基磷灰石体内溶解及离子交换示意图

2. 磷酸三钙　磷酸三钙(tricalcium phosphate,TCP)分为 α- 磷酸三钙(α-TCP)和 β- 磷酸三钙(β-TCP)两类,是生物活性陶瓷的一种,具有良好的生物相容性和生物降解性,其中 β-TCP 的降解性较大。TCP 能与骨直接结合,具有骨传导性,在临床上能用于相对较小的骨缺损修复,为新骨提供支架,是较好的骨修复及填充骨、牙槽嵴增高用材料。TCP 陶瓷的缺点在于其力学性能方面,表现出疲劳强度低、脆性大、抗折及抗冲击性能等较差的特点,与人体骨骼相差较大,不能满足负荷人工骨的条件。

β-TCP 的降解过程与材料的溶解和生物体内细胞的新陈代谢过程相联系,发生降解的过程遵循了无机材料降解机制,即首先是物理解体。当体液浸入 TCP 陶瓷时,就会进入烧结不完全而残留的微孔中,使连接晶粒的"细颈"溶解并解体为微粒。然后是体液介导,遵循 $4Ca_3(PO_4)_2+2H_2O \Longrightarrow Ca_{10}(PO_4)_6(OH)_2+2Ca^{2+}+2HPO_4^{2-}$ 的反应过程,由这个过程可知 TCP 陶瓷在溶解降解过程中,其物质释放是释放出了羟基磷酸钙、钙离子和磷酸根离子,而后遵循羟基磷酸钙的溶解行为。TCP 陶瓷的降解还受细胞的新陈代谢影响,即细胞介导,如吞噬细胞的作用导致材料发生降解,多核细胞和破骨细胞共同参与了其生物降解的过程。

3. 生物玻璃　20 世纪 70 年代初期美国佛罗里达大学的 Hench 教授通过熔融法制备出 Na_2O-CaO-SiO_2-P_2O_5 系统的生物玻璃(bioglass)45S5,其化学组成为(% wt):SiO_2 45%,Na_2O 24.5%,CaO 24.5%,P_2O_5 6%;在此基础上 Hench 教授又通过溶胶 - 凝胶法制备了 CaO-SiO_2-P_2O_5 系统生物玻璃 58S,化学组成(% wt):SiO_2 58%,CaO 36%,P_2O_5 6%。研究表明,这两类生物玻璃都具有良好的生物矿化性能,在模拟体液(SBF)中浸泡一段时间,能在其表面生成类骨的碳酸羟基磷灰石(HCA)和羟基磷灰石(HAP)晶体,能和人骨形成良好的化学键合,生物玻璃能通过对那些调节诱发细胞周期开始和进程的基因进行直接控制,从而促进骨修复和形成。

生物玻璃粉体发生矿化的过程和它的溶解和离子交换过程相关(图 5-4),生物玻璃在体液等生理环境中会较快地溶解释放出钠离子、钙离子及磷酸根和碳酸根等离子,钠离子、钙离子与模拟体液中的 H_3O^+ 发生离子交换行为,则导致了硅氧网络被逐渐破坏,硅元素发生溶出,在生物玻璃材料表层形

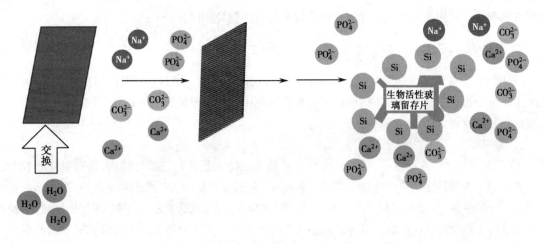

图 5-4　生物玻璃体内溶解及离子交换示意图

成一层富硅层,富硅层具有极强的负电性,能在其表面吸引钠离子和钙离子,而后以表层吸附的钙离子为位点又吸引模拟体液中的磷酸根和碳酸根,最终形成 HCA 或 HA,发生生物矿化,且形成的为类骨 HCA(图 5-4)。部分研究也证实,生物玻璃材料周围钠离子、钙离子、磷的溶出量较微量,而硅的溶出量可达到 9~14mg/L,影响细胞的增殖与分裂。

生物玻璃作为植入材料,主要用在埋置于拔牙后的齿槽内、填充牙周病、防止牙槽骨萎缩等牙科领域,在骨科中也主要用于与自体骨混合填充骨缺损、植入骨不连,以及填充脊柱融合等,这与它的抗折强度低、不能负重等有较大的关系。

4. 医用硫酸钙　医用硫酸钙是通过控制半水硫酸钙($CaSO_4·1/2H_2O$)晶体的形态和大小而研制出的一种新型的医用硫酸钙骨替代物。其基础物质的晶体形状可以说是 α- 半水化合物,这种半水化合物与普通的硫酸钙不同,它的制备是经过了精心挑选基础物质和特殊的制造方法而进行的,即将 $CaSO_4·2H_2O$ 加热及特别处理后得到了 $CaSO_4·1/2H_2O$,是一种有着特定大小和形状的晶体结构物质,其使用形式是直径为 4.8mm 和 3.0mm 的颗粒。医用硫酸钙在临床上使用例数已较多,它来源充足,灭菌方便,生物相容性好,已广泛应用于骨缺损填充与脊柱创伤、矫形和退变的脊柱融合的治疗,以及五官科和牙科治疗中。近年来新的临床应用也取得了良好的治疗效果,如在人工骨修复胫骨平台骨折骨缺损中,发现它能维持复位稳定,利于固定器械安置,且生物相容性、骨传导性好,植入人体内无排斥、过敏和毒性反应等。

硫酸钙具有在生物体内能通过溶解而被机体吸收利用的特点,而普通的硫酸钙由于晶体结构不均匀,降解速度不同,溶解吸收快可能会阻碍新骨的爬行替代,过慢又可能会阻碍新骨生长。而医用硫酸钙具有特定的大小和形状,具有特别的晶体结构,所以具有稳定的吸收速度,部分研究显示出了它的吸收速度与新骨生长速度匹配良好,且能完全溶解后被吸收,无体内存留。

按照医用硫酸钙的晶体结构和形态,其发生溶解时同样会发生物理解构,在局部形成钙离子和硫酸根离子,pH 下降形成酸性且稳定在 5.1,表明溶解出的硫酸根离子和钙离子稳定存在,使得材料周围局部微环境稳定。

在动物实验中使用普通硫酸钙进行试验,可发现随着硫酸钙的吸收,会有血钙升高,但无高钙血症的表现;而在临床研究中,却未发现报告不良反应的情况,这可能是因为损伤部位钙盐的高度聚集对于骨再生是必需的,聚集的钙盐作为骨可利用成分能通过代谢或分泌而自行排出。作为病例,在对医用硫酸钙人工骨临床修复胫骨平台骨折骨缺损中,根据该病例的观察显示,医用硫酸钙人工骨早期对复位骨折块起到了支撑作用,能诱导血管和成骨细胞长入,并能防止纤维组织长入骨空腔,材料最终将完全降解而被吸收,并由新生的骨组织替代。随着植入材料的降解吸收,新骨的爬行替代将起到远期的支撑作用,可避免骨折复位丢失。成骨细胞吸附在硫酸钙颗粒的表面,成骨细胞产生类骨质,可溶解硫酸钙。医用硫酸钙人工骨植骨术后效果与自体髂骨相同。

三、常见医用高分子材料生物降解行为与释放物质

医用高分子材料是生物医学材料中种类最多且应用最广的一类材料,粗略估计目前已研究开发的医用高分子材料有数百种。不同的材料在生理环境中的行为差异极大。在此仅以临床常用且具有典型性的几种材料为例进行分析。

1. 蛋白质类

(1) 胶原蛋白:胶原蛋白是一种纤维蛋白,其最大的特征是具有三螺旋结构,具有可降解性和良好的生物相容性等许多优良的生物学特性。近年来,在创面修复、美容、植入物质领域,胶原蛋白得到了较为广泛的应用,并形成多种产品,如用于眼周和口周等薄皮肤的真皮内注射,用于眉间皱纹、前额横纹及鼻唇沟等厚皮肤注射的产品等。这些注射性胶原蛋白在注射数天后可被降解吸收而消失。

胶原蛋白植入体内后,因为体内含有特异性作用于胶原的胶原酶(collagenase),或者胰蛋白酶等,对其降解起到了关键作用。从研究情况看,热变性胶原蛋白或者交联程度较低的胶原蛋白在降解过程中有降解形成小颗粒的情况;如果采用了特定的交联剂且交联程度较高(如戊二醛),这一类胶原蛋白则只有部分溶出,植入物表现出了较好的物理形状稳定性。胶原蛋白被蛋白酶酶解后,会产生含羟脯氨酸的小分子肽和游离的羟脯氨酸,不再被重复利用来合成胶原,所以含羟脯氨酸的小肽段的出现可以正确地反映胶原蛋白的降解,通过检验含羟脯氨酸的小分子肽可确定胶原蛋白的损耗。有研究团队配制胰蛋白酶消化液对胶原蛋白进行降解,并采用液质联用技术对胶原蛋白降解物质进行了分析,其部分识别出的肽段见表5-3。

表5-3　Ⅱ型和Ⅰ型胶原蛋白酶解多肽混合物中部分识别出的肽段

保留时间/ min	质荷比/ (m/z)	电荷状态	序列	胶原蛋白Ⅰ	胶原蛋白Ⅱ
11.9	444.0	+2	GSEGPQGVR	+	
13.4	418.7	+2	PAGPQGPR	+	
6.7	432.8	+2	NGDDGEAGK	+	
11.8	748.1	+1	GSBGEAGR	+	
17.6	450.2	+2	GVVGLBGQR	+	
10.42	473.3	+2	QGPSGASGER	+	
9.3	489.0	+2	DGSBGAKGDR	+	
13.7	621.6	+2	GVVGLBGQRGER	+	
7.4	459.3	+1	RGAR	+	+
8.2	741.8	+1	GPBGPBGK		+
12.7	448.8	+2	PGEAGLPGAK		+
13.4	545.7	+2	GFBGADGVAGPK		+
9.6	437.2	+2	GDRGDAGPK		+
10.2	409.9	+2	GEBGDAGAK		+
9.8	474.1	+2	GPBGSAGSBGK		+

在生理环境中,植入类胶原蛋白发生降解取决于它与生理环境中物质的接触,特别是与各种蛋白酶的接触。所以植入类胶原蛋白片的结构形貌尤为重要,它的粗糙程度与降解速率成正比关系。外源性胶原蛋白如果因为其表面粗糙而被体液浸入出现碎片,或者磨损出碎片,均有激活吞噬细胞、聚

集中性粒细胞的可能,导致进行性降解。胶原蛋白降解产物的多肽片段依赖于胶原蛋白的种类,不同类型的胶原蛋白经酶解后形成的多肽混合物中存在着特定序列的特征肽段,利用特征肽段还可以进行胶原蛋白类型的识别。

(2) 弹性蛋白:弹性蛋白是细胞外基质的主要成分,起着细胞间黏附和支持作用,具有高度交联不溶的特点。弹性蛋白的主要成分是甘氨酸、脯氨酸等氨基酸,形成较宽的 β 螺旋状,具有亲水、亲脂性,以及较强的弹性和坚韧性,经放射性同位素测定,弹性蛋白的半衰期约为 70 年。体外试验也发现它不溶于稀酸、碱、醇和盐溶液,仅在一些极性溶剂中出现溶胀现象,甚至对某些酶的攻击都有很强的耐受和抵抗能力。纯的弹性蛋白被研究使用在人工血管支架材料以及存在于脱细胞基质中,以脱细胞基质的形成使用在黏膜类补片等领域,在机体正常的情况下它呈惰性的,不发生溶解或降解。这是因为弹性蛋白结构中最主要的成分是锁链素(包括少量异锁链素),是一种特有的交联氨基酸,能起到维持弹性蛋白结构稳定、不易溶解的作用。

但是,在 20 世纪 50 年代,匈牙利学者发现在动物的胰脏中分离出的一种酶能在中性溶液中降解弹性蛋白,这种酶被命名为弹性蛋白酶。后来有研究人员使用放射免疫测定方法,也在人血清中检测到弹性蛋白的降解产物——锁链素(图 5-5),证实了弹性蛋白在体内的降解。而后,在机体中,除胰脏来源的弹性蛋白酶外,多核中性粒细胞、血小板、巨噬细胞、成纤维细胞、平滑肌细胞和内皮细胞来源的弹性蛋白酶也被检测到。

各类细胞来源的弹性蛋白酶可以分成两类,即金属离子蛋白水解酶(需锌离子作为辅酶)和丝氨酸蛋白水解酶。弹性蛋白在机体内不降解,正是因为在正常生理条件下机体中存在着数量上占绝对优势的弹性蛋白酶抑制剂,其中对金属离子弹性蛋白水解酶的抑制剂为组织金属内肽酶抑制剂(tissue inhibitors of metalloprotease,TIMP),对丝氨酸弹性蛋白水解酶的抑制剂主要是 α1 蛋白酶抑制剂和 α2

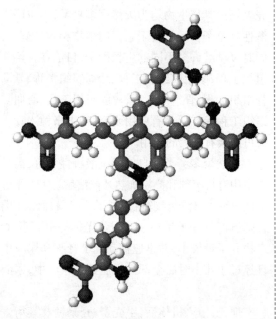

图 5-5　锁链素分子结构

巨球蛋白抑制剂。这些酶抑制剂和酶之间维持着动态平衡,当植入性弹性蛋白因手术损伤等导致炎症等情况时,弹性蛋白酶抑制剂浓度下降或弹性蛋白酶活性升高,动态平衡遭到破坏,弹性蛋白被降解,所以弹性蛋白的降解主要是细胞介导引起。如中性粒细胞中的弹性蛋白酶,分子量约为 30kD,除了对弹性蛋白有很强的降解能力外,还对胶原蛋白、黏蛋白和免疫球蛋白等都有很强的降解作用。当病理状态下发生局部充血炎症时,中性粒细胞聚集,溶酶体大量释放,造成了弹性蛋白异常降解,所以弹性蛋白降解多是由某些疾病或一些外界因素引起。弹性蛋白的降解会释放特异性分解产物锁链素,这和其他蛋白质有所区别。

(3) 蚕丝蛋白:蚕丝蛋白是一类可用于组织工程支架材料与人工器官原材料的生物医学材料,与之相关的研究较多,必将出现商品化物质。蚕丝丝素蛋白是一种纤维蛋白质,体内、体外试验均显示其降解较慢。蚕丝丝素蛋白结构中,为规整的 β 折叠结构和部分 α 螺旋、无规卷曲交替,作为外源性蛋白质植入物,在机体生理环境中,它的降解过程为:生理液体浸入,而后由各种蛋白酶、细胞溶酶体等使得蚕丝蛋白发生接触性酶解而逐步降解。其降解产物为小分子多肽及氨基酸。

综上所述,蛋白质类材料在机体内的降解,分为细胞外降解和细胞内降解两段。体液接触蛋白质以后,所含有的各类蛋白酶起到了水解的作用。蛋白质类材料的碎片化一般是由蛋白水解酶作用而发生,蛋白水解酶又分为蛋白酶和肽酶两个亚类。蛋白水解酶对蛋白质的降解途径有两条:①溶酶体途径:在蛋白质类材料植入机体后,出现酸性生理环境,溶酶体在酸性环境下活性强,将蛋白质内吞并进行水解。②泛素途径:泛素是一类含有76个氨基酸残基的小分子蛋白质,存在于真核细胞内(图5-6)。泛素经泛肽活性酶、泛素携带蛋白、泛素-连接蛋白酶顺序催化标记目标蛋白,形成泛素化蛋白,泛素化蛋白被一种存在于细胞质中的多亚基蛋白——26S蛋白酶体所降解,产生7~9个氨基酸残基的肽段,然后由细胞质中的肽链外切酶酶解成氨基酸。

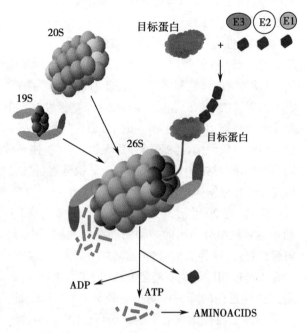

图5-6　蛋白质降解示意图

2. 多糖类

(1) 甲壳素、壳聚糖及其衍生物:甲壳素、壳聚糖及其衍生物均为天然聚多糖类,为可降解性高分子体系。由于它们的生物相容性好,同时可携载许多不同的生长因子,目前在神经组织工程、眼角膜组织工程、牙周组织工程、软骨组织工程、骨组织工程、皮肤组织工程、心肌组织工程等方面都有应用研究,在未来植入物中可能会有较大的应用。

天然聚多糖类在自然界里溶解性不好,需要采用有机溶剂和高温加热才能溶解。但是研究发现,这一类物质在机体内时溶解性、降解性都很好。早期研究中,体外试验就发现了溶菌酶、血浆和尿液对甲壳素能快速降解,具有较强的促进降解作用,且降解产物分子量很小。用荧光标记甲壳素并注入小鼠体内后,也发现了甲壳素的快速降解,降解产物分子量很小,并迅速移动到了肾脏和尿液中,肝、脾、腹腔积液和血浆中都观察不到降解产物,而且经过十几小时后全部被排泄到了尿液中,尿液中降解产物的分子量和体外试验产物的分子量大小一致。

但是,植入机体后,甲壳素、壳聚糖及其衍生物的降解又被观察到有不完全遵从于急速降解规律的情况。如将羧甲基壳聚糖植入皮下时,此时受到组织液的作用,它的降解作用也就来自组织液的水解和酶解,相对于有溶菌酶、血浆的环境,这时发生降解的速度有所下降,完全降解的时间在70d以上。它遵循了可降解材料的降解规律,即体液浸润、分散、胞吞胞饮等,降解后产生细小的材料颗粒被吞噬细胞吞噬存在于胞体内,在吞噬细胞死亡破裂后,细微的材料颗粒被释放到组织间隙中。

另外,与其他可降解高分子材料不同的是,有研究发现了脂肪酶对壳聚糖降解的促进作用。脂肪酶并非壳聚糖的专一性酶,但它能够催化降解壳聚糖分子链中的β-1,4糖苷键。脂肪酶以内切方式作用于大分子链中的糖苷键而非端键,因此发现了它在脂肪酶的作用下降解初速度很快,然后随着时间增长反应速度逐渐减慢,而且还显示出了壳聚糖的脱乙酰度依赖性。壳聚糖是由甲壳素经强碱或酶处理脱去糖环上部分乙酰基而制成的,β-1,4糖苷键两端的氨基葡萄糖上的N-乙酰化状态,直接影响到了脂肪酶与底物的结合或催化降解成产物,即发现壳聚糖的脱乙酰度只在70%~90%区间时,脂肪酶对它的降解作用才较大。人体在胰腺相关癌症、肾功能不全、胰腺损伤、穿孔性腹膜炎等病理条件下,脂肪酶会升高,这样的病理生理环境下壳聚糖会加速降解,必须加以重视。甲壳素、壳聚糖及其衍生物的体内降解释放物质为比低聚糖分子更小的小分子物质,从体内排出很快。

(2) 海藻酸盐类:海藻酸钠是一种从海藻中提取的线状多糖,是谷氨酸和甘露糖醛酸的异分子共聚物,由L-葡萄糖醛酸和D-甘露糖醛酸通过β-1,4糖苷键连接形成,具有良好的生物相容性。海藻酸钠的结构与软骨基质成分蛋白多糖的结构相类似,是较好的软骨细胞培养材料,近年来被使用在可注射性修复膝关节软骨缺损,或者作为软骨组织工程支架培养组织工程软骨方面,也是一种可降解高分子材料。

　　海藻酸钙是海藻酸钠在钙离子存在时通过离子交联反应而生成的,是具有开放晶格的水凝胶,具有一定的力学强度,力学强度与钙离子浓度和藻酸钙浓度相关。海藻酸钙水凝胶的构造对生物活性物质的渗透扩散并无阻碍作用,与海藻酸钠一样,它在体内同样是通过水解及酶解途径降解吸收,且降解速度较快,一般在植入4周内就被完全降解,海藻酸盐支架材料在生物体内降解后释放的物质是甘露糖醛酸和葡萄糖醛酸单体,参与机体代谢,对机体无毒性,安全可靠。

　　因此,多糖类材料的降解逐层渗透、逐步断键,以链段或片段逐步溶出,最终释放的过程(图5-7)。

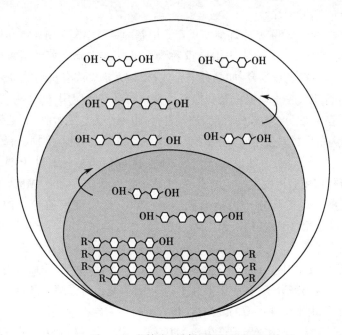

图 5-7　多糖类材料的降解示意图

　　3. 脂肪聚酯类　以聚乙交酯(PGA)、聚丙交酯(PLA)、聚己内酯(PCL)及它们的共聚物为代表的脂肪族聚酯是通过人工合成的可降解性高分子材料。PGA是较简单的脂肪聚酯,用作内植骨钉等的制造原料;PLA即聚乳酸,常用作骨骼固定或者组织修复材料,如植入片及人造皮肤、人造血管、眼科视网膜等;而PCL可以用作一种临时性关节间隔替代材料,或者是长效稳定药物释放埋置剂。

　　学界对脂肪聚酯类可降解性高分子材料的降解机制研究开展得较早,迄今为止,大多研究结果都指向了这一类材料的降解是水解和酶解共同造成的,以水解为主。因为这一类材料都有酯键,酯键比较容易发生水解。

　　PLA是一类疏水性比较好的材料,但作为脂肪聚酯类化合物,它的疏水性难以抵御生理环境中的水渗透到分子内部,所以它在体液的水性环境中能通过酯键的简单水解而发生降解。PLA降解时,首先是体液内的水扩散进入PLA材料内并将材料全部浸润,酯键的水解就在材料发生全部浸润后发生,酯键的水解断裂很均匀,断裂后羧基、端基的数目增加,材料周围环境的酸性增强。酯键的断裂将导致易溶于水性介质的低聚物溶出并以细沙或碎片状从材料表面脱落,这些碎片含乳酸成分,扩散至水性介质中,而不溶于水的、材料内部的齐聚物酯键发生断裂却无法溢出,材料内部含羧基较多而显现较强的酸性,导致了材料表面与内部之间形成酸性梯度。表面物质不断溢出使得梯度还会逐渐加大,材料内部的大量羧基便加速了内部降解,PLA材料形成中空结构,随即发生崩塌(图5-8)。PLA的水解遵循了可降解材料的降解机制,细胞介导降解也同时起作用,受到材料的形态结构、分子量、材料厚度和粗糙度、材料中反应性化合物的分布等的影响。

　　PLA的水解产物为乳酸,PGA和PLA的降解过程机制一致,降解产物为乙醇酸。PCL在体内的降解行为与PGA和PLA一致,但降解更慢一些,可清楚观察到水解崩塌的两个阶段。第一阶段是酯

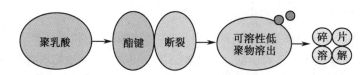

图 5-8 聚乳酸的体内降解

链水解导致的大分子链断开,表现为分子量不断下降,但不发生形变和失重;第二阶段是在分子量降至 5 000 以后,材料开始变为碎片并发生失重,扩散至体液中,逐渐被机体细胞吸收和排泄。PCL 的降解产物为低分子量的 PCL 碎片。

4. **聚甲基丙烯酸酯类** 聚甲基丙烯酸酯类有聚甲基丙烯酸甲酯(PMMA)和聚甲基丙烯酸 -β 羟乙酯(PHEMA),是不可降解高分子材料。PMMA 又称为有机玻璃,具有良好的生物活性和生物相容性,它的使用主要是与多种材料进行复合,如高分子合成材料、无机盐或有机物等,形成性能更佳的复合材料,在组织工程、骨科或口腔骨缺损填充和修复治疗中得到广泛应用,如生物玻璃 - 磷酸钙骨水泥复合物。PHEMA 因其在湿态下的柔软弹性度、透气性等,也可作为人工肾脏、肝脏等器官的原始材料。PMMA 和 PHEMA 作为植入材料使用时,主要考虑患者活动导致的磨损,磨损会释放出 PMMA 微粒进入体内,刺激机体产生炎症反应,激活巨噬细胞等,释放溶酶体,增加耗氧量,PMMA 微粒受到体内溶酶体和细胞的酶促氧化作用后再发生一定的水解,水解产物为低分子量的 PMMA 微粒。

5. **聚烯烃类** 聚烯烃类高分子包括聚氯乙烯(PVC)、低密度聚乙烯(LDPE)、高密度聚乙烯(HDPE)、超高分子量聚乙烯(UHMWPE)、聚丙烯(PP)等,在医学领域除了导管类可使用外,也可用于体内植入,如 PVC 在人工腹膜、人工尿道、人工心脏上的应用;HDPE 使用在人工肺、人工气管、人工喉、人工肾、人工尿道、人工骨中;UHMWPE 在关节替代材料、组织支架、输血泵等方面的应用,PP 纤维作腹壁疝修补网等。这类高分子,在结构上其主链为碳链,是不可降解的高分子材料。

当材料进入体内后,由于生理环境的复杂性,植入材料作为异物,磨损、材料晶体结构状况和宏观构造上的缺陷、消毒方式导致氧化或导致产生自由基等,都可能会导致其发生局部降解,如 UHMWPE 作为关节替代材料植入体内后,就发现了该材料的周围生物组织中含有大量的 UHMWPE 碎片,将UHMWPE 假体周围的组织碎片进行分离研究,发现有大量的微米尺寸 UHMWPE 粒子。这些碎片或粒子,不仅会导致假体尺寸和机械性能等受损,降低其使用效能,而且在体内的代谢产物可能会具有细胞毒性,导致与机体相容性降低。

6. **医用聚丙烯酰胺水凝胶** 聚丙烯酰胺水凝胶是丙烯酰胺的聚合物,为无色、透明、均匀的胶冻样物质,对组织无毒,具有良好的组织相容性,主要用于软组织填充植入。

临床使用聚丙烯酰胺水凝胶,在材料被植入体内后,大约在 1 周内就形成一层薄包膜,表面可以发现毛细血管。包膜周围存在少量的淋巴细胞和中性粒细胞,4 周后细胞数逐渐减少,以后偶见淋巴细胞。纤维包膜由成纤维细胞组成,2~4 周后逐渐变厚,在增厚到一定程度后,又会变薄,至 6 个月后基本维持在 3~5 层细胞,逐渐变为成熟的结缔组织,水凝胶被完整地包覆在包膜内,不易发生降解。但当水凝胶周围的包膜形状异常、表面粗糙时,或者水凝胶因受到拉力、压缩等外力作用而使其发生移位等情况的时候,异物巨细胞会吞噬水凝胶交联点,致水凝胶被降解为细沙样物质,患者也出现了植入处疼痛、发生慢性炎症等不同程度的不适症状。聚丙烯酰胺的单体物质丙烯酰胺被认为有神经毒性,这些被磨损降解下来的细沙样物质应为低分子量的聚丙烯酰胺水凝胶,整个降解具有个体差异性。

7. **硅橡胶** 化学名为聚甲基乙烯基硅氧烷,以 Si-O 重复出现形成的长链为骨架合成的聚合物。硅胶在生物医学材料中的使用形态较多。①固体硅橡胶:是一类有一定弹性和硬度的产品,可以代替骨或者软骨,作为组织充填或支架材料,可制成人工关节、人工肌腱来修复四肢关节及肌腱的缺损。采用这种硅橡胶,手术简单,并发症少。②泡沫型医用硅橡胶:可以作为人工脂肪组织修复人体皮下组织缺损。③薄膜型医用硅橡胶:可用作人工腱鞘,或者肠外瘘内堵片。④液态硅胶:这类硅胶可以用注射器注射到所需部位,达到充填的目的。使用液体硅胶不需要做皮肤切口,痛苦小,曾被用于隆鼻、填充凹陷缺损。⑤硅凝胶:呈现为无色透明的凝胶果冻状,在美容外科领域,可将其充满在硅橡胶胶囊内制成乳房假体。此外还能制成球形人造心脏瓣膜以代替损坏的心脏二尖瓣膜等,硅橡胶一直被认为是安全性好、不会发生降解的人体植入材料之一。

与聚丙烯酰胺水凝胶一样,硅胶在植入人体后,同样会在较短时间内产生包膜,材料被包覆在结缔组织包膜中,长时间内也不会发生降解。但是,如果包膜形状结构差,表面粗糙,或因人体的某些疾病,同样会发生异物巨噬细胞吞噬硅胶的情况,异物巨噬细胞破裂后,其降解物细沙样硅胶小颗粒被排出到体液内。

四、医用复合材料的溶蚀与释放物质

由于金属、无机非金属材料和高分子材料作为生物医学材料时,有时候会有自身不足,如金属材料的生物相容性较差,天然高分子材料力学性能较差等,在应用的时候会使用一些复合材料,如金属材料表面涂装上生物相容性好的天然材料,或采用天然 - 复合皮芯结构材料,或坚硬的骨材料表面进行骨诱导层的装配等,以使得材料能够更多样,使用时适应性更佳。如蛋白质与金属的复合材料类。这一类材料主要是在金属表面进行蛋白质修饰,以加强其生物相容性,或者是通过电化学法修饰以增强金属的抗腐蚀性,从部分研究结果看,金属抗腐蚀能力得到了提升。又如蛋白质与陶瓷的复合材料类,有用胶原蛋白加自体全血制成组织黏土再与羟基磷灰石混合制成骨块等,在骨科领域有一定的应用。金属与陶瓷的复合材料在骨科、牙科也应用得较多,以金属的力学性能作为主体,然后辅以羟基磷灰石诱导骨的长入。另外还有多糖类与蛋白质类材料的复合、天然与合成高分子的复合等。复合类医用材料的降解,首先考虑复合材料的交联点发生降解,或者是不同物质复合产生的晶界等有缺陷的地方更易被体液内的生理物质浸润断键,然后逐步降解,其降解产物和组成复合物的纯物质一致,如蛋白质的降解产物为多肽或氨基酸、多糖降解产物为低聚糖或小分子物质等,以及金属腐蚀、磨损溶出的金属离子或颗粒。

从材料领域看,脱细胞组织基质(acellular tissue matrix)也可以认为是一种复合材料,它是应用物理或化学方法,将同体或异种组织进行脱细胞处理,去除组织移植过程中容易引起排斥反应的相关抗原,用于修复损伤组织或者用作组织补片。第一种商品化的脱细胞真皮基质早在1992年就在美国问世并应用于临床,主要用于与自体表皮联合移植覆盖烧伤创面,也可用于体表凹陷性畸形的治疗。经过化学方法处理后的脱细胞组织基质,其可溶性蛋白和细胞成分被去除,保留下来的具有完整外观形态和组织学及超微结构的不溶性基质成分,主要包括各型胶原蛋白、弹性蛋白、非胶原糖蛋白如LN以及蛋白多糖、糖胺聚糖等,其植入体内后只在因磨损,或者形状、表面粗糙等情况下,才会发生细胞介导的降解,且遵从弹性蛋白和多糖的物质溶出和代谢途径。

第三节 植入材料释放物在体内的代谢

代谢是生物体内全部有序化学反应的总称,它包括物质代谢和能量代谢两个方面。代谢过程既有同化作用,也有异化作用。同化作用即是指生物体把从外界环境中获取的营养物质转变成自身的组成物质,并且储存能量的变化过程;异化作用是指生物体能够把自身原有的一部分组成物质加以分解,释放出其中的能量,并且把分解的终产物排出体外的变化过程。植入材料降解溶出产物进入体液中,是否参与体内代谢,以及其在体内的代谢途径,和降解溶出产物的成分组成、大小、形状和结构等相关,对机体带来的正面或负面的影响都会影响到该类生物医学材料的临床使用。

一、金属材料释放物体内代谢行为

(一)机体必需金属的体内代谢

1. 代谢途径 生物体系中最常见的金属元素有铁、钠、钾、镁、钙、铝、锰、钴、铜、锌、钒、镍、锡,这

些金属在有机体内完成生物体系反应或在生物功能中具有重要的意义,称为"生命金属"或"生物金属",是机体不可缺少的元素。植入类金属材料在体内因磨损或腐蚀溶蚀出金属离子,已确知的主要有钙、镁、铝、钴、镍、钒、锰、铜等,这些金属离子在溶出后进入体液,钙、镁离子在体液中处于缓冲状态,钙离子约有 50% 会与蛋白质结合,5% 与枸橼酸等小分子螯合,其余为游离状态。其他金属在身体里的运送与代谢,与通过食物等进入体内循环使用的内源性金属离子或微粒的运送代谢途径,具有一致性。其代谢过程如下。

(1) 运送:进入体液后,金属离子或粒子即和体液中的运送蛋白(如转铁蛋白,transferrin)结合,经过毛细血管内皮细胞进入血浆内,大部分随着结合体一起被送到肝脏、脾脏、骨髓,也有的进入胰脏。

(2) 分解:到达肝脏及骨髓中的运送蛋白会分别由网状内皮巨噬细胞及库普弗细胞(Kupffer cell)所分解,金属离子的蛋白壳被降解后,这些金属离子就再恢复至游离态。到达脾脏的运送蛋白,被巨噬细胞吞噬。

(3) 利用与再利用:恢复至游离态的金属离子,部分需要进入身体供机体利用。这些金属离子会在肝脏内再与其他物质(如转铁蛋白、血红素等)结合,透过细胞膜由运送蛋白携带输送到需要该种金属的组织与全身细胞中。也有一些游离金属离子与体液水相中的一些阴离子,或简单的糖类、核酸、含氧酸等结合,如蛋白质降解产生的肽和氨基酸,也有助于对游离铁和铜的吸收,胰腺因子对锌的吸收也有增促效果,这些结合可以中和或消除金属离子的电荷,使其比较容易地进入细胞内被机体所利用。还有一些金属离子会随着循环到达如肺部等其他器官,被器官内的巨噬细胞、溶酶体等降解后游离出来,再被机体配体螯合沉积在该器官内,有些金属能被器官吸收,有些则会引发疾病,如金属铁在肺部可以被吸收,而铬和镍则不易或不能被肺吸收,在肺中积聚滞留,可能会诱发呼吸道疾病。

当血液中人体必需金属元素含量过低时,肾脏起到保留这些元素的作用,即当体内该种金属离子的浓度降低时,大分子配体物质又会将金属运送到肝脏释放出来进行再利用,也有约 10% 的金属蛋白螯合物在血浆中进行降解而再利用。一些金属离子自身还能诱导吸收和贮存它们的蛋白质的合成。这一类蛋白质往往富含半胱氨酸残基,并借此对金属代谢的平衡发挥缓冲调节作用。某些激素、维生素等也能调节体内相应金属的代谢平衡。如降钙素、甲状旁腺激素及维生素 D_3 等,可调节体内钙的代谢平衡。总之,机体中金属代谢的平衡,是由主动运输和贮存机制共同维持的结果,身体具有顺畅的调节机制。

(4) 排泄:多余的金属元素或者植入体在一段时间内的物质释放而发生金属离子超量时,机体会将这些金属离子吸收排泄出身体,排泄主要途径是肝脏、肾脏、胰腺。肝脏中积累的铬、镁、锌、锰等金属,以及其他的多余金属,都可以与胆汁结合,随胆汁进入消化道被排出;胰液中也可排出少量金属;人的肾脏大约 20min 能将全部血浆过滤一次,以清除过量或不需要的金属,同时也对机体所需金属予以保留或重吸收,如钠、钾、钙、镁、钴、铬、锰等金属,均可由肾脏滤出,随尿液排泄到体外,一般不在体内蓄积。

身体内还有其他金属排泄途径,一些贮存金属的有机分子(如铁蛋白、硫蛋白等)在其生理功能发挥时,能决定多余的金属离子是再循环利用还是排泄出体外。即当一些金属在体内浓度升高时,体内蛋白质、多肽、糖类等可将其储存在其中,在这种储存形式下,上皮细胞脱落时,就会将储存了金属的这一类大分子物质一起脱落并由粪便排出。而即便是决定被排出的金属离子,在到达小肠和大肠时,小肠和大肠还会在其肠液中对脱落进入的金属离子进行吸收或排泄。吸收的再次进入循环,而一些金属被结合到肠黏膜上,会随着肠黏膜脱落而不断地脱出,再随粪便排出肠道。

溶于血浆中的金属元素也可以从汗液中排出,体内的钴、铂在超量时即会随着人的汗液排出体外,钠、铁、锌也可以随着汗液而排出体外。毛发也是金属的排泄途径,不过是一种次要的通道,有少量排出。

2. 代谢异常　虽然金属在体内可以维持动态平衡,但是作为植入材料,植入时的炎症、后期的磨损腐蚀等问题可以导致某类金属离子在体内短时间剧增,而且有较强的毒性。如金属镍,可能与生物素、叶酸和维生素 B_{12} 的代谢有密切关系。镍被认为在对人体有潜在毒性的金属中仅次于金属银。如果将镍材料单独植入生物体内,溶出的镍元素量剧增,会产生很大细胞毒性。金属镍进入机体后,主要沉积在皮肤、中枢神经系统、肾脏和肝脏中,金属镍能够结合到核糖核酸(RNA)和蛋白质上,使 RNA 和蛋白质发生解聚。过量的镍元素还会妨碍肌肉收缩,破坏酶的作用。正常人的血清镍浓度 <2ng/ml,大于这个值就会发生机体毒性。有研究发现,低浓度的镍($15\sim30\mu g/ml$)就可以抑制体外培养的成纤维细胞生长。当镍被吸收到血液中时,可以与 α 巨球蛋白复合成镍纤维蛋白溶酶。纯镍元素及镍盐已被证实有致癌作用,且亚硫化镍、硫化镍都具有致癌作用。

(二)非机体必需金属离子的体内代谢

金属银离子对机体具有潜在的毒性,它易与一系列带负电荷的分子结合,从而干扰微生物正常的生理过程。纳米银一般使用在体表,但如合成制备骨水泥等植入材料时也有应用,而纳米银颗粒的溶出在生物安全性问题上更是得到了较大的关注。金属银离子及纳米银颗粒释放到机体中后,银离子和纳米银并未完全以结合形式在体内运送,部分以银离子、纳米银的方式在体内扩散、蓄积,由于它们的强穿透力,会被扩散运送到机体各组织脏器,其中肝脏处发现蓄积最多,肾脏、肺部、皮肤、黏膜、血液中都有发现。银离子、纳米银与蛋白质中的很多基团都可以发生作用,如巯基、氨基等,产生毒性作用。

纳米银对巨噬细胞也有较强的毒性作用,巨噬细胞在与纳米银粒子接触后,会出现细胞膜缺损、细胞萎缩、细胞质中出现细胞碎片等现象,还有发现细胞明显变大、纳米银颗粒在细胞内外发生聚集的情形,聚集与毒性均与银离子、纳米银尺寸大小相关。由于银离子、纳米银的扩散作用,它们的排泄通道主要是肾脏,随着尿液排出,但在银离子被释放到体内、在血清中浓度较大的时候,会因为蓄积来不及排出而使得银离子、纳米银在机体各处与细胞、组织等作用,危害机体,呈现出银中毒现象。

金属汞也是必须注意的毒性金属元素,汞及其化合物可分布到全身的很多组织,最初集中在肝,随后转移至肾。汞在体内可诱发生成金属硫蛋白,这是一种低分子富含巯基的蛋白质,主要蓄积在肾脏,这类蛋白质的生成可能对汞在体内的解毒和蓄积起一定的作用。汞易透过血 - 脑屏障和胎盘,并可经乳汁分泌,主要经尿和粪排出,少量随唾液、汗液、毛发等排出。

二、无机非金属材料释放物体内代谢行为

无机非金属植入材料中的羟基磷灰石、磷酸三钙、医用硫酸钙等在体内的溶出物质主要是钙和磷;生物玻璃的主要溶出物质是硅,另有少量钙和磷。普通成年人体内钙离子的正常含量为 1 000g 左右,其中 98% 都在骨骼中,骨骼肌和其他组织中占 1%,体液中占 1%,细胞内的钙离子极少,仅占细胞外的 1‰~1%;磷的含量约为 600g,其中 85% 在骨骼内,14% 在骨骼肌和其他组织中,1% 在体液中,细胞内因为磷酸酯、核酸等,含量稍多。骨骼中的钙和磷是以羟磷灰石结晶$[3Ca_3(PO_4)_2\cdot Ca(OH)_2]$,或者是无定形磷酸钙沉淀$[CaHPO_4\cdot2H_2O,Ca_3(PO_4)_2\cdot3H_2O]$的形式存在,具不溶性,而体液中的钙则是一些游离钙或结合在蛋白质上的钙,具可溶性,血浆中的游离钙与蛋白质结合钙之间呈动态平衡;磷在体液中是以磷酸盐、有机磷酸酯的形式存在。骨的羟磷灰石结晶的比表面积较大,体液中其他离子如游离 Ca^{2+}、Mg^{2+}、Na^+、Cl^-、HCO_3^-、F^-、柠檬酸根离子等均可吸附在其晶格间。

当无机非金属植入材料发生溶解时,钙和磷进入细胞外液,再进入血液,参与组成血钙和血磷,一部分会重新沉积到骨骼中,在骨骼中参与沉积和再溶解,另一部分会进入一些组织细胞被组织细胞利用或再排出到血液。血液中钙的主要排泄渠道是肠道,约有 80% 的钙被肠道吸收后随粪便排出,20% 的钙由肾脏排出;磷的主要排泄渠道是肾脏,约 70% 成为尿磷被排出体外,30% 左右由肠道粪便排出。钙和磷进入肠道、肾脏排泄渠道的这个过程也具有可逆性,即进入肠道的钙、进入肾脏的磷也可被重吸收进入体液中。

同经食物等进入体内的钙和磷一样,体内植入物溶解出来的钙和磷的代谢,也受到维生素 D、甲状旁腺素和降钙素等激素、物质的调节,并参与体内生理活动,但是如果植入材料局部溶解量特别

大、而这些调节物质作用不足的时候,就必须注意导致的钙磷代谢紊乱等问题。成年人血钙浓度为 2.12~2.87mmol/L(8.5~11.5mg/100ml),血磷浓度为 0.97~1.45mmol/L(3~4.5mg/100ml),血浆中的钙、磷浓度关系为二者的乘积[Ca]×[P]=30~40(浓度单位为 mg/100ml;若以 mmol/L 为单位,则[Ca]×[P]= 2.42~3.22),如果[Ca]×[P]>40,则钙和磷将以骨盐的形式沉积于骨组织;而[Ca]×[P]<35 则会妨碍骨的钙化,甚至可使骨盐发生溶解,影响成骨作用。另外,高钙血症也必须注意,易导致尿路结石,增加患者痛苦,特别是要严控高钙血症危象,即当血清中钙高于 3.75mmol/L(15.03mg/100ml)时,易发生高钙血症危象,临床表现为严重脱水、高热、心律紊乱、意识不清等,患者易死于心搏骤停、坏死性胰腺炎和肾衰竭等,所以对植入材料发生局部异常溶解必须加以重视。

生物玻璃的主要溶出物质是硅,是人体必需微量元素,普通成年人体内硅含量约 7~10g 左右,主要分布于人体皮肤及结缔组织之中,在骨骼化过程中具有促进骨骼生长发育的生理作用。硅还参与多糖的代谢,是黏多糖及其蛋白复合体的组成成分,一直以来从营养学的角度来说,硅的摄入都是必要的。硅的排出是通过肾脏随尿液排出,少量通过粪便、汗液、母乳排出,当植入材料发生硅溶解,且溶解量过大,或者是长时间持续溶解导致人体中硅的含量过高时,就可能会使硅在泌尿系统堆积,引起尿结石。部分研究发现肾衰竭患者和阿尔茨海默病患者血清中硅浓度均见增高,长期过量摄取硅对机体是有一定副作用的。

三、高分子材料体内代谢与排出

(一)蛋白质类植入材料降解产物体内代谢与排出

蛋白质类材料在体内发生降解或局部降解后,受到体液中蛋白酶等的影响,产物多为多肽或氨基酸。如胶原蛋白的降解产物中发现的含羟脯氨酸的小分子肽和游离的羟脯氨酸;弹性蛋白降解产物中发现锁链素等。降解产物进入体液,即同内源性蛋白质、多肽、氨基酸一样被输送到广泛的代谢部位去进行分解代谢。蛋白质类材料的降解产物的代谢和排出,除了普遍认识的肝脏、肾脏代谢排出外,还有可能在肺、血液和血管内皮、皮肤和其他组织和器官等处降解代谢排出。究其原因,是因为水解蛋白酶的特异性,以及水解蛋白酶在身体各部位是广泛分布的。

水解蛋白酶的酶解特异性很明确,如胰蛋白酶主要作用于碱性氨基酸羧基形成的肽键,氨肽酶主要水解寡肽的氨基末端肽,羧肽酶 A 和 B 分别水解中性和碱性氨基酸的氨基末端肽,弹性蛋白酶主要水解脂肪族氨基酸羧基形成的肽键,二肽基肽酶Ⅳ(DPP Ⅳ)特异性水解 N 端的第 2 位氨基酸残基为 Ala 或 Pro 的多肽,以及蛋白酶亚类中每一个具体酶也是特异性作用于某些氨基酸残基等,而身体各部位含有的水解蛋白酶种类有差异,蛋白类材料降解产物各异,含有各种肽段,分别被体液输送到相应各部位酶解,降解后产生的氨基酸及小肽片段部分进入内源氨基酸库,用于内源性物质的重新合成,而后再按照内源性物质的代谢而代谢。

1. 肝脏的代谢　蛋白质类材料降解产物的代谢部位主要是肝脏。降解产物多肽到达肝脏后,根据分子大小和亲疏水性的不同,通过小分子肽扩散越过肝细胞膜、载体介导的转运,以及胞饮等作用将其摄入肝细胞,而后被肝细胞内丰富的溶酶体水解酶降解。被摄入的氨基酸以及在肝细胞内被酶解得到的氨基酸在肝脏内进行转氨基、脱氨基及脱羧基等反应进一步分解,而后肝脏将有用的氨基酸合成蛋白质并进入血液供给全身器官组织,将蛋白质多肽分解产生的有毒物质氨合成尿素经肾脏排出体外。

2. 肾脏的代谢和消除　肾脏担负的功能主要是排泄蛋白质和氨基酸终末端代谢产物,如尿素、肌酐、氨、尿酸等,仅在当内源性多肽和蛋白质在分子量小于肾小球滤过极限(~60ku)时,肾脏可发挥代谢和消除蛋白质、多肽的功能。这些内源性多肽和蛋白质经肾小球滤过后,通过胞饮和溶酶体降解,水解成极小分子肽和氨基酸,或者经近端肾小管管腔内的刷状边缘膜中的肽链端解酶水解成氨基酸,再经特异性氨基酸转运系统被重新吸收进入体循环。或者先被断裂成小肽,再转运至近曲小管的上皮细胞内,并在胞内水解、吸收、再循环。

笔记

3. 肺和其他器官的代谢和消除 有研究表明肺部存在多种蛋白酶和肽酶，又在呼吸道内发现了大量的游离氨基酸，而且在呼吸道和肺泡上皮细胞的管腔膜上存在氨基酸、肽和糖的转运体，这些转运体参与了蛋白质降解产物从呼吸道的清除。另外，皮肤的角质层、表皮和真皮层也都存在一些内肽酶（如脱氨酶和酯酶）和外肽酶（如氨肽酶），有输送至皮肤层的多肽或氨基酸，也会被及时水解清除。

（二）多糖类植入材料降解产物体内代谢与排除

甲壳素、壳聚糖类体内植入材料，由于壳聚糖酶和溶菌酶等专一性或非专一性酶的作用，降解较快较强，降解产物是壳四糖以下，或低聚壳聚糖、氨基葡萄糖单体物质。这些降解产物均是分子量较小的低聚糖，很快就能透过细胞外液进入血浆，3~4h 在血浆中的浓度会下降 2/3 以上，且此时有60% 以上到达肾脏，30% 在肝脏，没有在其他组织内发现低聚糖或其降解物，24h 后，以低聚糖原型全部随尿液排出体外，未参与体内生理生化活动，这可能是因为机体内缺乏水解低聚糖的酶导致的。

海藻酸盐植入材料在生物体内降解后生成甘露糖醛酸和葡萄糖醛酸单体。糖醛酸代谢（uronic acid metabolism）主要在肝脏和红细胞中进行，它由尿嘧啶核苷二磷酸葡萄糖（UDPG）上联糖原合成途径，经过一系列反应后生成磷酸戊糖而进入磷酸戊糖通路，从而构成糖分解代谢的另一条通路。

1- 磷酸葡萄糖和尿嘧啶核苷三磷酸（UTP）在尿二磷葡萄糖焦磷酸化酶（UDPG 焦磷酸化酶）催化下生成尿二磷葡萄糖（UDPG），UDPG 经尿二磷葡萄糖脱氢酶的作用进一步氧化脱氢生成尿二磷葡萄糖醛酸，脱氢酶的辅酶是烟酰胺腺嘌呤二核苷酸（NAD^+），尿二磷葡萄糖醛酸（UDPGA）脱去尿二磷生成葡萄糖醛酸（glucuronic acid）。葡萄糖醛酸在一系列酶作用下，经 NADPH 和 H^+ 供氢以及 NAD^+ 受氢的二次还原与氧化的过程，生成 5- 磷酸木酮糖进入磷酸戊糖通路而循环排泄（图 5-9）。

（三）合成高分子类植入材料降解产物体内代谢与排出

合成高分子材料在体内的降解，主要是高聚物主链、侧链或交联点被切断，产物是被切断后出现的低分子量物质。当这些低分子量的聚合物小到足以游离出植入物，就会游离出来通过细胞外液聚集到肝脏、肾脏、肺部、骨髓、淋巴、脾脏和腹腔等器官，按照这些高分子材料的组成、结构，有些被这些器官处的多种酶降解成为可进入体内循环代谢的小分子单体物质，而不易酶解的则被组织器官处的吞噬细胞和异物巨细胞吞噬，吞噬物与胞质内的溶酶体融合逐渐降解，而不能降解的物质则在胞质内形成残留物（图 5-10）。

脂肪聚酯类代谢是通过酯键的水解来完成的。首先是其分子链受水解作用而被随机切断，成为低分子量的聚合物，游离出植入体进入体液后，进入代谢路径。PLA 被水解成乳酸，乳酸是动物肌肉收缩、无氧酵解的正常代谢产物，通过机体三羧酸循环代谢途径生成 CO_2 和 H_2O 排出体外。

PGA 水解成乙醇酸，乙醇酸可以随尿液直接排出；或氧化为乙醛酸盐，然后被转氨为甘氨酸，氧化为草酸盐；或者脱羧成为甲酸盐和 CO_2；或与甘氨酸反应生成丝氨酸，继而转换成丙酮酸，进入体内循环代谢。[14]C 标记乙醇酸研究证明，PGA 在羊体内代谢转化率为 1.7g/h，转化半衰期为 6.6min，5h 内约 44% 的乙醇酸可以转化为 CO_2 呼出，痕量原型聚合物经尿液排出。

聚甲基丙烯酸酯类、聚烯烃类、硅胶类、聚四氟乙烯等不可降解材料在体内，因为摩擦磨损或者局部炎症作用产生极微小的高分子颗粒，当其小到足以游离出植入物进入体液时，随着体液到达肝脏、肾脏、肺部等器官，激活器官处的降解酶、吞噬细胞和异物巨细胞等，因缺乏专一酶而主要被吞噬，同样，吞噬物与胞质内的溶酶体融合逐渐降解，而不能降解的物质则在胞质内形成残留物，随着细胞的脱落而被排出体外。

由于复合材料的降解物质与纯物质的溶解产物一致，在体内的代谢则基本遵循了单一物质时的代谢途径。

对于体内物质代谢，最后必须了解的是，所有糖类、脂类、蛋白质类材料在体内被分解成为小分子物质如葡萄糖、糖原、氨基酸、小分子脂类后，都有一个最终代谢通路，即最后分解成二氧化碳和水并提供人体供能的路径，称为三羧酸循环代谢通路。三羧酸循环（tricarboxylic acid cycle，TCA cycle）是需氧生物体内普遍存在的代谢途径，是一个由一系列酶促反应构成的循环反应系统。该循环反应体

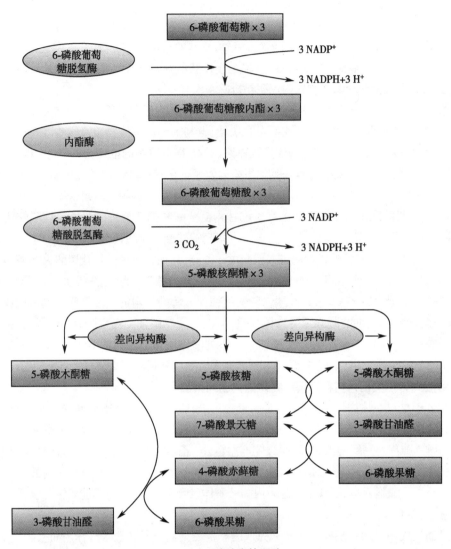

图 5-9　磷酸戊糖通路

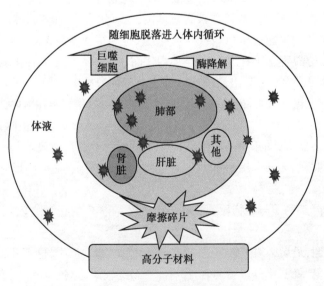

图 5-10　合成材料代谢途径示意图

系中的乙酰辅酶 A 是最先进行的糖酶解、氨基酸降解或脂肪酸氧化的一个产物,由乙酰辅酶 A 与草酰乙酸缩合生成含有 3 个羧基的柠檬酸,经过 4 次脱氢,1 次底物水平磷酸化,最终生成二氧化碳,过程中生成水,而草酰乙酸又被重新生成,再进入循环的过程,完成物质代谢。

 复习思考题

1. 金属形成的金属氧化物膜在体内植入中起到了怎样的作用?
2. 简述金属在体内磨损的发生、发展过程和磨损机制。
3. 无机非金属材料为什么发生溶出?无机非金属材料的溶出与有机高分子材料的降解行为的区别是什么?
4. 影响高分子材料降解的因素有哪些?医用高分子材料的生物降解与普通环境下的降解有什么区别?
5. 如何检测体内释放出的金属、无机非金属物质,以及有机高分子物质?

(陈忠敏)

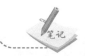

生物医学材料的毒性作用 第六章

毒理学（toxicology）是研究外源化学、物理、材料等因素对有机生物机体的损害作用的科学,通过体外试验、动物实验、临床观察和流行病学等研究途径对上述因素的毒性进行评价,研究产生毒性的机制。生物医学材料植入体内后,会发生一定程度的溶解、腐蚀、降解、磨损等而释放相应离子或微粒,可能对机体产生局部或全身的毒性,为此有必要研究各种材料及其释放物的毒性效应和产生的机制。金属、陶瓷和聚合物是应用广泛的几种医用材料,它们的毒性特征具有各自的特点,本章将分别介绍这三类材料的毒性作用。

第一节　人体必需元素与非必需元素

地球上自然存在的化学元素有九十四种,其中人体内可能存在的元素有六十多种,它们在人体中的比例差别很大,氧、碳、氢、氮、钙和磷这六种元素几乎占体重的 99%。根据人体生命活动所必需与否来进行分类,可将人体内存在的元素分为必需元素（essential element）和非必需元素（non-essential element）。一方面,缺乏必需元素会导致机体生长发育或功能的异常;另一方面,过量的人体必需元素及非必需元素的存在可能对机体产生不利影响。人们对各种元素在机体内的作用与功能的认知是不断发展的,对一种元素是否为人体所必需的认识可能会随着研究的深入而发生变化,因此本节也对几种可能的必需元素进行介绍。

一、必需元素

目前已发现存在于人体内的化学元素有六十种以上,其中已知的、人体发挥正常功能所必需的元素有二十几种,它们参与人体的构成或参与机体的正常生化反应,是人体新陈代谢或生长发育必不可少的元素,被称为必需元素。

一种元素是否为人体所必需取决于其在人体内的功能与作用,通常可以根据以下条件对人体必需元素进行判断。

（1）在所有机体的正常组织中均存在。

（2）在不同的机体中浓度基本恒定。

（3）若失去该元素会产生结构或生理上的异常。

（4）若添加该元素可防止异常产生或使机体复原。

（5）缺乏该元素所产生的异常,常伴随特定生化反应。

（6）该元素恢复时,上述生物化学反应变化消失。

除了表 6-1 列出的已明确的人体必需元素外,还有几种元素可能是人体所必需的（表 6-2）。

由于对部分元素在人体内参与的生物化学过程还知之甚少,目前人体必需元素的种类仍存在一定的争论,例如砷、铬、硼和锂等元素。

表 6-1　人体必需元素

原子序数	元素及化学符号	体内含量	在人体中的作用举例
1	氢(hydrogen, H)	7kg	水,蛋白质,稳定 pH 的碳酸 / 碳酸氢盐
6	碳(carbon, C)	12kg	人体有机物,碳酸盐,一氧化碳信号分子
7	氮(nitrogen, N)	2kg	氨基酸,核酸,一氧化氮信号分子
8	氧(oxygen, O)	49kg	水,氧气
9	氟(fluorine, F)	3g	牙,含量过高时导致氟斑牙
11	钠(sodium, Na)	112g	钠钾泵
12	镁(magnesium, Mg)	25g	遗传信息的复制、转录和翻译,稳定核酸和核糖体
15	磷(phosphorus, P)	0.9kg	羟基磷灰石,DNA,ATP
16	硫(sulfur, S)	160g	半胱氨酸,甲硫氨酸,谷胱甘肽,铁氧还蛋白
17	氯(chlorine, Cl)	96g	囊性纤维化跨膜传导调节因子(CFTR)氯离子通道
19	钾(potassium, K)	160g	钠钾泵
20	钙(calcium, Ca)	1.1kg	羟基磷灰石,与肌钙蛋白作用调节骨骼肌和心肌收缩
25	锰(manganese, Mn)	16mg	线粒体中的锰超氧化物歧化酶
26	铁(iron, Fe)	4.8g	血红蛋白
27	钴(cobalt, Co)	1.6mg	维生素 B_{12}
29	铜(copper, Cu)	80mg	铜蛋白大约占人蛋白质组的 1%
30	锌(zinc, Zn)	2.6g	锌蛋白大约占人蛋白质组的 10%
34	硒(xelenium, Se)	4mg	硒蛋白
42	钼(molybdenum, Mo)	8mg	黄嘌呤氧化酶,亚硫酸盐氧化酶
53	碘(iodine, I)	16mg	甲状腺激素,三碘甲状腺原氨酸

表 6-2　可能的人体必需元素

原子序数	元素及化学符号	体内含量	可能的必需性
14	硅(silicon, Si)	21g	骨的矿化,胶原的合成
23	钒(vanadium, V)	2.4mg	可能与磷酸盐的代谢过程有关
24	铬(chromium, Cr)	6mg	可能影响葡萄糖代谢
28	镍(nickel, Ni)	8mg	可能与 T 细胞识别主要组织相容性复合体(MHC)有关
35	溴(bromine, Br)	0.2g	基底膜中Ⅳ型胶原形成的必要元素
38	锶(strontium, Sr)	0.4g	调控骨髓间充质干细胞的成骨分化,参与骨矿化
50	锡(tin, Sn)	16mg	认为与生长发育有关

　　有些必需元素在人体内的含量很低,但对人体的正常生命活动不可或缺。人体内大约只有 1.6mg 钴,而钴是维生素 B_{12} 的重要成分,+1、+2 和 +3 价态的钴是维生素 B_{12} 发挥生物活性所必需的金属离子,人体缺少维生素 B_{12} 会导致恶性贫血。相反,人体内有些含量比钴高的元素对生命活动的作用还未研究确切,不被认为是必需元素。例如铷,在肌肉组织、红细胞和内脏内有较高的含量,成人体内大约有 37mg 铷,但目前并未发现铷在人体内发挥何种必要功能。

　　必需元素在人体的组成或功能中发挥着重要的作用,但是当它们的含量超过人体所需要的量后可能具有毒性。例如,铜是必需微量元素,成年人体内大约有 80mg,铜是结缔组织、神经元外侧髓磷脂和骨发育所需的元素,参与铁代谢与能量代谢,与超氧化物歧化酶、细胞色素氧化酶的活性有关。但是当人体内的铜超过一定的含量后会对机体产生不利影响,铜的慢性毒性常常会导致肝损伤,急性铜中毒将导致腹痛、痉挛等一系列胃肠反应。

二、非必需元素

非必需元素不是生命活动所必需的(表 6-3),甚至对人体有毒。有些非必需元素在人体内的含量可能高于低含量必需元素,例如铷元素;但有些非必需元素仍可以发挥一定的作用,例如具有药用价值。含铂化合物是目前使用最广泛的一类抗癌化疗药物,自 20 世纪 60 年代合成顺铂以来,顺铂、卡铂、奥沙利铂等多种含铂药物已获批用于临床治疗。

表 6-3　人体中可能存在的非必需元素

原子序数	元素及化学符号	体内含量/ppm	原子序数	元素及化学符号	体内含量/ppm
13	铝(aluminium, Al)	1.0	79	金(gold, Au)	0.000 1
22	钛(titanium, Ti)	0.2	80	汞(mercury, Hg)	0.2
47	银(silver, Ag)	0.01	82	铅(lead, Pb)	0.5
48	镉(cadmium, Cd)	0.1	83	铋(bismuth, Bi)	0.001

第二节　医用金属的毒性原理

医用金属即用于医学上诊断及治疗,可以替换生物有机体内组织器官等,修复或提高其功能,或可进行植入与组织器官相结合的金属材料。这类材料一般是惰性材料,具有优异的力学性能,如可塑性、硬度、强度等,且具有优良的生物相容性,可加工性强的一类金属。目前临床上使用的医用金属主要有不锈钢金属、钛基合金、钴基合金、铝基合金、铌、钽等。主要应用于骨科、牙科以及矫正外科的植入体、人造假体、硬组织及软组织的修复等。

医用金属在植入生物体后因其本身生物腐蚀性特性以及在磨损过程中产生的各类离子和颗粒会对植入周围微环境进行改变,会对生物体内正常蛋白酶的活性进行抑制,从而改变细胞正常代谢,破坏溶酶体等细胞器的功能,此外还可以与体内蛋白因子进行结合,产生有毒物质,从而对细胞及器官等产生毒性作用。

一、剂量 - 效应关系

剂量 - 效应关系(dose-effect relationship)指的是外源化学物剂量与单位内可定量的某种效应之间的关系。当这种效应无法进行定量,无论存在与否(有效或无效),剂量 - 效应关系总是存在于一定百分比的群体中,这种效应取决于化学剂量的多少。这种效应包括我们所期望的正效应,例如药理学;也存在负效应,例如毒理学,化学物剂量的增加不仅会导致个体效应的增强,也会导致群体反应的提升。

在上述关系中,要区别效应(effect)以及反应(response),两者都是由外源化学物剂量所决定的。前者主要是指剂量的变化导致后续生物个体产生的生物学改变,这种改变是可以定量的;后者主要是指剂量的变化导致特殊群体中百分比个体产生的特异性变化。当剂量改变时,作用于群体中的个体,会同时引起效应以及反应,一些个体会产生一定量的效应,而余下个体会产生更多或更少的效应。此外,在同一时间可能会产生多个效应。当需要区别来自群体反应中个体效应的量以及种类时,就需要用到效应以及反应的概念。

早在 20 世纪 50~60 年代,Loewe 及 Hatch 就提出了三维模型来解释剂量、效应以及反应之间的关系。当需要估算人类暴露于相同化学物中风险的阈值时,就需要用到上述关系,当某些化学物会导致有机体产生损伤或病理学反应时,则存在剂量-效应关系或者是剂量-反应关系。

二、医用金属的毒性分子机制

环境中已发现的部分金属存在一些毒性,会对生物有机体产生不可逆的损伤,然而也有一些必需金属是有机体正常生长过程中不可或缺的,如一部分金属是体内重要蛋白酶的组成部分,在完成正常生物代谢途径中必不可少。必需金属需要通过进食补充来维持机体内稳态,因为人体无法通过正常途径来进行合成。必需金属的细胞吸收和转运主要通过不同的内源性转运分子机制来进行调节,因为必需金属的吸取量过多或过少都会导致细胞代谢功能的损伤。研究表明,当以上特异性转运机制出现紊乱,导致必需金属元素过多的摄入则会产生细胞毒性,而转运蛋白分子除了可以特异性结合必需金属元素外,也可以与其他金属复合物进行结合。当金属通过转运机制转运到体内后,对所在的生物微环境产生影响,从而决定其潜在毒性。金属可以结合多种细胞内生物大分子,而金属与细胞内蛋白结合可以降低金属产生的毒性效应,但是不同的金属结合同一种蛋白会产生不同的生物学作用,有时产生的毒性效应会强于金属本身的毒性。金属可以通过不同的机制进入体内,大部分是通过必需金属分子拟态直接结合相关蛋白,或成为转运蛋白的一部分形成复合物进入细胞内。非必需金属在体内的常规转运以及必需金属在体内的异常转运是决定金属的潜在毒性以及金属复合物致癌性的重要因素,很多疾病的发生是由金属转运以及代谢改变引起的。

细胞内常见的两种比较重要的金属结合分子为金属硫蛋白(metallothionein,MT)和谷胱甘肽(glutathione,GSH)。

MT 最初是从马的肾脏中提取的,分子量低且富含半胱氨酸,可以与毒性金属结合,富含巯基,使其具有金属结合特性,可以结合必需金属如 Cu 和 Zn 等,同样也可以结合毒性金属,如 Cd、Pb 和 Hg 等。MT 可以聚集很多二价金属离子(如 Zn^{2+}),也可以结合单价金属离子(如 Cu^+)。MT 结合金属离子后,金属离子的价态可以改变,且 MT 可以结合多种价态金属离子,因此,MT 在细胞内存在是以混合形式存在的,可以结合多达 18 种金属离子。比如,毒性金属 Cd、Pb 和 Hg 可以取代 Zn 竞争性结合 MT,为了与配基结合更为紧密,MT 可能会主动释放一些金属离子。在毒性金属的解毒过程中,MT 必不可少,同样在必需金属的代谢过程中 MT 也起到了重要作用。此外,MT 还能影响肠内部 Zn 的吸收和排泄,同样也能为细胞转运蛋白(如锌转运蛋白 ZnT1、二价金属转运体 DMT-1 等)提供 Zn,也可以为含 Zn 的蛋白酶等提供 Zn。

GSH 在金属的生理以及代谢过程中发挥重要作用,还影响着亲电子化合物、游离自由基以及金属的解毒,含有丰富的非蛋白巯基以及 6 个金属离子结合位点,能够通过以下 4 种途径影响金属的转运、沉积以及毒性:①调节金属与配基之间的移动和传递;②运送金属至细胞膜;③半胱氨酸的储存库;④氧化还原反应的辅助因子。尽管 GSH 可以结合很多内源性化合物,但本章主要关注 GSH 和毒性金属的结合。GSH 可以结合、运送以及储存很多金属,因此可以影响生物系统中的金属内稳态。可以结合 GSH 的金属有 Cu、Se、Zn、Cr、Hg、Ca、As、Ag 以及 Pd,在内环境中,金属-巯基化合物以及 GSH 结合金属复合物动态结合配基,可以迅速调节金属在体内的含量。当 GSH 结合金属后,金属离子以稳定的非反应形式或者通过氧化还原反应以金属化合物形式存在。GSH 结合金属后可以预防金属毒性的发生,研究表明 0.5mmol/L GSH 可以抑制因 Hg^{2+}、Cu^{2+}、Zn^{2+} 等诱导的脱乙基酶活性。Cu 的毒性效应也表明与 GSH 的浓度相关。

在生物体内,不仅只是 MT 以及 GSH 与金属毒性有关,实际上还存在着很多其他的分子,在金属代谢中的作用至关重要。比如其他含巯基的蛋白、牛血清白蛋白也能影响毒性金属与配基的结合过程,此外类似于转铁蛋白以及铁蛋白等可以保证氧化激活金属 Fe 不能产生氧化应激反应。

三、医用金属的毒性效应——对必需金属功能的影响

必需金属在细胞体内以各种形式存在,如与蛋白质或其他分子结合,在细胞内起到重要的生物学

作用。人体内有上百种酶中含有必需金属,无法全部将其列出,也难以完全阐明其与医用金属毒性效应之间的明确关系。下面是一些有关必需金属功能影响的研究结果。

1. **钙(Ca)** 体内正常的 Ca 代谢是维持细胞内外 Ca 稳态的关键,植入金属可以通过各种机制对 Ca 的代谢途径进行干扰,最终影响 Ca 稳态。常见的干扰组织有肾脏以及骨组织,如肾脏尿钙过高就是因为钙调节失衡导致的,也是镉(Cd)中毒后的主要病症之一。此外,骨组织中钙可沉积并影响钙化、脱钙以及成骨过程。Ca 的运送主要是通过神经电压门控钙通道来进行的。此外,铅(Pb)也能通过多种途径对钙代谢进行干扰。实践表明,饮食不当会导致体内 Pb 水平过高;Pb 也能在细胞以及分子水平影响 Ca,在神经系统中,Pb 能够打断神经递质的传递,也能竞争性结合钙离子通道;同时,在 Ca/Na ATP 泵中,Pb 可以取代 Ca 进行特异性位点结合,从而进入线粒体,结合下游钙蛋白信使,如钙调素或蛋白激酶 C,影响细胞正常生物学功能。

2. **锌(Zn)** Ca、Pb 以及亚砷酸盐已经被证实可以影响必需金属 Zn 的正常代谢。Ca 可以占用金属硫蛋白(MT)上 Zn 的结合位点,虽然 Ca-MT 对肝脏没有毒性,但是对肾小管有毒性。Pb 能抑制有机体吸收利用 Zn 的过程,主要是通过抑制含锌金属硫蛋白的活性来进行抑制。此外,Pb、亚砷酸盐以及硒(Se)能够干扰锌指蛋白的功能,从而对细胞转录因子、DNA 损伤信号以及 DNA 修复蛋白进行干扰。

3. **镁(Mg)** Mg 可以结合 DNA 的磷酸盐骨架,研究表明镍(Ni)可以替代 Mg 进行 DNA 结合,导致染色质凝聚增加,也会导致 DNA 甲基化。

4. **铁(Fe)** Fe 是有机体内的必需金属,在细胞的氧化还原反应中起重要作用。正常细胞内 Fe 的含量较低,过量的 Fe 通过氧化反应激发细胞内活性氧(reactive oxygen species,ROS)反应,细胞内 Fe 的含量水平主要受控于细胞内部稳态,细胞内 Fe 的平衡会受到毒性金属的干扰,Ni 以及其他二价金属可以与 Fe 竞争性结合 DMT-1 上 Fe 的结合位点。此外在细胞内 Fe 稳态维持过程中,细胞质乌头酸水合酶(Fe 调节蛋白 1/IRP1)/Fe 响应原件(IRE)系统起到重要调节作用,当细胞内 Fe 含量较低,4Fe-4S 簇蛋白顺乌头酸酶激活形成 IRP1,进一步会改变 mRNAs 转录过程,翻译转铁蛋白促进 Fe 的吸收、储存以及利用过程。在细胞内 Fe 含量低时,Ni 可以提高 IRP1 结合 IRE 过程。Al 可以促进 Fe 调节蛋白 2(IRP2)的稳定性。Co 也可以如 Ni 一样影响细胞内 Fe 相关蛋白的活性。一些金属也可以影响 Fe 依赖性酶,当细胞内摄取 Ni 或者 Co 后,4Fe-4S 顺乌头酸酶会失活。Ni 也能抑制组氨酸甲基化酶。赖氨酸依赖性甲基化酶、DNA 复制酶、α- 酮戊二酸依赖性双加氧酶 ABH2 的活性,也是通过替代 Fe 结合催化位点来进行实现。

5. **铜(Cu)** Cu 存在于细胞内多种酶内,如超氧化物歧化酶、Fe 氧化酶以及细胞色素氧化酶。Cu 在细胞内转运受到多种金属的调节,如 Zn、Ca 以及 Mo 等。在啮齿类动物体内发现,Pb 可以改变 Cu 代谢过程,导致血浆内 Cu 水平剧减。

四、医用金属对不同系统的毒性

1. **神经系统毒性** 神经系统解剖学生理结构特点见表 6-4。研究发现,一些金属能够对神经系统造成损伤,神经系统长期暴露于这些金属中,临床上的特征是产生脑疾病以及神经疾病,如汞(Hg)中毒、锰(Mn)中毒后,人易怒易发疯。直径小于 0.1mm 的粒子可以轻松通过呼吸道进入脑内的感知神经元;也能通过肺泡进入血液以及淋巴组织,进入吞噬细胞内;也能绕过血 - 脑屏障(blood brain barrier,BBB)通过鼻 - 脑途径进入中枢神经系统(central nervous system,CNS),接着影响后续生物学作用。

在孕妇怀孕期间,大部分金属进入体内后会延续到新生儿体内,日积月累会影响后代产生各种神经性疾病。此外金属在骨组织等内沉积后通过缓慢释放到体内循环,从而影响各种器官的功能。因为神经系统的敏感性,低剂量的金属进入也能产生神经毒性。高剂量的金属暴露会导致周围神经系统(peripheral nervous system,PNS)的损伤,比如铝 Al、As、Cd、Cu、Pd、Mn 及 Hg 等金属,而 Tl 主要是损

表 6-4　神经系统解剖学结构

主要结构		主要作用
中枢神经系统	脊柱	中枢神经与周围神经间信号接收传递
	脑干	脑神经发育,头颈间信号检测,生命维持等
	前脑	脑皮质与其他组织间信号转导,平衡,认知和情感控制,内分泌等
周围神经系统	躯体神经系统	感知外部刺激,骨、肌肉等刺激
	自主性神经系统	交感神经,副交感神经,肠消化等
屏障	血-脑屏障	维持脑内环境的相对恒定
	血-脑脊液屏障	与外源性蛋白隔离
	血-视网膜屏障	避免血液成分对视网膜的侵害

伤周围神经系统(PNS),也能损伤 CNS,作为必需金属,Cu 含量过高或过低都能产生神经毒性。表 6-5 中显示了神经毒性金属及其作用位点。

表 6-5　神经毒性金属及其毒理学位点

金属	中枢神经毒性位点	周围神经毒性位点
烷基锡	海马体,扁桃体,边缘系统感知区域	—
Al	大脑皮质	—
As	中枢神经	周围神经
Cd	嗅觉系统	周围神经
Cu	脑半球,神经中枢基底	—
Pb	皮质	周围神经
Li	中枢	—
Hg	中枢	—
Mn	苍白球,基质神经节,皮质	—
Tl	—	线粒体,轴突
Zn	海马体,扁桃体	—

2. 心血管系统毒性　心血管疾病(cardiovascular disease,CVD)是目前人类致死的第一大"杀手",全世界每年约有 1 750 万人死于心血管疾病。而引起 CVD 的最普遍的病因主要是动脉粥样硬化。Al 普遍存在于生活环境中,在陆地表面占 8%。Al 主要通过摄取以及药物注射进入生物体内。Al 的摄入过多会提高缺血性心脑血管疾病的发生。流行病学研究表明,饮用过多含有 As 的啤酒会导致产生心肌病等心血管疾病。吸烟以及工业废气等中含有 Cd,吸烟者体内 Cd 含量是非吸烟者的两倍,长期暴露于 Cd 环境中,会导致机体心血管、骨组织、肾组织以及肺组织等产生病变;体内 Cd 水平过高会增加动脉疾病发病率。此外,灰尘中含有的 Co 被人体吸收后,会导致肺间质纤维化的发生。Fe 作为必需金属,在体内含量过高后会对心脏造成损伤,可能导致铁过载性心肌病的发生。

3. 血液毒性　血液系统主要包括骨髓、淋巴结、胸腺以及脾脏等器官,还包括通过血液运行散布至全身的血细胞,其主要功能是负责血细胞的生成以及调节。有毒金属镉(Cd)、砷(As)和铅(Pb)可以以多种方式作用于血液系统,包括出血损伤到微小的致病性重塑和代谢变化,镉暴露会导致睾丸出血性损伤。在非细胞毒性浓度为 10~100mmol/L 时,Cd 可抑制血管内皮细胞的趋化和血管形成能力,这些血管抑制作用可能通过破坏血管内皮钙黏着蛋白来介导。摄入含有致病浓度 As 的水可以促进肝窦内皮的毛细血管化。由于毛细血管化是肝纤维化的重要前兆,并导致脂质代谢失衡,因此其对肝内皮细胞的影响可能是 As 相关血液疾病的致病机制。Pb 暴露可能导致成人血压持续升高,遗传易感动物可能对这一效应表现出更高的敏感性。

近年来,尽管油漆和陶瓷产品、填缝和管道焊接等工业用铅已大大减少,然而铅暴露仍然是一个重大的公共卫生问题。硝酸铅[Pb(NO$_3$)$_2$]通过在 G$_0$/G$_1$ 位点诱导 DNA 损伤和通过细胞周期阻滞来抑制 HL-60 细胞的增殖,并通过激活 Caspase-3、核小体 DNA 碎裂并且存在继发性坏死来诱导白细胞凋亡。此外,Fe(Ⅲ)会损害多形核粒细胞(PMN)的功能,铁介导的 PMN 功能损伤不仅是毒性氧代谢物产生的结果,也是 Fe(Ⅱ)或 Fe(Ⅱ)- 氧中间体与细胞膜分子直接相互作用的结果。

钙的吸收似乎是由电压通过电泳效应驱动的,而铅以非竞争性的方式抑制钙的吸收,铅也可以通过抑制 Ca(Mg)-ATP 酶来抑制钙外排。在生理条件下,ATP 酶的功能降低了铅对钙内流的影响。但在慢性铅中毒时,细胞内钙离子有少量增加,说明铅主要影响钙离子外流,影响了红细胞的钙平衡,从而影响红细胞正常生物功能的发挥,对红细胞产生毒性。

血小板是血液系统中重要的一类无核细胞,表面存在大量蛋白受体,当血管发生破损时,血液系统中的血小板被募集到破损部位的内皮下基质,通过配体受体识别、黏附至破损部位内皮下胶原组织,并与其特异性结合黏附从而产生凝血作用防止出血,然而自然界中毒蛇可以通过其毒腺分泌天然毒素,含有多种活性酶以及多肽作用于血小板,调节阻碍其凝血功能的发挥,蛇毒中存在着蛇毒金属蛋白酶(SVMPs),含 Zn^{2+} 的 SVMPs 属于 metzincin 家族,是一种纤维蛋白原溶酶,可以与血小板表面 GPⅥ受体结合,影响其凝血功能,对血小板产生毒性。

4. 消化系统毒性　一些金属在体内含量过高时,会导致严重长时程的肾脏损伤。肾脏效应主要来自 Pb、Cd、Hg 等金属,发生肾脏病变时,特定的管状蛋白以及酶等可以成为肾脏病变的指标。Pb 积累是慢性肾脏疾病的主要病因之一,在病变的肾脏组织切片中,可以检测到 Pb 的含量明显高于正常组织水平。研究表明,年老人群暴露于 Cd 中更容易引发肾脏功能紊乱,主要原因是,年老人群体内积累的 Cd 含量更高,随着年龄的增加,体内 Cd 含量越来越高,导致 Cd 诱导性肾小管损伤以及 Cd 诱导性肾功能紊乱的发病率逐渐增高,并且会引起其他并发症,如糖尿、氨基酸尿及高钙尿等;此外 Cd 含量过高,也会导致肾结石。Hg 被认为是导致肾脏综合征和 / 或肾小管功能紊乱、蛋白尿的主要病因之一。

5. 免疫系统毒性　一些金属亦能对机体免疫系统产生毒性,主要包括免疫抑制、免疫刺激、超敏反应以及导致自身免疫疾病。许多金属对于不同的免疫系统表现出不同的剂量 - 效应反应,低剂量时激发免疫活性,而高剂量时抑制免疫系统。临床上关于金属引起的超敏反应主要是通过 T 细胞介导皮炎来表现,比如,暴露于 Be、Co、Cr、Au、Hg 以及 Ni 后,就可能会引起超敏型皮炎。金属能引起的类似职业性哮喘以及皮炎等免疫系统疾病,如 Pt、Cr、Ni、Be 以及 Hg 等。

第三节　医用生物陶瓷的毒性原理

医用生物陶瓷是指可直接植入人体内的具有特异性生物及生理功能的陶瓷材料,因此应该具备良好的生物相容性、机械性能、抗菌性以及物化性能稳定等特征。在 18 世纪以前,人们采用木头及象牙等材料进行骨修复,后来又采用 Au、Ag、Pt 等金属来进行骨修复。随着冶金技术以及陶瓷技术的发展,各种合金材料以及生物惰性陶瓷得以广泛应用。直至 20 世纪 60 年代以后,随着生物陶瓷的发展,逐渐出现生物活性陶瓷材料,主要包括羟基磷灰石(HAP)、磷酸三钙陶瓷、生物活性玻璃等,应用于组织工程的各个方面,主要用于人工骨、人工关节、骨填充及修复材料等。

医用生物陶瓷分为两种,即惰性生物陶瓷和生物活性陶瓷,前者主要包括 ZrO$_2$、Al$_2$O$_3$ 等,后者包括 HAP 或其他钙磷 / 硅生物陶瓷等。生物陶瓷作为植入性材料或替代性材料,因其具有良好的生物相容性而被广泛用于人体骨骼的替代或修复。

一、医用生物陶瓷毒性的产生途径

基于医用生物陶瓷的良好特性,在牙科以及整形外科中,被广泛应用于硬组织的损伤修复,然而在体内的生化环境作用下,医用生物陶瓷必然会产生溶解、离子交换及摩擦磨损,并释放相应离子与微粒。除其释放离子可能产生毒性外,陶瓷材料在体内磨损后产生的纳米微粒一旦被人体内吸收后,会产生 ROS 反应,导致氧化应激效应,接着会激活不同的蛋白信号,最终导致细胞核内染色体异常或双链断裂,不可逆地影响细胞的分裂 / 增殖,最终导致细胞死亡(凋亡)。氧化应激反应主要通过上调或下调不同基因的调节蛋白来产生基因毒性,产生基因毒素,最终导致 DNA 损伤,即 DNA 双链断裂或复制终止,导致 DNA 损伤反应(DDR)的激活。在此过程中磷脂酰肌醇 -3- 激酶协助调节毛细血管扩张突变(ATM),而 ATR(ATM 以及 Rad3 相关蛋白)是主要的调节蛋白,最终激活其他蛋白因子,如 P53 蛋白、乳腺癌相关蛋白 1(BRCA1)、k 基因结合核因子 NF-kB、转录激活因子 AP-1 等,产生基因毒性。

二、医用生物陶瓷的毒性机制

生物陶瓷一般在医学上以植入体形式进行临床应用,但在体内植入后随着时间推移以及与周边环境的磨损而产生微粒,微粒的产生量与陶瓷的机械性能以及所植入部位的内部压力相关,此外在体内还存在其他因素影响磨损过程,比如生物医学材料的设计、生理环境以及材料参数等。内部环境应力越大,产生的磨损越多,当压力大于生物陶瓷的承受力阈值时,陶瓷可能断裂产生较多的颗粒。临床实验证明,当生物陶瓷植入时未固定好、呈一定角度倾斜时,可能会导致磨损颗粒增多。此外,在生物陶瓷植入体内后,陶瓷长期暴露于细胞外基质液中,包括复杂的有机化合物、离子、水、蛋白质以及酶等,在植入界面内因受到各种生物活性分子的作用,甚至会激活体内免疫系统,产生各类免疫因子,也会产生较多颗粒。因关节植入体的特殊性,在材料设计时应考虑减少因磨损多而产生的颗粒,增强其硬度,除了有较好的内部结构,表面也应该足够平滑,目前临床上主要采用的是氧化铝生物陶瓷材料。

在磨损过程中,不可避免地会产生纳米颗粒,即直径为 1~100nm 的颗粒,这类纳米颗粒可能会对机体产生不可逆的损伤。首先,人体的肠胃器官拥有较大的表面积,约 $200m^2$,包括食管、胃及十二指肠等肠胃器官代表着机体的黏膜屏障,会选择性地吸收营养物质,如糖类、多肽及脂肪等,人体能够直接消化食物而吸收其中的营养以及其他附加物,如纳米颗粒。很多被吸收的纳米颗粒在黏膜纤毛的作用下直接通过器官进入肠胃系统,通过上皮细胞也会进入血液系统进入内循环。此外,肠胃系统中pH 随着位置改变而变化,能够影响纳米颗粒的性质。在肠细胞内,纳米颗粒能够激活氧化反应,破坏DNA 以及激活免疫系统。较大的颗粒能够通过胞吞转运直接穿过肠上皮细胞,而纳米颗粒可以穿过绒毛进入间隙形成的微环境,改变上皮细胞的形态,影响其发挥正常的生物学功能。

机体的呼吸系统分为上呼吸道和下呼吸道,前者包括鼻腔、咽部及喉部,后者包括气管、支气管及肺。各部中都存在小支气管连接肺泡进行气体交换。不同粒径的微粒进入呼吸系统后产生不同的生理反应。直径为 5~30μm 的微粒通常被截留于鼻腔处;直径为 1~5μm 的颗粒,截留于支气管;直径为 0.1~1μm 的颗粒会径直进入肺泡,一旦这类颗粒沉积于肺泡表面则会影响机体的气体交换功能,产生毒性,影响呼吸系统正常功能。

免疫系统作为机体维持正常内稳态的重要内部系统,防止机体受到外部因子的损害。很多疾病的产生主要是因为机体免疫系统的功能紊乱。微粒的物理 - 化学性能,如尺寸、形状、表面电荷、稳定性、溶解度及晶型等,都能激活机体免疫系统。纳米颗粒侵入肺部后会激活肺泡巨噬细胞以及中性粒细胞,从而产生氧化应激反应。颗粒表面正电荷可以结合血液中负电荷蛋白,影响其正常功能的发挥。

此外,部分磨损产生的微粒很容易进入血液系统或者淋巴系统,主要是通过黏膜吸收来实现的。生物陶瓷磨损产生的 Zr、Al、Li、Mg 及 Fe 等纳米颗粒一旦进入血液系统后,能够随着血液循环进入不同的器官组织,包括肝脏、肾脏、脾脏、心脏、肺部及脑,同样会经过血-脑脊液屏障(blood-cerebrospinal fluid barrier,BCB)进入脑内,影响脑功能的发挥。

生物陶瓷植入人体内的毒性机制主要集中在细胞水平和基因水平,前者的主要体现是破坏细胞膜、损害细胞器功能以及改变细胞生长周期,而后者主要是通过氧化应激系统产生 ROS 来进行 DNA 损伤。此外还有研究表明,纳米陶瓷颗粒可以进入线粒体并且损伤线粒体。在基因水平上主要是影响细胞 DNA 复制、转录以及增殖,可以进入细胞核内,导致染色质结构的变异、溶酶体释放 DNA 酶损伤 DNA。

三、常见医用生物陶瓷的毒性效应

羟基磷灰石陶瓷因为其化学成分以及机械性能与天然骨相似,因此长期以来被用作骨替代材料。尽管其能够促进骨成长与骨整合,然而在植入体所能承受的应力方面还是缺乏所期望的硬度与韧性。为了提高其机械性能以及生物活性,基于 HAP 制备的不同类型的生物陶瓷应运而生,如 HAP 表面附上金属涂层。不同涂层沉积于 HAP 表面可以赋予 HAP 不同的生物学功能,同样会使骨组织产生不同的反应。细胞与组织长时间暴露于 HAP 植入物,HAP 会在人体内发生一系列生物转化作用。植入物在体内经过长时间的磨损或生物微环境的腐蚀,会产生不同尺寸和形状的 HAP 颗粒,通过 DNA 损伤以及增加 Ca^{2+} 浓度水平,产生基因毒性。当纳米羟基磷灰石(nHAP)颗粒的直径为 20~80nm 时,实验证明其有利于促进细胞凋亡和产生细胞毒性。此外,针状和片层状 nHAP 相对于球状和棒状 nHAP 更能够诱导细胞凋亡。研究表明,纳米羟基磷灰石作用于骨肉瘤细胞后,HAP 纳米颗粒诱导产生 DNA 损伤,主要是通过促进 $p53$ 的磷酸化来将其激活。$p53$ 是细胞应力条件重要的监测因子,包括 DNA 损伤、低氧、生存因子去除、有丝分裂致癌基因以及端粒缩短等过程。$p53$ 激活后,进一步调节下游基因,包括 $p21$、$gadd45$ 以及 BAX,最终导致细胞凋亡。

第四节 医用聚合物的毒性原理

聚合物(polymer)是一类由重复结构单元共价结合形成的物质,其结构单元种类繁多,单元数目(分子量)和连接方式等多种多样,造就了聚合物性质和功能上的多样性。从软组织填充材料、骨科人工假体、心血管植入物,到需要良好光学特性的人工晶状体材料,从接触皮肤表面的敷料到长期留在体内的植入体,聚合物在生物医学领域已获得了广泛的应用。在长期的应用实践中,聚合物的毒性是体外体内评价所重点关注的问题。本节介绍了几种常用医用聚合物及其毒性,按聚合物是生物来源还是由人工合成可分为天然高分子和合成聚合物,后者又可分为可生物降解合成聚合物和非生物降解合成聚合物。

一、聚合物毒性的来源

材料的毒性源自本身或浸出物具有的毒性,有些在降解的过程中产生毒性。聚合物的浸出物可能来自单体、低聚物、交联剂、副产物或杂质等,也有可能是为了改良性能而加入的增塑剂等添加剂。浸出是低分子量的物质从材料扩散到周围的过程,这一过程与材料本身的性质和所处的周围环境有关,同种材料在不同的植入部位表现出的毒性可能不同,被植入材料的个体在年龄、性别、健康状况等方面的差异也可能影响毒性的表现行为。

加工和灭菌过程可能使原本无毒性的聚合物产生毒性物质,因此已经经过毒性检测的聚合物原材料在加工后有必要再次检测毒性。在合成或熔融加工过程中的过热现象会使聚合物材料产生单体和低聚物,可能使材料产生毒性;由于环境中氧气的存在,加热过程还伴随着氧化,可能改变材料的毒性。灭菌过程可能对聚合物材料的毒性产生影响,辐照灭菌使聚合物主链断裂或分解产生低分子量物质,导致浸出物增加;另一方面,γ 射线可能使聚乙烯等聚合物交联而改变材料的性质。若采用环氧乙烷灭菌,聚合物材料中可能会有残留的环氧乙烷,特别是多孔的支架,残留环氧乙烷会导致植入部位机体局部组织坏死,需要在灭菌后除去环氧乙烷。

二、常用医用聚合物的毒性

1. 硅橡胶弹性体　硅酮(silicone)是一种合成类聚合物,其主链是由硅与氧共价结合形成的重复单元。硅原子除了与氧结合形成硅酮聚合物主链外,还可与其他有机基团结合,因此通过改变基团的种类可以在较大程度上调节硅酮的性质,使之形成液体、乳液、树脂和弹性体等性质迥异的材料。最常见的是硅原子上连接两个甲基的聚二甲基硅氧烷(PDMS),"硅酮"一词可指代聚二甲基硅氧烷。

硅橡胶弹性体稳定性较好,毒性低,被广泛用于护理和医疗器械领域,例如整形假体、导尿管、排液管、药物缓释系统、发音钮、人造皮肤、人造食管和人工晶状体等。

但是硅橡胶弹性体亲水性差,作为植入物与周围组织的亲和力低,导致植入物周围形成纤维包膜,易引起包膜挛缩、剧烈疼痛和植入体变形移位等问题。为了促进细胞在硅橡胶植入体表面的黏附和生长,增强与组织的亲和能力,可运用等离子体表面改性、接枝共聚、与胶原等亲水物质复合等方法,提高材料的亲水性。

2. 聚甲基丙烯酸甲酯　甲基丙烯酸甲酯单体通过聚合形成的聚甲基丙烯酸甲酯(PMMA)是一种非降解聚合物。经历了第二次世界大战的飞行员,有的人眼睛或身体其他部位带有未取出的飞机机窗碎片,之后发现PMMA碎片几乎不会引起排斥反应,从而发现PMMA具有较好的生物相容性。PMMA于20世纪50年代中期开始被用在矫形外科,如今是矫形外科中使用最广泛的非金属植入材料之一。PMMA还具有优良的光学特性,可用于人工晶体和硬质角膜接触镜。此外PMMA血液相容性较好、易于加工,可用于制造血泵和透析器等医疗设备。

PMMA骨水泥常用于将假体固定在髋、膝和肩等部位,也是椎体成形术常用的填充材料。PMMA骨水泥以多聚甲基丙烯酸甲酯和甲基丙烯酸甲酯单体为基材,可通过原位聚合来成型,它能与无机陶瓷或生物活性玻璃混合从而调节固化过程、增强机械性能,通过加入抗生素还可减少手术部位感染的发生。但是,随着骨水泥的广泛应用和研究的深入,发现PMMA骨水泥具有较大的毒性,甚至可引起骨水泥植入综合征,而且由于PMMA缺乏生物活性,术后与周围骨组织的整合效果不佳。

甲基丙烯酸甲酯(MMA)具有较为明显的细胞毒性,会影响成骨细胞的正常生长,抑制心肌细胞的活性,高浓度的MMA会破坏粒细胞、单核细胞和内皮细胞释放出蛋白水解酶诱发细胞和组织溶解,人体长期接触MMA可导致接触性皮炎、口腔炎、肝脏毒性、感觉异常的指尖神经病变、出血、肺组织坏死等不良反应。

由于MMA明显的毒性,在关节成形术中需要使用PMMA骨水泥时,可以先在体外进行预调制,让MMA聚合得更加充分,浆料呈半固体状态后再填入髓腔固定假体。但是在椎体成形术中,骨水泥呈流动状即要注入椎体以达到充分填充椎体的目的,由于难以控制调制时间会有未聚合的MMA渗入血液,抑制心肌,导致心肌收缩力减弱或传导系统异常,出现心输出量下降或心律失常;当大量MMA进入循环系统后,可能引起低氧血症、低血压、心律失常及心脏骤停等症状。手术完成后,随着植入时间的推移,PMMA骨水泥中未反应完的MMA逐渐从骨水泥中渗出,使组织在较长时间内接触MMA,对周围组织构成长期影响导致组织坏死。此外,PMMA中渗出的甲醛也具有较高的毒性,PMMA骨水泥反应物中的交联剂和引发剂(例如乙二醇二甲基丙烯酸酯和过氧化苯甲酰)也具有一定的毒性。

3. 聚乙烯　聚乙烯(polyethylene)由乙烯单体通过自由基聚合或离子聚合形成,根据分子量、密度和支化度等性质的不同,聚乙烯的结晶度、机械性能等呈现较大差异,可运用于多个领域。超高分子量聚乙烯(UHMWPE)是一种热塑性聚乙烯,其聚合物碳链非常长,具有分子量极高(常常在200万~600万之间)、分子链缠结密度高、结晶度适度、高度有序的片晶镶嵌、在无定形区形成复合结构等特点,使UHMWPE具有很高的抗冲击性、耐磨损性、化学稳定性、耐低温性和耐应力开裂性,且具有低摩擦系数和低吸水性的特点。

众多优良的性能使 UHMWPE 被用于人工关节,主要是髋关节假体的髋关节窝(髋臼)和人工膝关节的衬垫材料。然而由于髋关节和膝关节需要承受较大的运动负荷,在植入后的长期使用中,UHMWPE 仍然会有磨损问题。髋关节假体股骨球形头与髋臼之间的应力可导致 UHMWPE 窠臼磨损或撕裂,人工膝关节的 UHMWPE 可能被磨穿。此外,磨损产生的颗粒会引起骨质溶解和无菌性松动等问题,导致关节假体失效,致使 UHMWPE 制成的人工关节植入体在投入使用 10~20 年后需要再进行翻新手术。

人工关节在植入人体后由于需要承受载荷,假体各部件之间的相互往复摩擦和假体与骨界面之间的微动会产生磨损颗粒,聚乙烯磨损颗粒的大小在亚微米到几微米之间,其中直径小于 $0.5\mu m$ 的磨损颗粒对巨噬细胞具有较强的刺激,使巨噬细胞分泌较多的白细胞介素 6 和肿瘤坏死因子 α,激活下游的细胞因子级联反应引起无菌性松动。人工关节假体所用聚乙烯的常规灭菌方法是在空气中用 γ 射线辐照,在灭菌的同时增加交联程度,在一定程度上提高机械强度,然而辐照过程中氧化产生的自由基会加重聚乙烯的磨损。通过热处理或加入抗氧化剂等方式,可减少聚乙烯残留的自由基。

4. 胶原 胶原(collagen)是一种天然高分子化合物,在结缔组织中的含量较高,也是细胞外基质的组成成分。尽管已被广泛应用于医疗领域,例如骨修复植入物、人工皮肤和创伤敷料等,但是作为一种来源于动物的产品,胶原具有一定的免疫原性(immunogenicity),在少数情况下会引起不良反应。

胶原蛋白的三条肽链在空间中呈螺旋状,形成三股螺旋结构,根据与抗体作用特点的不同,其抗原决定簇可以分为三种:①螺旋结构表位(helical determinant):即螺旋结构上存在的特定空间构象区域被抗体识别,当胶原变性导致此类区域的三股螺旋结构破坏后不再被抗体识别;②中间表位(central determinant):即螺旋区域中间某条肽链的特定氨基酸序列被识别,但与螺旋结构无关;③端肽表位(terminal determinant):即处在非螺旋区域的肽链末端被识别。胶原材料植入后,与抗体作用的主要抗原决定簇与供体(胶原来源)和受体(被植入材料的动物)的物种组合有关,一般情况下,同样是来源于小牛的胶原,植入到兔体内时与抗体作用的主要是端肽表位,与抗体作用的螺旋结构和中间表位较少,而植入到大鼠或小鼠体内时则主要是螺旋结构表位与抗体结合,中间和端肽表位几乎不与抗体作用。此外,中间表位常处于隐藏状态,当螺旋结构解开分散成肽链后与抗体结合,此时基于胶原的材料可能会在逐步降解的过程中与抗体发生作用。

免疫原性是指特定物质在人体或其他动物体内诱发免疫反应的特性。胶原引起的免疫反应包括体液免疫反应和细胞介导免疫反应。来源于牛的胶原在鼠体内引起的体液免疫反应与 T 细胞有关,当缺乏 T 细胞时没有检测到抗体反应。而来源于大鼠的胶原在鼠体内引起的反应与 T 细胞无关,表明胶原引起的免疫反应也与供体和受体的物种组合有关。

可注射胶原被广泛用作软组织填充体,来源于牛的可注射胶原在未使用人群中引起超敏反应(hypersensitivity)的发生率在 2%~4% 之间,另外人群中有 1% 在使用后对牛胶原过敏,少数不良反应(少于 3%)会发生肉芽肿和局部炎症,通常在几个月内症状会消失,症状延续时间较长的一般不超过 1 年。一般用检测抗体水平的方法来评估人体对胶原的免疫反应程度,在使用胶原前进行 2 次皮试可以有效地发现过敏反应的患者,但在皮试后仍有 1%~2% 的人有免疫反应。胃蛋白酶处理过的牛 I 型胶原和磷酸钙材料形成的复合材料植入后引起的免疫反应很小,可用于骨填充材料。

交联对胶原材料的毒性具有一定影响。针对可溶性胶原机械强度较低、降解速率较快的缺点,常用交联法改善性能。戊二醛是交联胶原最常用的交联剂之一,然而戊二醛具有细胞毒性,需要在交联后除去。京尼平则是较好的替代交联剂。

5. 聚乳酸、聚羟基乙酸及共聚物 可降解聚乳酸(PLA)、聚羟基乙酸(PGA)及乳酸和羟基乙酸的共聚物 PLGA 在缝合线、骨科内固定器件和组织工程支架等领域具有十分广泛的用途,这些聚合物在各种应用中具有较好的细胞和组织相容性。PLA 和 PGA 降解的主要形式是高分子链中的酯键水解,彻底水解分别产生乳酸和羟基乙酸,在体内两种降解产物部分直接随尿液排出,部分可代谢后以二氧化碳和水的形式排出。

在体外细胞实验中,PLA 和 PGA 对细胞的毒性在可接受的范围内,但是用它们在缓冲液中较长时间浸泡的降解液培养成骨细胞、软骨细胞等细胞时,细胞的增殖受到抑制,可能是因为在相对封闭的环境中,PLA 和 PGA 降解产生的乳酸、羟基乙酸不断积累使溶液呈现较强的酸性,不利于细胞生长和增殖。在体内环境下,当植入部位体液流动较少或植入体尺寸较大时,聚酯的酸性降解产物无法及时从植入部位移除,体液中的缓冲体系不足以维持正常的生理 pH 环境,材料及其周围局部 pH 降低,不利于细胞的正常生长增殖。植入体周围的 pH 还对细胞因子的分泌有影响,在较低的 pH 下成骨细胞分泌的血管内皮生长因子减少,对新生组织的血管化产生不利影响。此外,没有及时排出或中和而积累在材料中的酸性降解产物可充当水解酯键的催化剂,加快水解的进行,这种自加速水解特性更加剧了局部酸性。

 复习思考题

1. 在元素周期表中标出人体必需元素的位置,必需元素集中在哪几个周期?
2. 能否根据某种元素体内含量的多少来判断它是否是必需元素?请举例。
3. 医用金属的毒性效应有哪些?
4. 医用生物陶瓷毒性产生的分子机制是什么?
5. 聚合物的毒性来源于哪些方面?结合具体聚合物说明。

（吴飞鸽　蔡明乐　王江林　张胜民）

生物医学材料的免疫学基础

第七章

在生物医学材料及相关器械的应用中,生物医学材料的生物相容性是其区别于其他功能材料的最重要特征。在过去的二十多年,材料生物相容性的评价重点在一般的血液相容性和组织相容性,研究中也曾发现某些与机体免疫反应相似的症状,但被忽视为材料的毒性反应及一般的炎症反应。随着材料生物相容性研究的不断深入,逐渐发现生物医学材料与机体免疫反应之间有密切关系。机体的免疫系统对植入体内的非己成分会产生一系列免疫应答的防御行为,其中包括炎症反应、抗体产生、补体活化、各种免疫细胞、巨噬细胞及过敏性异物反应和细胞因子的表达等,去除接触物,这些免疫反应便可缓解。因此,在生物医学材料的应用上,必须考虑材料进入人体后的免疫反应。

减少材料所引起的免疫反应,合理利用材料的免疫学特性,最终实现材料在体内的生物学效应,是生物医学材料的研究目标之一。要认识生物医学材料进入人体后所引起的免疫反应,一是要了解人体对生物医学材料进行免疫应答的生物学基础,即人体的免疫系统与免疫反应;二是要了解生物医学材料的免疫反应区别其他免疫反应的特点;三是运用生物医学材料的免疫学知识,在生物医学材料的设计与评价中做好材料的免疫修饰、免疫学评价,以尽量减少或合理利用生物医学材料所产生的免疫反应。

第一节　人体免疫系统与免疫反应

人体有一个完善的免疫系统来执行免疫功能,以对抗异物、细菌、病毒等的侵入。免疫系统包括免疫器官、免疫细胞和免疫分子,这三者协同完成免疫反应。免疫反应则根据其识别特点、获得形式和效应机制,分为固有免疫和适应性免疫。人体免疫系统与免疫反应是把"双刃剑",既是保卫人体的重要器官,又会引起诸多免疫疾病,就生物医学材料而言,减少或利用人体产生材料相关的免疫反应是一个必须要认真对待的问题。

一、免疫细胞和免疫器官

(一) 免疫细胞

免疫细胞是具有免疫功能的细胞,包括树突状细胞(dendritic cells,DC)、巨噬细胞(macrophages,MΦ)、NK 细胞(natural killer cell,NK)、T 细胞(T-lymphocyte)、B 细胞(B-lymphocyte)、肥大细胞(mast cell)等,均来源于造血干细胞。造血干细胞可分为两个谱系(lineage):①髓样祖细胞(myeloid progenitor):可以进一步分化为单核细胞(monocyte)、巨噬细胞、中性粒细胞(neutrophil)等;②淋巴样祖细胞(lymphoid　progenitor):可以进一步分化为 T 细胞、B 细胞、NK 细胞等。根据功能,免疫细胞可以分为固有免疫细胞和特异性免疫细胞。固有免疫细胞包括嗜酸性粒细胞、嗜碱性粒细胞、中性粒细胞、单核巨噬细胞、肥大细胞、树突状细胞、NK 细胞、NKT 细胞、γδT 细胞、B1 细胞和固有淋巴细胞等;特异性免疫细胞包括 T 细胞和 B 细胞。树突状细胞、巨噬细胞和 B 细胞是专职抗原提呈细胞。

（二）免疫器官

免疫器官（immune organ）也称为淋巴器官，通常分为：①中枢免疫器官（central immune organ）：又称初级淋巴器官（primary lymphoid organ）；②外周免疫器官（peripheral immune organ）：又称次级淋巴器官（secondary lymphoid organ）。人类的中枢免疫器官由骨髓和胸腺组成，主要是免疫细胞分化发育的场所。外周免疫器官由脾、淋巴结等组成。由于血液和淋巴循环相连通，在中枢免疫器官内发育成熟的免疫细胞可以迁移到外周免疫组织行使免疫功能。外周免疫器官间免疫细胞的迁移也通过血液和淋巴循环得以实现。

1. 中枢免疫器官　人体中枢免疫器官包括骨髓（bone marrow）和胸腺（thymus），主要是免疫细胞分化、发育、成熟的场所。骨髓含有造血干细胞（hematopoietic stem cell，HSC），是各种血细胞和几乎所有免疫细胞的发源地，也是 B 细胞分化、发育和成熟的场所。骨髓是由骨髓基质细胞（stromal cell）、造血干细胞和毛细血管网络等构成的海绵状组织。在造血诱导微环境中，造血干细胞可以分化为髓样干细胞和淋巴样干细胞。髓样干细胞可分化为中性粒细胞、嗜酸性粒细胞、嗜碱性粒细胞、红细胞、血小板和单核巨噬细胞等；淋巴样干细胞可分化为祖 T 细胞（Pro-T）以及成熟的 B 细胞和 NK 细胞等。

骨髓是中枢免疫器官，具有重要的生理功能：①是各类血细胞和免疫细胞分化、发育和成熟的场所；②是 B 细胞分化、发育的场所，B 细胞在骨髓中发育成熟后随血液循环进入外周免疫器官，介导体液免疫；③是体液免疫应答发生的场所之一。

胸腺位于胸腔纵隔上部、胸骨后方，由皮质和髓质组成。胸腺是 T 细胞分化、发育和成熟的主要器官。由骨髓造血干细胞分化而来的淋巴样细胞（common lymphoid progenitor）在胸腺微环境中，经过阳性选择（positive selection）和阴性选择（negative selection）发育成为具有自身 MHC 限制性的 CD4⁺T 细胞和 CD8⁺T 细胞，介导机体产生细胞免疫应答和体液免疫应答。

2. 外周免疫器官　脾是人体最大的外周免疫器官，是对血源抗原产生免疫应答的主要场所和 B 细胞的主要定居地。包含白髓（white pulp）和红髓（red pulp）。白髓由动脉周围淋巴鞘、淋巴滤泡和边缘区组成，为 T 细胞、B 细胞及巨噬细胞的定居场所；红髓有脾索（splenic cord）和脾血窦（splenic sinus）组成，主要含 B 细胞、巨噬细胞和树突状细胞等。脾的主要生理功能包括：①是成熟 T 细胞和 B 细胞居住的主要场所之一。②是免疫应答发生的场所之一：在免疫系统中，脾负责对血源抗原（blood-borne antigen）产生免疫应答。微生物一旦进入血液循环，流经脾，其抗原可激活脾内的 T 细胞和 B 细胞，产生效应性 T 细胞和抗体，清除微生物。③过滤作用：血液流经脾，通过脾内的巨噬细胞和网状内皮细胞的吞噬作用，清除血液中的病原体和衰老的血细胞等，净化血液。

淋巴结是重要的外周免疫器官，呈圆形或肾形，沿淋巴管道遍布全身，位于淋巴管道的分支处，成群分布在浅表的颈部、腋窝、腹股沟、深部的纵隔及腹腔内。其中 T 细胞约占 75%，B 细胞约占 25%。与脾相比，淋巴结为 T 细胞的主要定居地。淋巴结是淋巴系统的主要组成部分，可截获来自组织液和淋巴液中的抗原。

肝脏（liver）是人体特殊的免疫器官，也是典型的免疫耐受器官。肝脏与口服免疫耐受（oral immune tolerance）密切相关。肝脏是人体内 NK 细胞和自然杀伤 T 细胞（natural killer T cell，NKT）最大的储存场所。肝脏内还有一类特殊的巨噬细胞，称为库普弗细胞（Kupffer cell）。此外，肝脏内很多非造血干细胞源性的细胞都具有抗原提呈的功能。

二、免疫分子

（一）抗原

抗原（antigen，Ag）是指所有能诱导机体发生免疫应答，并能与机体产生的应答产物在体内外发生特异性结合的分子，即能被 T/B 淋巴细胞表面的抗原受体（TCR/BCR）特异性识别与结合，活化 T/B 淋巴细胞，使之增殖分化，产生免疫应答产物（主要为抗体），并能与免疫应答产物在体内外发生特异性结合的物质。

抗原基本特性：①免疫原性（immunogenicity）：指抗原能够刺激机体产生免疫应答反应，并且诱导产生抗体或致敏淋巴细胞的能力。②反应原性（immunoreactivity）：又称抗体的抗原性（antigenicity），指抗原能与其诱导产生的抗体或致敏淋巴细胞特异性结合的能力。③两种基本特性间的相关性：具有免疫原性的物质一定具有能与之免疫原性诱生的免疫应答产物进行特异性结合的能力，即反应原性。但具有反应原性的物质未必能够在机体内刺激诱发免疫应答。前者习惯上称为抗原或完全抗原，大多为分子量较大的蛋白质、各类病原微生物等；后者一般称为半抗原或不完全抗原，大多为化学药物，为小分子化合物。半抗原或不完全抗原在经与某些大分子偶联后也同样可变为完全抗原，此类可与其偶联的大分子称为载体（carrier）。

抗原特异性是指抗原刺激机体产生免疫应答及其与应答产物发生反应所显示的专一性，即一种特定的抗原只能刺激机体产生特异性的抗体或致敏淋巴细胞，且仅能与其诱导产生的抗体或致敏淋巴细胞发生特异性结合。决定抗原这种特异性的结构基础是抗原分子中的抗原表位。研究显示，抗原在接受识别时与 BCR/TCR 结合的化学基团只是抗原分子中的一小部分，所以我们称这种能够在抗原中决定抗原特异性的特殊化学基团为抗原表位（epitope），又称抗原决定簇（antigenic determinant）。

在发生抗原抗体反应时，抗原上存在能与抗体分子特异性结合的抗原表位的总数称为抗原的结合价。大多数天然抗原表面具有多个相同或不同的抗原表位，为多价抗原；而半抗原对应来说大多只有一个 B 细胞表位，一般为一价抗原。天然抗原大多具有多个抗原表位，为多价抗原，可诱导产生多个不同特异性的抗体。每种抗体能与其对应的抗原表位结合。如果两种抗原含有相同或相似的抗原表位，那么这两种抗原就不仅可以和自身诱生的抗体或致敏淋巴细胞反应，还能与另一种抗原诱生的抗体与淋巴细胞发生免疫反应。这种免疫应答产物对于具有相同或相似表位的不同抗原发生的反应叫作交叉反应。

抗原免疫原性的决定因素有两种：

（1）抗原自身因素：①异物性：抗原免疫原性的本质即为异物性，简单来说就是指一种物质被机体免疫系统识别为非己的抗原物质的特性。一般来说，抗原与机体间的种属亲缘关系越远，结构组织差异性越大，异物性越强，免疫原性也就越强。抗原的异物性可以体现在很多方面，如各类病原微生物、各种动物蛋白均具有较强的免疫原性；如若自身成分发生改变也可被机体视为非己物质产生异物性；同时在胚胎期若未与淋巴细胞充分接触，如机体内的免疫豁免部位与淋巴细胞接触后也会表现出其异物性。②抗原理化性质：化学性质、分子质量、结构复杂性、抗原分子的空间构象、易接近性、物理状态。

（2）宿主因素：遗传因素、年龄，性别与健康状况、免疫方式。

根据产生抗体时是否需要 T 细胞的参与可将抗原分为胸腺依赖性抗原（TD 抗原）和胸腺非依赖性抗原（TI 抗原）两类。TD 抗原在刺激 B 细胞产生抗体时需要 T 细胞的辅助，在 T 细胞缺乏时不能诱导抗体产生，故又称为 T 细胞依赖性抗原，主要为蛋白质类抗原。TD 抗原激活 B 细胞时，除必须有抗原作为信号外，还需辅助性 T 细胞及其分泌的细胞因子作为信号。TD 抗原可刺激 T 细胞产生细胞免疫反应。TI 抗原主要是非蛋白质类抗原，如多糖、脂类、核酸等，它们诱导的抗体反应无需 T 细胞的辅助。TI 抗原能诱导初次免疫应答，但无记忆细胞产生，因此无再次免疫应答，所产生的抗体主要是 IgM 抗体。TI 抗原不刺激 T 细胞产生细胞免疫反应。

（二）抗体

抗体（antibody，Ab）是介导体液免疫的重要效应分子，是由 B 淋巴细胞在抗原刺激下增殖分化为浆细胞所产生的能特异性识别、结合和清除相应抗原的具有免疫活性的球蛋白。后来人们又发现一些化学结构与抗体相似而无抗体活性的球蛋白，以及天然产生的 Ig 亚基。因此，1968 年和 1972 年，世界卫生组织和国际免疫学会联合会的专门委员会先后决定，将具有抗体活性或化学结构与抗体相似的球蛋白统称为免疫球蛋白。X 线晶体结构分析证实，所有天然免疫球蛋白分子的基本结构都是四肽链的对称结构，包括两条完全相同的相对分子质量较大的重链（heavy chain，H 链）和两条完全相

笔记

同的相对分子质量较小的轻链（light chain,L 链），彼此以二硫键连接而成 Y 字形（图 7-1）。免疫球蛋
白单体中四条肽链两端游离的氨基或羧基的方向
是一致的，分别命名为氨基端（N 端）和羧基端（C
端）。免疫球蛋白重链由 450~550 个氨基酸组成，
相对分子质量为 5×10^4~7×10^4。根据重链恒定区
结构组成和免疫原性的差异，将 Ig 重链分为五大
类（class），分别称为 γ 链、α 链、μ 链、δ 链和 ε 链。
据此,Ig 按重链的希腊字母对应的英文字母命名，
分别称为 IgG、IgA、IgM、IgD 和 IgE。天然 Ig 分子
两条轻链的型别总是相同的。

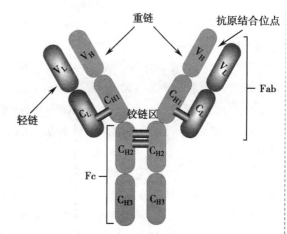

图 7-1　抗体的结构

V_H:重链可变区;V_L:轻链可变区;C_L:恒定区轻链;
C_H:恒定区重链;Fc:可结晶段;Fab:抗原结合片段。

　　通过分析不同免疫球蛋白的重链和轻链氨基
酸序列，发现在轻链靠近 N 端的 1/2 和重链靠近 N
端的 1/5 或 1/4 区域内，其氨基酸的种类、排列顺
序与构型变化较大，称为可变区（variable region,
V 区）。重链和轻链的 V 区分别称为 V_H 和 V_L。V_H
和 V_L 各有 3 个区域的氨基酸组成和排列顺序高
度可变，称为高变区（hypervariable region,HVR）。一般 HVR3 变化程度更高。高变区是免疫球蛋白与
抗原表位特异性结合的部位。3 个高变区的氨基酸残基在一级结构上不是连续排列的，但经过肽链
的折叠，形成空间构象后，在空间位置上相互靠近，共同组成 Ig 的抗原结合部位，负责识别和结合抗
原。这些高变区序列与抗原表位在空间结构上互补，故又称为互补决定区。免疫球蛋白的独特型决
定基（idiotypic determinant）主要也在该区域。在 V 区中，CDR 之外区域的氨基酸组成和排列顺序相
对稳定，称为骨架区（framework region,FR）。

　　位于免疫球蛋白重链靠近 C 端 3/4 或 4/5 区域和轻链靠近 C 端 1/2 区域的氨基酸种类、排列顺序
比较恒定，称为恒定区（constant region,C 区）。IgG、IgA 和 IgD 的重链恒定区包括 C_{H1}、C_{H2} 和 C_{H3}；IgM
和 IgE 的重链恒定区包括 C_{H1}、C_{H2}、C_{H3} 和 C_{H4}。抗人 IgG 抗体（或称抗抗体）均能与这两种抗体（IgG）
发生结合反应。Ig 的重链、轻链均可折叠为数个球形结构，称为结构域（domain），又称为 Ig 功能区。
C_{H1} 和 C_L 是免疫球蛋白遗传标志所在部位，同种异体间的免疫球蛋白在该区存在个别氨基酸排列差
异。IgG 的 C_{H2} 和 IgM 的 C_{H3} 有补体 C1q 的结合位点，可启动补体活化的经典途径;IgG 的 C_{H2} 与穿过
胎盘屏障相关。IgG 的 C_{H3} 可与巨噬细胞、中性粒细胞、B 细胞和 NK 细胞表面的 IgG Fc 受体（FcγR）
结合。IgE 的 C_{H2} 和 C_{H3} 可与肥大细胞和嗜碱性粒细胞 IgE Fc 受体（FcεR）结合。IgA、IgG 和 IgD 重
链的 C_{H1} 和 C_{H2} 两个结构域之间有铰链区（hinge region）相连。铰链区富含脯氨酸，易伸展弯曲，有
利于两臂同时结合两个相同的抗原表位。铰链区容易被木瓜蛋白酶、胃蛋白酶等水解。J 链（joining
chain）即连接链，是由浆细胞合成的一条富含半胱氨酸的多肽链，可连接多个 Ig 单体形成多聚体。血
清中的 IgA 主要以单体形式存在，在黏膜表面的分泌型 IgA（SIgA）主要是由两个 IgA 单体通过链间
二硫键和 J 链连接形成二聚体，血浆中的 IgM 则可形成五聚体。分泌片（secretory piece,SP）又称为分
泌成分（secretory component,SC），是相对分子质量为 60~70kD 的多肽链，由黏膜上皮细胞合成和分泌，
是分泌型 IgA（SIgA）的辅助成分。以非共价键形式与 IgA 二聚体结合，使其成为 SIgA。分泌片可介
导 IgA 二聚体从黏膜下转运至黏膜表面，并保护 SIgA 免受蛋白酶水解。

　　免疫球蛋白 C 区有着重要的功能：①激活补体：C_{H2}/C_{H3} 激活补体能力顺序依次是 IgM>IgG3>
IgG1>IgG2。②调理作用：IgG 与细菌等颗粒性抗原结合后，可通过其 Fc 段与中性粒细胞和巨噬细胞
表面相应 IgG Fc 受体（FcγR）结合，增强吞噬细胞的吞噬杀伤抗原的能力，即抗体的调理作用。③抗
体依赖的细胞介导的细胞毒作用：IgG 与肿瘤或病毒感染的细胞结合后，自然杀伤细胞、巨噬细胞和
中性粒细胞促使细胞释放细胞毒颗粒，杀伤靶细胞，称为抗体依赖的细胞介导的细胞毒作用（ADCC）

效应。④介导Ⅰ型超敏反应：与致敏靶细胞表面特异性IgE结合。⑤穿过胎盘。⑥参与黏膜免疫。

常见的免疫球蛋白分子的特性如下：

（1）IgG：IgG为单体，主要由脾和淋巴结的浆细胞合成，是血清和细胞外液中含量最高的免疫球蛋白，约占血清免疫球蛋白总量的80%。IgG合成晚于IgM，自出生后3个月开始合成，3~5岁接近成人水平。IgG的半衰期为20~30d，是再次体液免疫应答产生的主要抗体，IgG1、IgG3、IgG4可穿过胎盘屏障，对新生儿抗感染有重要意义。

（2）IgM：主要存在于血清中，五聚体IgM分子量最大，称为巨球蛋白，IgM是个体发育中最早产生的抗体，其半衰期短，血清中特异性IgM增高，提示有近期感染和急性期感染，该指标有助于疾病的早期诊断。

（3）IgA：IgA分为血清型和分泌型。健康成人IgA日合成量约占免疫球蛋白总量的2/3。其中，血清型仅占血清免疫球蛋白总量的10%~15%，而分泌型合成量较大，是外分泌液中的主要抗体类别。IgA参与局部黏膜的抗感染免疫，人出生后4~6个月才开始合成IgA。

（4）IgD：膜结合型IgD（mIgD）构成BCR，是B细胞分化成熟的标志。成熟B细胞同时表达膜结合型IgM（mIgM）和mIgD，活化的B细胞或记忆性B细胞其表面的mIgD逐渐消失。

（5）IgE：主要由鼻咽部、扁桃体、支气管、胃肠黏膜等黏膜下淋巴组织中的浆细胞分泌，这些部位也是变应原入侵和过敏反应易发生的场所。此外，IgE可能与机体抗寄生虫免疫有关。

三、免疫反应

（一）细胞免疫

细胞免疫应答的整个过程可分为抗原识别、淋巴细胞活化增殖和分化及效应等三个阶段（图7-2）。

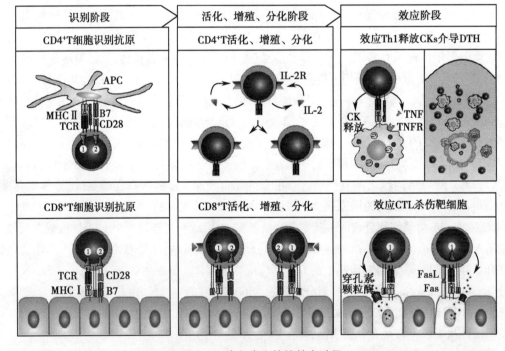

图7-2　细胞免疫应答的基本过程

（1）抗原识别阶段：从抗原进入机体与淋巴细胞相遇开始，到淋巴细胞对抗原完成识别结束。包括抗原提呈细胞（antigen presenting cell, APC）（如巨噬细胞、树突状细胞、B淋巴细胞、内皮细胞等）对抗原的摄取、加工处理和抗原提呈以及T细胞对抗原的识别，这一过程由APC和T淋巴细胞参与完成,是适应性免疫应答的启动阶段。

(2) 淋巴细胞的活化、增殖和分化阶段:包括 T 细胞特异性抗原受体(TCR)的交联、膜信号的产生与传递、细胞增殖与分化以及生物活性介质的合成与释放。这一阶段主要由 T 细胞完成。

(3) 效应阶段:是效应性 T 细胞和效应分子(抗体)发挥作用的阶段。在此阶段,往往有固有免疫组成细胞(如巨噬细胞、NK 细胞等)及分子(如补体分子、细胞分子等)的参与,它们与效应性 T 细胞及抗体相互协作,对抗原进行清除。

APC 通过吞噬、吞饮及受体介导的内吞等方式捕获抗原。外源性抗原和内源性抗原分别遵循溶酶体途径和胞质溶胶途径被提呈。之后 T 细胞与 APC 非特异性结合,最初的接触与结合主要由 T 细胞表面的黏附分子(LFA-1、CD2 等)和 APC 表面的相应配体(ICAM-1、LFA-3 等)介导完成。这种结合可逆而短暂,极不稳定,但为 T 细胞表面 TCR 提供了特异性识别和结合 APC 表面抗原肽 -MHC 复合物的机会。其中绝大部分未遇到特异性抗原的 T 细胞随即与 APC 分离,离开外周淋巴器官,继续淋巴细胞再循环;少数 T 细胞的 TCR 对抗原肽 -MHC 复合物发生特异性识别和结合,则进一步与 APC 细胞发生特异性结合。此阶段最重要的事件是 TCR 对抗原的识别、共受体的作用以及免疫突触的形成。T 细胞在接触 APC 后会进一步活化、增殖与分化。T 细胞活化的第一信号称为抗原识别信号。T 细胞活化的第二信号也称为协同刺激信号(co-stimulatory signal),此信号的产生来自 APC 和 T 细胞表面黏附分子间的相互作用。T 细胞的活化必须有双信号。如果只有抗原识别信号,没有协同刺激信号,T 细胞不能被活化,而往往处于无能状态或被诱导凋亡。

最强有力的协同刺激分子只高水平地表达于树突状细胞、单核巨噬细胞、活化的 B 细胞这三种专职 APC 表面。除了上述双信号外,T 细胞的充分活化还有赖于多种细胞因子的参与。活化的 APC 和 T 细胞可分泌 IL-1、IL-2、IL-4、IL-6、IL-10、IL-12、IL-15 和 IFN-γ 等多种细胞因子。这些细胞因子在 T 细胞激活中发挥重要作用。被活化的 T 细胞迅速进入细胞周期,通过有丝分裂而大量增殖,并进一步分化成为效应细胞。多种细胞因子参与 T 细胞增殖和分化过程,其中最重要的是 IL-2。初始 CD4$^+$T 细胞经上述过程获得活化的双信号,在双信号的作用下 CD4$^+$T 细胞发生活化、增殖,并在不同细胞因子的作用下,进行分化。CD8$^+$T 细胞在胸腺内成熟后进入外周淋巴细胞组织,此时的 CD8$^+$T 细胞不具备杀伤靶细胞的功能,称为细胞毒性 T 淋细胞或 CTL 前体细胞(CTL precursor,CTLp)。CTLp 需经抗原刺激,活化、增殖、分化后才能转变为 CTL,从而发挥特异性杀伤靶细胞的功能。

(1) 直接活化(Th 细胞非依赖性):主要是由病毒感染的树突状细胞直接激活 CTLp,无需 Th 细胞的辅助。

(2) 间接活化(Th 细胞依赖性):①Th 细胞分泌细胞因子辅助 CTLp 的激活:病毒感染靶细胞或其抗原成分被专职 APC 摄取,通过溶酶体途径提呈给 CD4$^+$T 细胞,使其活化。活化的 CD4$^+$T 细胞分泌 IL-2,通过旁分泌的方式促使 CTLp 细胞增殖、分化为 CTL。②Th 细胞表达 CD40L 辅助 CTLp 的激活:活化的 Th 细胞能高表达 CD40L,与病毒感染靶细胞膜上的 CD40 结合后,可活化病毒感染靶细胞,使其高表达协同刺激分子,为 CTLp 细胞提供活化所需的第二信号,并使之自分泌 IL-2,引起增殖、分化为 CTL。

T 细胞所引起的免疫效应分为以下几种:

(1) CD4$^+$T 细胞的免疫效应:①Th1 细胞的免疫效应:Th1 细胞对巨噬细胞的作用:Th1 细胞在宿主抗胞内病原体感染中发挥重要作用,能通过活化巨噬细胞及释放多种细胞因子对胞内病原体加以清除。Th1 细胞对淋巴细胞的作用:Th1 细胞能产生 IL-2 等细胞因子,促进 Th1 细胞、Th2 细胞、CTL 和 NK 细胞等的活化和增殖,从而放大免疫效应。②Th2 细胞的免疫效应:Th2 细胞能通过分泌 IL-4、IL-5、IL-10 等多种细胞因子和表达 CD40L 分子,协助 B 细胞介导的体液免疫应答的发生。

(2) CTL 的免疫效应:CTL 杀伤靶细胞的整个过程可分为以下三个时相。①接触相:即 CTL 与靶细胞的结合阶段。CD8$^+$T 细胞在外周淋巴细胞组织内增殖、分化为 CTL,在趋化因子的作用下离开淋巴组织向感染灶或肿瘤部位聚集。②分泌相:即 CTL 极化阶段。TCR 与抗原肽 -MHC I 类分子复合物的特异性结合以及黏附分子对 CTL 的相互作用,导致 CTL 的胞质内亚显微结构重新排列。③裂解相:即致死性攻击阶段。

(二) 体液免疫

成熟初始 B 细胞在外周淋巴组织接受特异性抗原刺激后,活化、增殖、分化为浆细胞,合成并分泌抗体,通过抗体分子发挥清除抗原作用。由于 B 细胞应答的效应分子抗体存在于体液中,故将此类应答称为体液免疫(humoral immunity)。TD 抗原活化 B 细胞的过程中需要 Th 细胞的辅助,其引发的体液免疫应答的过程可分为三个阶段。

(1) 识别阶段:包括 T、B 细胞对抗原的识别,B 细胞通过 BCR 识别天然完整的抗原分子,而 T 细胞则通过 TCR 识别由抗原提呈细胞(DC 等)提呈的抗原肽 -MHC 分子复合物。

(2) 活化、增殖、分化阶段:包括 Th 细胞与 B 细胞之间的相互作用,生发中心的形成,B 细胞在生发中心内发生的类别转换、亲和力成熟及浆细胞、记忆性 B 细胞的形成。

(3) 效应阶段:浆细胞合成分泌抗体分子,并由抗体分子介导一系列体液免疫的效应。

某些抗原(通常为非蛋白类的抗原如多糖、糖脂或核酸类抗原)能直接刺激 B1 细胞或边缘区 B 细胞产生抗体,无需 Th 细胞的辅助,这类抗原称为胸腺非依赖抗原(TI 抗原)。TI 抗原可分为 TI-1 和 TI-2 两类,它们激活 B 细胞的机制不同。TI 抗原诱导 B 细胞活化的过程中没有 Th 细胞的参与,产生的抗体多以 IgM 类抗体为主,没有抗体亲和力成熟的现象。但也发现一些 TI 抗原在诱导体免疫的过程中可诱导类别转换。

(三) 固有免疫

在遭受微生物侵害之前,固有免疫机制就已经存在,一般在适应性免疫应答发生之前就被微生物迅速活化,防止机体受到感染。执行这种功能的是固有免疫系统(innate immunity system),包括屏障结构、固有免疫分子和固有免疫细胞。

在进化过程中,固有免疫系统形成了识别病原微生物及其产物的保守结构,这种保守结构称为病原相关分子模式(pathogen associated molecular pattern,PAMP),相应的识别受体称为模式识别受体(pattern recognition receptor,PRR)。PAMP 的主要特征有以下几个方面。

(1) 只为病原微生物所具有,宿主通过 PRR 对其识别而实现对自体和异体的区别。

(2) 在分子组成和构型上保守并且是微生物生存所必需的,它的突变对微生物来说是致死的或能极大地降低其适应性。

(3) 通常为许多微生物所共有,宿主可以通过有限的几类自身编码的 PRR 来识别很多种类的病原微生物。

(4) 通常是某一类微生物的分子标志,对于宿主来说不仅仅是感染信号,还可通过对其识别确定是哪类病原微生物感染,从而使宿主的免疫应答更加有效和有针对性。

此外,固有免疫系统的 PRR 还负责识别受损或死亡的宿主细胞所产生的特殊内源性分子信号,被称为损伤相关分子模式(damage associated molecular pattern,DAMP)。

四、补体系统

补体系统是一种广泛参与机体免疫反应以及免疫调节的系统,是体内具有重要生物学作用的效应系统和效应放大系统。补体是正常的血清成分,与抗原刺激无关。

(一) 补体系统概述

补体(complement,C)是指存在于新鲜免疫血清中的一种不耐热成分,可辅助特异性抗体介导的溶菌作用,是抗体发挥溶细胞作用的必要补充条件。作为先天免疫的组成部分,补体系统由循环血液中超过 30 种可溶性蛋白质组成,主要功能是激活和协调炎症反应。补体系统在进化上是保守的,补体蛋白是生殖细胞系编码的。补体作用的机制是补体相关模式识别分子(PRM)与微生物表面上的保守通用结构(所谓的病原体或危险相关分子模式 PAMP/DAMP)结合。这种一般化的识别模式,使得补体反应的初始反应迅速,并能够调动较慢的但更具体和更强大的适应性反应。但是,这种识别模式也是粗糙的和有风险的,如果不能严格控制的话,补体的级联激活可能会使宿主处于危险和危及生命的状态,这就是为什么补体系统经常被称为"双刃剑"的原因。补体激活的核心反应是 C3 的激活和伴随的级联反应的扩增循环。补体系统的激活通常有以下三种不同的起始途径:经典途径、凝集素途径和旁路途径(图 7-3)。

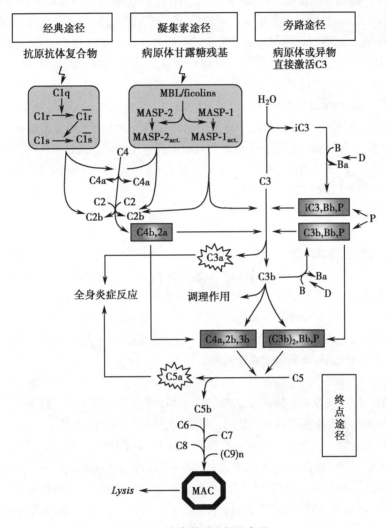

图 7-3 补体激活途径示意图

(二) 补体激活的途径

1. **经典途径**(classical complement pathway) 补体的经典激活途径又称传统激活途径。病原体表面上的抗原复合物、死亡的宿主细胞或直接的可溶性免疫复合物是经典途径的主要激活物质。经典途径具有与凝集素途径类似的启动模式:由模式识别分子 C1q 和丝氨酸蛋白酶 C1r 和 C1s 组成的 C1 复合物与抗体的 Fc 部分结合后,由配体结合引起的 C1q 的构象变化激活相关的 C1r,C1r 进而切割 C1s,形成有活性的 C1s。之后,C1s 将 C4 分解成小碎片的 C4a 和大碎片的 C4b,C4b 可与细胞膜结合;C1s 激活 C4 后,再激活 C2(分解成 C2a 和 C2b);C2b 与 C4b 结合,形成有酶活性的 C4b2b(C3 转化酶)。

2. **凝集素途径**(lectin complement pathway) 补体激活的凝集素途径是指通过来自凝集素和纤维胶凝蛋白亚族的模式识别分子(PRM)与微生物或自身免疫的细胞表面上的 PAMP 或 DAMP 的结合而启动的补体激活途径。据报道,迄今为止,能够激活凝集素途径有 6 种识别分子,包括甘露糖结合凝集素(MBL)、聚集蛋白 -10(collectin liver 1,CL-L1,CL-10)、聚集蛋白 -11(collectin kidney 1,CL-K1,CL-11)、M- 纤胶凝蛋白(ficolin-1)、L- 纤胶凝蛋白(ficolin-2)和 H- 纤胶凝蛋白(ficolin-3)。当 PRM 与特定配体结合后,依次活化甘露糖结合凝集素相关丝氨酸蛋白酶(MASP-1、MASP-2)、补体 C4、C2、C3,形成和经典途径相同的 C3 与 C5 转化酶,进而激活补体级联酶促反应。另外,MASP-1 切割的是 C2 而不是 C4,从而增强了转化酶的形成,并对于 MASP-2 的活化起着至关重要的作用。

3. 旁路途径(alternative complement pathway) 旁路途径指在微生物或外源异物直接激活 C3 的情况下,B 因子、D 因子和备解素共同参与,形成 C3 转化酶与 C5 转化酶,最终形成攻膜复合物的补体激活途径。旁路激活途径与经典激活途径不同之处在于激活时越过了 C1、C4、C2 三种成分,直接激活 C3 继而完成 C5~C9 各成分的连锁反应。旁路途径具有两个功能:放大由其他途径介导的补体活化和诱导独立的补体级联活化。

4. 终点途径(terminal complement pathway) 经典途径、凝集素途径和旁路途径这三条初始途径共同形成的活性 C3 转化酶,能够将最丰富的补体成分 C3(平均血清浓度 1.2mg/ml)切割成 C3a 和 C3b。C3a 作为有效的过敏毒素能募集吞噬细胞到作用部位。通过暴露的硫酯,C3b 能够共价结合到靶细胞或配体上,并有助于形成更多的转化酶。C3 转化酶与由 C4bC2aC3b 或 C3bBb3b 组成的 C5 转化酶共同作用,造成 C5a、C5b、C6、C7、C8 和 C9 的沉积。C5b 可以与细胞膜和 C6、C7 结合,形成 C5b67 复合物,进而与 C8、C9 分子联结成 C5b6789 复合体,最终形成攻膜复合体,造成细胞膜溶解。

(三)补体激活的生物学功能

补体系统的功能可分为两大方面:补体在细胞表面激活并形成膜攻击复合物 MAC,介导溶细胞效应;补体激活过程中产生不同的蛋白水解片段,从而介导各种生物学效应。

1. 细胞毒作用 补体系统通过经典途径、旁路途径或 MBL 途径被活化后,可在靶细胞上形成膜攻击复合物,导致靶细胞的溶解,补体的这一功能在机体免疫系统中起重要的防御和免疫监视作用,可以抵抗病原微生物的感染,消灭病变衰老的细胞。

2. 调理作用 补体和抗体均具有调理作用。在吞噬细胞表面存在多种补体受体,如 CR1、CR2、CR3 等,结合了靶细胞或抗原的补体片段(C3b/C4b/iC3b)可与吞噬细胞表面的补体受体特异结合,促进两者的接触,增强吞噬作用和胞内氧化作用,最终使机体的抗感染能力增强。

3. 清除免疫复合物 细菌或免疫复合物激活补体、产生 C3b/C4b 后,若与表面具有相应补体受体(CR1)的 RBC 和血小板结合,则可形成较大的聚合物,在通过血液循环到达肝脏和脾脏时,会被巨噬细胞吞噬。另外,补体也可与 Ig Fc 段结合,一方面改变 Ig 的空间构象,抑制其结合新的抗原表位,继而抑制新的免疫复合物形成;另一方面,补体借此插入免疫复合物 IC 的网格结构,在空间上干扰 Fc 段之间的相互作用,从而溶解已沉积的免疫复合物。

4. 炎症介质作用 C3a、C4a 和 C5a 具有过敏毒素作用,可使表面具有相应受体的肥大细胞和嗜碱性粒细胞等脱颗粒,释放组胺等血管活性物质,引起血管扩张、通透性增强、平滑肌收缩和支气管痉挛等。C5a 对中性粒细胞具有趋化作用,吸引具有相应受体的中性粒细胞和单核吞噬细胞向补体激活的炎症区域游走和聚集,增强炎症反应。

第二节 生物医学材料的免疫反应

生物医学材料的生物相容性对于其在体内生物学功能是至关重要的。生物医学材料进入机体后,会引起机体的一系列应答反应。免疫系统和免疫细胞是组织损伤和材料植入物的响应者,在生物医学材料的免疫应答中起着重要作用,明确生物医学材料对免疫系统和免疫细胞的影响,可有效地降低机体对生物医学材料的不良免疫反应而增强生物医学材料的生物相容性。此外,利用生物医学材料对免疫系统和免疫细胞的干预作用,可设计具有免疫调节作用的生物医学材料,拓展生物医学材料的应用范围。

一、生物医学材料免疫应答的基本过程

自20世纪80年代以来,关于材料免疫反应的研究逐渐兴起。生物医学材料的免疫反应被认为是一种与一般创伤过程及异物侵入过程相似的过程。生物医学材料植入体内是一个创伤过程,因此植入后局部反应与典型的创伤愈合过程非常相似。

但是生物医学材料在局部的免疫反应与创伤愈合过程仍有不同。在没有异物的情况下,组织的创伤触发了包括伤口愈合在内的一系列反应,即炎症反应、纤维增生和组织重塑,这些反应导致伤口愈合和新的组织形成(再生或瘢痕组织)。异物的存在会干扰伤口愈合所涉及的分子级联反应,特别是影响巨噬细胞的作用及巨噬细胞向异物巨细胞的分化。

一般来说生物医学材料的免疫反应主要有炎症期和修复期两个过程,若材料或材料降解物在体内长期存在,成为一个持续的炎性刺激物,生物医学材料的炎症期和修复期相较于普通的创伤修复过程也会延长。另外,生物医学材料的炎症期和修复期的长短和程度主要取决于植入物的生物相容性和生物降解性。

生物医学材料免疫应答的基本过程包括植入物表面上的蛋白质吸附和炎细胞浸润、巨噬细胞募集和异物巨细胞形成、成纤维细胞活化和异物的纤维包封等三个过程。图7-4展示了生物医学材料进入体内后引起的异物反应的发生发展过程。

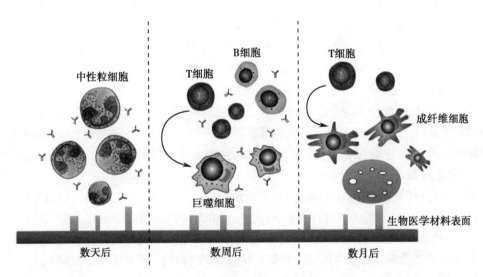

图7-4 生物医学材料进入体内后引起的异物反应的发生发展过程

(一) 蛋白质吸附和炎细胞浸润

生物医学材料的体内植入反应与一般创伤后的炎性反应相似,在早期有蛋白质吸附、轻度的无菌性炎症反应和炎细胞浸润。生物医学材料植入人体后,材料植入期间的组织创伤及材料在皮下组织的细胞外基质的暴露会引起组织水肿。渗入到组织间隙中的蛋白质,如白蛋白、纤连蛋白、纤维蛋白原和补体会吸附在植入物表面。Gifford等报道了皮下植入生物传感器后的蛋白质吸附,发现在大鼠皮下植入生物传感器后,分子量高达15kD的多种蛋白质会被吸附在传感器表面上,其中主要是白蛋白片段。

生物医学材料在植入人体后,除了引起蛋白质吸附外,也会触发人体的先天免疫系统,导致植入部位的水肿和白细胞浸润。浸润的细胞包括淋巴细胞、中性粒细胞、巨噬细胞、单核细胞和嗜酸性粒细胞等,主要是中性粒细胞和单核细胞,有时也可见红细胞。中性粒细胞在材料植入后几小时内就被招募,其主要功能是通过吞噬作用摄取细菌和其他碎片。早期在材料周围也会有少量淋巴细胞和嗜

酸性粒细胞的浸润。在 8 周以后，T 细胞引起的细胞免疫和 B 细胞引起的体液免疫被激活，单核细胞趋化蛋白及单核细胞炎性蛋白诱导单核细胞迁移到炎症部位，使单核细胞和巨噬细胞在材料周围浸润，同时补体活化产物与材料表面接触黏着，诱发 B 细胞反应，使炎性反应达到高峰。通过身体检查（发炎部位的红肿和肿胀）或植入物周围组织的组织学评估，可以有效地评估生物医学材料所诱发的急性炎症的严重程度。就炎细胞浸润的部位而言，在包膜未形成前，炎细胞的浸润主要在材料与局部组织接触处；在包膜形成后，炎细胞的浸润主要出现在材料和包膜间；当材料有破损时，炎细胞的浸润主要出现在材料破损处，并包绕材料碎片。

在分子水平上，生物医学材料所引起的急性炎症的主要特征表型为：促炎性细胞因子（如 IL-4、IL-8 和 TNF）水平的增加。这些细胞因子由中性粒细胞和巨噬细胞分泌，在炎症调节中起重要作用。借助于先进的分析技术，如多重免疫分析和酶联免疫吸附试验（enzyme linked immunosorbent assay，ELISA），长期的植入期（7~30d）内的促炎和抗炎分子的表达谱已被绘制出来。表现为：①在材料植入后的早期阶段：促炎性细胞因子 IL-6 和 TNF 上调，促进巨噬细胞的活化；②中期阶段：IL-4 和 IL-13 上调促进巨噬细胞融合成异物巨细胞；③晚期阶段：抗炎性因子 IL-10 上调，发挥抗炎作用。

近年来的研究发现，蛋白质和炎细胞在生物医学材料表面吸附的具体机制主要是通过模式识别分子、模式识别受体及模式识别来实现的。

1. 血浆蛋白在生物医学材料表面的吸附　研究表明，一旦生物医学材料置于血浆中，血浆中的蛋白质几乎立刻会吸附到疏水性聚合物的表面。血浆蛋白在材料表面最开始的吸附是随机的和非特异性的，但是之后对材料表面亲和力高的、特异性的血浆蛋白会逐渐取代这些非特异性的血浆蛋白。血浆蛋白吸附在材料表面后，通常会发生构象变化或变性，暴露出模式识别受体的结合位点，因而，模式识别受体 β2 整合素（整联蛋白），尤其是 αMβ2 整合素能够与吸附在材料表面的蛋白质结合，引起模式识别。值得注意的是，一些血浆蛋白质具有多个黏附位点：纤维蛋白原是含量丰富的血浆蛋白质，当它吸附到疏水性表面时，其含有的两个 αMβ2 整合素结合位点暴露；高分子量激肽原（HMWK）则含有至少一个 αMβ2 整合素结合位点，而且其对 αMβ2 整合素的亲和力要高于纤维蛋白原；纤连蛋白（FN）和玻连蛋白是血浆中发现的另外两种最重要的细胞黏附蛋白，它们都含有结合多种整合素的 RGD 肽黏附序列，但是它们在血浆中浓度不高，因此生物医学材料上被吸附的生物分子层内纤连蛋白和玻连蛋白丰度都比较低。

2. 整合素介导的损伤相关分子模式　模式识别受体（pattern recognition receptor，PRR）是一类主要表达于固有免疫细胞表面、非克隆性分布、具有广泛的配体特异性的识别分子。模式识别受体可以大致分为两个种类：吞噬性 PRR 和信号 PRR。吞噬性 PRR 促进吞噬细胞吞噬和破坏微生物或外来物质，并且通常需要锚定到细胞内的细胞骨架上，甘露糖受体和 β- 葡聚糖受体都属于这一类。信号 PRR 则识别局部环境中的病原体，随后触发细胞内信号转导以协调炎症反应，信号 PRR 包括 Toll 样受体和含亮氨酸序列核苷酸（NOD-LRR）蛋白。有的 PRR 可同时起着吞噬受体和信号受体的作用。

整合素是与一些内源性蛋白质上的保守区域（模式）结合的受体，它的配体库包括 C3b 和凝血酶原酶等。当这些内源性血浆蛋白在生物医学材料表面上变性时，它们的整合素结合位点暴露，使它们与白细胞上的整合素结合。含有 β2 整合素的中性粒细胞表面可与被吸附的蛋白质层结合导致脱颗粒现象，引起参与细胞毒性氧自由基生成的各种酶的释放，以及引起肥大细胞和 / 或嗜碱性粒细胞释放组胺。尽管在材料植入部位没有丰富的含有 β2 整合素的中性粒细胞的存在，但仍然可以导致急性炎症反应的发生。急性炎症反应期间，由肥大细胞释放的 IL-4 和 / 或 IL-13 将直接引导单核细胞分化成巨噬细胞和此后的异物巨细胞。并且单核细胞能够直接响应生物医学材料表面的蛋白质层，其表面的 β1 整合素和 β2 整合素可以识别吸附的蛋白质层，诱导其分化和融合成异物巨细胞。

整合素识别材料表面吸附的血浆蛋白，进而引起细胞黏附和活化，这是生物医学材料表面发生的绝大多数细胞的黏附和活化机制。McNally 和 Anderson 用单克隆抗 CD18 抗体阻断 CD18（β2 整合素）后，可显著降低材料表面的单核细胞黏附效应。值得注意的是，在不存在整合素结合位点的情形下,中性粒细胞和巨噬细胞仍然可以结合到材料表面,可见整合素介导的模式识别不是材料表面细胞黏附和活化的唯一机制。

3. Toll 样受体介导的损伤相关分子模式　Toll 样受体(TLR)是以果蝇 Toll 命名的受体,是先天性免疫系统的标志。迄今为止,该家族的 12 个成员已经在哺乳动物中被鉴定出来,并且都是胞外结构域中包含疏水性富含亮氨酸重复(LRRs)结构的 I 型跨膜蛋白。大多数经典的材料本身并不与TLR 结合,这对于生物医学材料来说是一件好事,因为 TLR 的激活可以引起非常显著的宿主反应。然而,TLR 配体会在组织损伤、炎症和细胞坏死时释放,这些内源性损伤信号被称为警报素。由于组织损伤和炎症是材料植入后不可避免的后果,因此生物医学材料可能会在其表面捕获这样的警报素,从而引起白细胞对材料的识别。例如,组织损伤会刺激具有额外结构域 A(EDA)的纤连蛋白的产生,从而激活 TLR4,引起白细胞对材料的识别。值得注意的是,包括聚乙烯亚胺、聚赖氨酸、阳离子葡聚糖和阳离子明胶等几种阳离子聚合物都能够独立激活 TLR4,导致 IL-12 的产生和 1 型 T 辅助细胞对聚合物的应答。藻酸盐的甘露糖醛酸组分则被认为可以激活 TLR2 和 TLR4,引起单核细胞和巨噬细胞的活化。此外,羟基磷灰石和改性烷烃聚合物的免疫原性也被证明分别是由 TLR4 和 TLR1/TLR2二聚体介导的。

Hyppos 假说是 Matzinger 等提出的一种免疫识别模式,Toll 样受体对吸附在生物医学材料表面蛋白疏水部分进行响应。Hyppos 假说认为,由于生命是从水中开始进化的,分子的疏水部分(hydrophobic portions,Hyppos)通常隐藏在分子内部或特殊结构如膜内,Hyppos 的突然暴露是发生损伤的一个可靠信号,也是最古老的危险信号。与许多其他 PRR 一样,TLR2 和 TLR4 含有主要和疏水性位点结合的富含亮氨酸的区域(LRR)。根据 Hyppos 假说,吸附在生物医学材料表面的内源性蛋白质的自发变性有可能短暂地暴露它们的 Hyppos,然后可以与白细胞表面的 Toll 样受体结合。除了与内源性分子结合之外,疏水性材料本身也可以被 Toll 样受体识别。

4. 清道夫受体介导的损伤相关分子模式　清道夫受体(SR)是在巨噬细胞、树突状细胞和一些内皮细胞群体中发现的一组异质性分子,至少 8 种不同的分子形式存在,分类为 A 类~H 类。SR超家族中的许多单一受体可识别多个配体,尽管这些配体之间的化学性质不同,但每个配体通常具有聚阴离子性质。SR 可以识别常见的微生物组分,因而对宿主防御真菌、寄生虫、细菌或病毒感染至关重要。另外,晚期糖基化终产物(AGE)、β- 淀粉样蛋白和低密度脂蛋白也可被 SR 识别。

与生物医学材料的免疫反应最相关的是 A 类清道夫受体(SR-A)。SR-A 超家族包括 SR-A I/II、胶原型巨噬细胞受体(MARCO)、C 型凝集素型清道夫受体(SRCL)和 SR-A5(SCARA5)。大多数巨噬细胞和树突状细胞表达 SR-A I/II,MARCO 则仅被脾脏边缘区域、淋巴结和腹膜腔中的巨噬细胞表达。SRCL 和 SCARA5 则完全不被巨噬细胞表达,但被上皮细胞表达。Fraser 等发现用抗体阻断 SR-A I/II后,巨噬细胞样 RAW264 细胞对生物医学材料的黏附被阻断。Robbins 和 Horlick 用 SR-A 转染HEK293 细胞可以增强其黏附聚苯乙烯的能力。Santiago·Garcia 等用 SR-A 与几种蛋白聚糖结合后,可以促进巨噬细胞与模拟内源性细胞外基质的工程材料相结合。另外,SR-A 和含有 SR-A 配体的褐藻糖胶能够通过 CD14 机制激活 SR-A 巨噬细胞中的信号转导途径,引起细胞因子的分泌。

(二)异物巨细胞的形成

巨噬细胞和异物巨细胞的存在已被用作异物反应的标志,生物医学材料的植入除了在整个植入周期引起炎症细胞浸润外,其中尚有异物巨细胞出现,这表明材料植入引起的组织反应是一种异物反应。中性粒细胞是材料植入早期的主要炎性细胞类型,当它们的数量消退时,募集的单核细胞分化而来的巨噬细胞就成为主要的细胞类型。巨噬细胞在材料植入部位保留数日,以摄入异物并募集其他类型的细胞,如成纤维细胞,以帮助伤口愈合。巨噬细胞可识别材料植入物表面上的由于蛋白质吸附所形成的种植体,并且材料植入物的持续存在会导致巨噬细胞分化并融合形成异物巨细胞,异物巨细胞包含多达约 100 个细胞核,可吞噬更大的物质。在异物反应和异物清除过程中起主要作用的是异物巨细胞。异物组织反应的最终结果是形成纤维包裹和异物肉芽肿,另外可出现嗜酸性粒细胞浸润现象,这可能是异物刺激引起自身免疫反应的结果。

巨噬细胞按照其表型和分泌的细胞因子可以分为两种极化类型,即经典活化(classically activated)的 M1 型和选择性活化(alternatively activated)的 M2 型巨噬细胞。M1 巨噬细胞被认为参与了促炎症信号的传导,而 M2 巨噬细胞被认为是有助于组织修复的抗炎细胞。通过用 γ- 干扰素(IFN-γ)/ 脂多糖(LPS)或白介素 -4(IL-4)处理细胞,可以在体外分别诱导得到 M1 巨噬细胞和 M2 巨噬细胞。

生物医学材料植入体内后引起的巨噬细胞的极化类型目前尚不明确,但有研究表明,巨噬细胞的两种极化类型都可能参与到了材料的免疫反应中。通过荧光定量 PCR(qRT-PCR)、免疫组织化学和 ELISA 分析在植入物模型中所表达的 M1 巨噬细胞和 M2 巨噬细胞标记物,发现 M1 巨噬细胞和 M2 巨噬细胞的标记物在植入物局部均有表达。同样,对皮下聚乙烯醇(PVA)植入物的分析显示,在生物医学材料的异物反应中存在重叠出现的 M1-M2 巨噬细胞表型。另外,M1 巨噬细胞和 M2 巨噬细胞均可融合形成异物巨细胞。研究发现,异物巨噬细胞同时表达 M1 巨噬细胞标记物(iNOS、IL-1β、TNF)和 M2 巨噬细胞标记物(Arg1、CD36、IL-10)。巨噬细胞融合形成异物巨细胞也需要相应的分子信号参与,IL4Rα 敲除小鼠的巨噬细胞的体外融合研究证实了 IL-4 在巨噬细胞融合过程中的重要性。但是,最近发现异物巨细胞的形成在 IL-4Rα 敲除小鼠中是正常的,表明在体内存在着另外的促巨噬细胞融合的信号。异物巨细胞可能会损害生物医学材料,并导致植入部位的炎症,还可以分泌 TGF-β 募集成纤维细胞,形成厚达 50~200μm 的纤维囊。

（三）纤维包膜的形成

在生物医学材料所引起的异物反应的最后阶段,胶原纤维沉积在植入体周围,收缩形成致密的无细胞纤维囊。由巨噬细胞募集而来的成纤维细胞分泌胶原蛋白,所产生的纤维囊将植入物与局部组织微环境分隔开。对植入物的隔离是机体对抗异物的最后一道防线,也是机体无法消除组织中异物的结果。作为异物反应的结果,纤维囊包裹是伤口愈合过程中细胞外基质(ECM)重塑阶段的一部分。正常情况下,伤口愈合期间并没有异物存在,成纤维细胞所产生的胶原蛋白可替代组织损伤期间丢失的细胞外基质,这种情况下产生的胶原纤维不形成纤维囊。但是异物的存在可以改变伤口愈合的重塑阶段,巨噬细胞和异物巨细胞附着在异物表面,分泌基质金属蛋白酶,调节植入物周围细胞因子的浓度。成纤维细胞响应特定浓度梯度的细胞因子[如血小板衍生生长因子(PDGF)]后发生扩增效应,所分泌的胶原纤维沉积在植入物周围,将异物包裹在纤维膜中。

纤维包膜的形成不仅能局限植入物,也阻止了其向四周迁移扩散,而且阻碍了材料与局部组织的进一步接触。因此,对于可植入材料而言,纤维包膜的形成兼具有利和不利两方面的效应。在再生血管、关节、医用传感器、人体器官、人体乳房等新兴应用领域里,这些过度生长的胶原是有害的。例如,生物传感器需要液相组分扩散到传感器的感应膜进行作用来实现某些特殊的分析,异物反应膜对传感器的测量精度造成了一定的影响。

二、生物医学材料引起的补体激活

不溶性生物医学材料一旦植入体内,就可快速吸附 IgG 和补体蛋白 3(C3),在免疫学中,这被称为调理作用。IgG 通常通过其铰链区和 Fc 的 C_{H2} 结构域与材料表面相结合,其末端 Fc 区则用于与吞噬细胞的 Fc 受体(FcR)结合。然而,由于吞噬细胞的细胞膜上的相邻 FcR 必须交联胞内信号才能被启动,并且交联信号必须达到最小阈值才能激活细胞发生反应,因此 IgG 无法对材料表面的吞噬细胞的细胞活化起到很大作用。

但是,材料上吸附的 IgG 可以通过启动补体经典途径的级联反应来间接促进细胞活化(图 7-5)。具体而言,补体成分 C1q 与材料表面上的 IgG 或 IgM 上的 Fc 结构域结合。C1q 分子由 6 个球状头部的胶原区域组成,类似 6 个花托,每个 C1q 结合 2 个 C1s 分子,当 C1q 结合 2 个或多个 IgG 分子,或 1 个 IgM 分子时,C1r 中的酶活性被激活。然后活化的 C1r 裂解 C1s 的抑制片段,允许其活性部位发挥

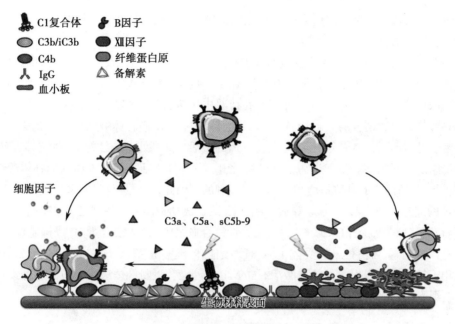

图 7-5　生物医学材料启动补体激活过程示意图

作用。其后 C2 和 C4 被裂解,C2 和 C4 的亚组分 C2a 和 C4b 结合并作为 C3 转化酶发挥功能。

　　C3 的大片段随后沉积在生物医学材料表面。这个最初吸附的 C3 蛋白质层能够形成一个初始的 C3 转化酶,这种初始的 C3 转化酶可以进一步激活和放大旁路途径。C3 蛋白质层在生物医学材料表面的吸附可能与血浆蛋白或其他免疫复合物相关。吸附在材料表面的蛋白质层(免疫球蛋白、纤维蛋白原和人类血清白蛋白等)是触发补体激活的初始环节,它们可以与 C3b 结合介导 C3b 在材料表面的初始吸附。一旦 C3b 吸附在材料表面,旁路途径的级联放大环就会形成。旁路途径的级联放大环产生大多数 C3b 分子,然后这些 C3b 分子进一步吸附在材料表面。

　　因此,材料表面只需结合少量的血浆蛋白或免疫复合物,就可以有效地通过经典途径、凝集素途径或旁路途径形成旁路途径的级联放大环。

　　生物医学材料引起的补体激活主要通过经典途径和旁路途径,部分通过凝集素途径。补体激活的量影响了生物医学材料的主要生物相容性,如果材料激活的补体量失控,会直接导致材料植入失败。红细胞裂解试验表明,聚乙烯颗粒可激活补体活化的旁路途径并吸附活化的补体成分。此外,髋关节假体无菌性松动患者的滑膜组织中有 C3a、C3b 和可溶性 C5~C9 的积聚,可见补体也可能在种植体的无菌性松动中发挥作用,并与种植体周围骨质溶解有关。补体作为生物医学材料的急性免疫应答的重要调节剂,是特异性地抑制生物医学材料的免疫反应的重要靶标,对关键补体组分如 C3 或 C5 以及相关的过敏毒素的阻断可能有助于提高材料的生物相容性。此外,用补体调节蛋白涂覆植入物的表面有助于避免局部补体激活。

　　生物医学材料表面的血浆在体外和体内可以触发旁路途径。有研究发现,生物医学材料可以触发一个快速激活的经典途径和 / 或凝集素途径,随后激活旁路途径。不同的材料表面具有不同的补体激活属性。疏水性和亲水性等物理特性参数影响材料的补体激活能力。催化剂、氨基、羟基或羧基等化学基团也可影响补体的激活,材料表面的羟基和氨基基团通常被认为比其他化学基团更容易激活补体,因为这些基团是 C3b 的共价结合位点。

　　由于材料植入人体后容易激活补体,监测植入材料后的补体水平是十分重要的。目前通常测定特定的补体蛋白(C1q、C1-INH、MBL、C4、C3、因子 B 等)来定量分析体内的补体活化水平。一种常见的方法是通过酶免疫测定(EIA)分析 C3a 水平或 nefelometry 测定 C3dg 水平来反映人体内的补体活化水平。在这个方法中,为了平衡天然 C3 浓度的个体差异,还应当确定 C3 的总量,并计算 C3a/ 总

C3 或 C3dg/ 总 C3,以这两个比率作为衡量 C3 激活程度的指标。另外,使用针对 C4 分裂产物 C4d 的抗体进行组织学评估也可用作补体活化的量度。

正常情况下,人体内补体的级联反应通常被高度调节,补体的激活及其末端效应的调控包括补体的自身调控以及补体调节因子的作用。补体激活过程中生成的某些中间产物极不稳定,成为级联反应的重要自限因素。例如,补体 C3 硫酯键可在血浆中快速自发水解,从而限制 C3 裂解及其后的酶促反应;另外,与细胞膜结合的 C4b、C3b 及 C5b 也易衰变,可阻断补体级联反应。此外,血清中还有补体调节因子可与不同补体成分相互作用,使补体的激活与抑制处于精细的平衡状态,从而防止补体激活对自身组织造成损害。由于生物医学材料所引起的补体激活不同于人体内的补体激活,缺乏相应的调节机制,其所激活的补体扩增循环是难以控制的。因此,需要设计具有调节蛋白质的末端表面以防止补体的连续扩增。Andersson 等通过结合因子 H 成功地限制了聚苯乙烯表面上的补体激活。Engberg 等利用链球菌 M 蛋白来源的短肽,特异性结合血浆中的 C4 结合蛋白,以抑制经典途径的补体活化。补体抑制素、可溶性补体受体 1(sCR1)、喷他脒、吡哆醛 -5- 磷酸和 N- 乙酰天冬氨酰谷氨酸均已成功用于抑制材料表面上的补体激活。McNally 等证实,阻断补体级联反应的各种途径,可以显著降低单核细胞的黏附,但补充 C3 后,单核细胞的黏附恢复到正常水平。

三、生物医学材料的免疫调节作用

伤口愈合和组织修复是一个由髓细胞和淋巴细胞衍生的效应细胞所介导的精密过程,树突状细胞、中性粒细胞、单核细胞、巨噬细胞、T 细胞、B 细胞、造血干细胞以及许多其他细胞都参与其中。局部免疫反应的失衡可导致纤维化增殖和瘢痕组织。组织纤维化可导致组织功能障碍或器官衰竭。因此,传统上,生物医学材料开发尤其重视材料的免疫学反应,避免材料所引起的不利因素。然而,近年来的研究显示,利用生物医学材料(固体植入物、水凝胶、微粒或纳米颗粒等)的抗原特异性或非特异性,通过增强或抑制免疫反应,实现合理控制免疫系统疾病的治疗目的。生物医学材料可以被设计为控制组织、细胞和分子相互作用的免疫系统调节工具,以便为疫苗接种、癌症的免疫治疗、自身免疫性疾病治疗以及器官移植等免疫学问题提供新的策略。同时,为了更智能地制备疫苗或设计临床疗法,生物相容性标准应该包括对生物医学材料的免疫调节特性的分析。

(一) 自组装肽的免疫调节作用

自组装肽是利用蛋白质化学原理,开发出的基于蛋白质的新型免疫相关医学材料。有研究显示,在没有佐剂辅助的情况下,通过自组装纤维状肽可以对合成抗原进行仿生抗原呈递,进而引起机体对疫苗或免疫疗法产生强烈的长效抗体应答。Collier 等发现,一种新型融合蛋白(自组装 β- 折叠纤维状肽 Q11 和卵清蛋白肽 OVA323-339)可以维持小鼠抗 OVA 抗体反应超过 1 年,持续的免疫应答依赖于 CD4[+]T 细胞,并且融合蛋白的多价纤维状构象对于维持免疫应答是至关重要的。另外,流感病毒基质蛋白 2(M2)为流感病毒的外膜蛋白之一,主要以四聚体形式存在于流感病毒粒子表面,构建一种自组装构象稳定的流感基质蛋白 2 四聚体的蛋白质纳米簇,有助于克服流感基质蛋白 2 高度保守胞外域的低免疫原性;与用可溶性流感基质蛋白 2 四聚体进行免疫反应的小鼠相比,用蛋白质纳米簇接种小鼠所引起的血清流感基质蛋白 2 的特异性 IgG 水平要高出 100 倍。目前,就卵清蛋白(OVA)、绿色荧光蛋白和疟疾肽的几种模型抗原而言,自组装肽所诱导的长期免疫是特异而高效的。这些自组装肽可以诱导树突状细胞高表达促炎活化标志物 CD80 和 CD86,并诱导 T 细胞向滤泡辅助性 T 细胞分化,激活 B 细胞进入原始淋巴滤泡、分裂增殖形成生发中心。而且,上述研究显示,纤维状自组装蛋白虽然不引起炎症信号,但自身却是诱导长效适应性免疫的有效佐剂。

(二) 生物医学材料对树突状细胞的影响

开发设计新型免疫相关生物医学材料,了解材料的关键性质(如表面化学、表面能、表面拓扑以及材料的大小和形状)如何影响免疫反应的关键细胞,特别是树突状细胞,是非常重要的。生物医学材料对于人外周血树突状细胞的表型具有不同的影响。Babensee 等的混合淋巴细胞反应研究显示，与未处理的未成熟树突状细胞相比，用聚乳酸 - 羟基乙酸共聚物（PLGA）或壳聚糖膜作为树突状细胞的支持材料后，树突状细胞变得更加成熟，分泌更多的促炎标记物 CD80、CD86、CD83、HLA-DQ 和 CD44，并能够刺激更高水平的 T 细胞增殖；而用透明质酸膜处理的树突状细胞则诱导更低水平的 T 细胞增殖。另外，用添加模型抗原（OVA）的琼脂糖膜处理树突状细胞后，可引起自体树突状细胞 -T 细胞共培养物中 CD4$^+$CD25$^+$Foxp3$^+$ 调节性细胞的扩增，释放更高水平的 IL-10。由此可见，用不同材料预处理树突状细胞后，会影响共培养的自体 T 细胞的表型和极化。

目前树突状细胞响应生物医学材料的机制还有待阐明。其机制包括：①受体介导的过程：即通过白细胞表面的整合素或补体受体等受体，识别吸附材料表面的黏附蛋白和补体活化片段来介导。②树突状细胞识别病原体并感应组织损伤，模式识别受体（如 TLR 和 C 型凝集素受体）介导的机制。许多内源性 TLR 配体是已知的吸附至材料表面的蛋白质，如纤维蛋白原和纤连蛋白；此外，这些蛋白质可被糖基化而参与 C 型凝集素受体介导的免疫应答。③补体激活片段的吸附和其他危险信号与生物医学材料的关系都涉及树突状细胞对材料的响应。使用 MyD88 和 TLR 敲除小鼠的研究表明，树突状细胞利用 TLR2、TLR4 和 TLR6 来响应不同的材料。另外，β2 整联蛋白也在介导树突状细胞的黏附和树突状细胞对材料的响应中发挥作用。因此，吸附在材料表面的细胞外基质蛋白可以有效地引起树突状细胞的反应，也意味着材料可以以这样的方式调控吸附蛋白的抗原提呈，并诱导树突状细胞对抗原的耐受或活化。

（三）纳米材料的免疫调节作用

纳米材料工程可利用纳米颗粒的特性，包括纳米颗粒表面化学性质、尺寸和形状，来达到所需的免疫效果。纳米颗粒的形状在纳米颗粒的细胞外运输、纳米颗粒的免疫识别和细胞内纳米颗粒的处理中起重要作用。除非外部扰动，球形纳米颗粒在血液中不会偏离其层流运动；卵圆形和不对称的纳米颗粒则在脉管系统中翻滚、旋转，常常聚集于血管壁边缘。血流动力学的这种差异将会影响纳米颗粒在血液中的运输。纳米颗粒的清除也受纳米颗粒形状的影响。脾脏会从血流中过滤 200nm 或更小的微粒，因此，棒状或卵形的纳米颗粒若小于 200nm 的直径或宽度，就可以通过脾脏。此外，巨噬细胞对纳米颗粒的吞噬作用也与纳米颗粒的形状有关，巨噬细胞吞噬球形纳米颗粒的数量是吞噬蠕虫状纳米颗粒的数量的 50 倍。具有高纵横比的纳米颗粒比具有低纵横比的纳米颗粒的内化程度低。球形纳米颗粒在细胞质呈六角形堆积状态，而细长纳米颗粒则可被细胞内化入细胞核，呈定向排列。相较于光滑纳米颗粒，高度纹理化的纳米颗粒可活化更多的中性粒细胞，更容易被吞噬，并激活免疫相关的 Nod 样受体蛋白 3（NLRP3）炎性小体，诱导更强的 IL-1β 分泌。

纳米颗粒的尺寸对于纳米颗粒在体内的循环和清除十分重要。静脉注射纳米颗粒的粒径必须小于 1.5μm，以防止纳米颗粒堵塞毛细血管。此外，纳米颗粒的大小也会影响纳米颗粒注射治疗的循环时间。一般来说，小纳米颗粒被巨噬细胞吞噬的可能性比大纳米颗粒小，这是因为有效活化补体的几何构型更容易在较大的纳米颗粒的高弯曲表面上实现。为了达到最佳的循环时间，纳米颗粒应该具有 20~100nm 的直径。在尺寸小于 20nm 时，纳米颗粒会被肾滤出；在尺寸大于 100nm 时，纳米颗粒潴留在肝脏和脾脏的血窦中。在细胞内，纳米颗粒的粒径决定了树突状细胞提呈外源性抗原的效率。被吞噬的 50nm 大小的纳米颗粒及其结合的抗原可在 30min 内被提呈至酸性环境，500nm 和 3μm 的纳米颗粒及其结合的抗原则不被提呈至酸性环境中。

表面化学（如粒子的电荷）也在纳米颗粒的细胞内和细胞外处理过程中发挥重要的作用。Babensee 等发现载体的电荷可以促进含有糖缀合物（glycoconjugates）树突状细胞的成熟。另外，纳米颗粒的表面电荷会影响调理素和其他血浆蛋白质的吸附，可诱导巨噬细胞的识别，促进纳米颗粒被吞噬和消除。ζ 电位的绝对值可能是影响纳米颗粒是否被细胞吞噬的最重要因素。随着表面电荷的增加，巨噬细胞对纳米颗粒的摄取量增加。此外，在生理 pH 下，中性的纳米颗粒可避免被吞噬细胞摄取，从而表现出延迟的血液清除。纳米颗粒表面的化学组成会改变蛋白质的吸附量、蛋白质吸附动力学和细胞运输。被吸附的生物层进一步促进或抑制纳米颗粒与细胞膜的黏附,由此影响细胞摄取和处理纳米颗粒,从而影响纳米颗粒的最终命运。

纳米颗粒表面化学的另一个方面是疏水性,这也是影响调理作用的关键因素。进入人体的疏水性纳米颗粒优先被血浆蛋白(例如免疫球蛋白、补体、白蛋白)包被,然后被单核吞噬细胞系统清除。因此,大多数纳米颗粒需要亲水性改性或依靠亲水性涂层来减少这种被动吸附和清除机制。最常见的修饰是用聚乙二醇(PEG)涂覆纳米颗粒,可增加纳米颗粒的表面亲水性,从而降低非特异性蛋白吸附。在纳米颗粒的表面,聚乙二醇形成密集的亲水链网络,可作为血浆蛋白和巨噬细胞的空间屏障。聚乙二醇化的纳米颗粒能有效减少巨噬细胞对纳米颗粒的摄取,延长纳米颗粒的体内循环半衰期,降低肝脏中纳米颗粒的积累。

(四) 生物医学材料的抗炎免疫调节作用

在治疗多发性硬化症、银屑病、类风湿关节炎和 1 型糖尿病等免疫调节性疾病引起的自身免疫性疾病时,理想的治疗方式应该是诱导长期持久的抗原特异性 T 细胞耐受或免疫抑制。但是基于 T 细胞特异性抗体的治疗策略容易引起各种副作用,例如单克隆抗体治疗期间的细胞因子释放综合征和肽输注期间的过敏反应。因此,使用生物医学材料将免疫系统导向致耐受性应答是一种理想的治疗方式。例如,内化了凝胶颗粒的树突状细胞会产生较少的炎性细胞因子,Miller 等也证明缀合有致脑炎肽的 PLGA 微粒(直径 500nm)可靶向参与凋亡细胞清除的脾边缘区巨噬细胞,诱导自身免疫性脑脊髓炎模型小鼠的长期 T 细胞耐受。此外,负载髓鞘少突胶质细胞糖蛋白(ITE)和髓鞘少突胶质细胞糖蛋白的纳米颗粒可以引起 Foxp3$^+$ Treg 区室的扩大,并抑制自身免疫性脑脊髓炎。另外,负载免疫抑制因子 TGF-β1 和 IL-10 的水凝胶可以使骨髓中的树突状细胞失活,并使树突状细胞刺激 T 细胞的能力显著降低。

(五) 生物医学材料的免疫刺激作用

人工免疫刺激系统是一种旨在诱导治疗性免疫的新兴技术。Steenblock 等利用载 IL-2 的 PLGA 微粒吸附 CD3 抗体,发现这种复合微粒持续释放的 IL-2 可促进 CD8$^+$T 细胞的高度增殖,而通过细胞凋亡限制 CD4$^+$T 细胞的扩增。IL-2 对于活化早期突触积聚的 CD8$^+$T 细胞激活是重要的,IL-2 缓慢而持续的释放也有利于 T 细胞群的扩增。

上述方法可刺激特异性 T 细胞的成熟与扩增,然而,对于自体 T 细胞缺乏的患者(例如淋巴瘤患者或免疫缺陷患者),这种方法是不可行的。因此,对于 T 细胞缺乏的患者,从体外诱导胚胎干细胞或成体干细胞形成可移植的 T 细胞是必要的。Roy 等将 Delta 样配体 4(DLL4)与功能磁性微珠偶联,使用 DLL4 功能化磁珠成功诱导小鼠骨髓造血干细胞产生早期 T 细胞。另外,使用装载有流感 A 病毒或巨细胞病毒表位的 DLL1 包被的四聚体,可诱导人干细胞分化成抗原特异性 CD8$^+$T 细胞,由此可获得特异性针对巨细胞病毒或流感病毒的 T 细胞多克隆群。Park 等制备一种多功能舱的纳米凝胶,可以同时释放耐受性抑制剂和促免疫细胞因子,进而增加自然杀伤细胞的活性和激活的 CD8$^+$T 细胞的浸润。Hori 等开发了一种自凝胶藻酸盐溶液,由可溶性藻酸盐链与免疫调节因子(细胞因子和佐剂)混合组成,当将混合液注射到局部时,会释放强效免疫刺激性细胞因子 IL-15(IL-15SA)。由此可见,生物医学材料利用机体免疫系统的特点,进行相关材料化学修饰,按照一定的顺序步骤可控地诱导最佳的免疫应答,从而极大地增强了免疫疗法的效力。

第三节 生物医学材料相关的免疫学技术

将免疫学技术应用到生物医学材料的设计、应用及评价中,对于降低生物医学材料的不良免疫反应、增强生物医学材料的生物相容性有着重要的意义。在生物医学材料植入前,可通过对生物医学材料的免疫修饰来增强其生物学功能和生物相容性。在生物医学材料植入后,也可通过多种技术手段来评估材料相关免疫反应的程度,降低材料引起的不良免疫反应。

笔记

一、生物医学材料的免疫修饰

生物医学材料植入体内引起的伤口愈合和组织修复,是一个髓样效应细胞和淋巴效应细胞均参与的、复杂的免疫反应过程。这些参与免疫反应的细胞,包括树突状细胞、中性粒细胞、单核细胞、巨噬细胞、T细胞、B细胞、成纤维细胞、肌成纤维细胞等。局部不平衡的免疫反应将导致纤维化增生和瘢痕形成,从而引起组织损伤、功能障碍和组织或器官衰竭。材料植入物正成为可以影响组织再生过程中免疫应答的关键协调者。因此,充分认识生物医学材料在局部的免疫调节作用,才能更好地利用这种作用达到组织修复的临床效果。

生物医学材料或任何异物的引入,都可能放大机体损伤部位累积的免疫细胞所引起的炎症信号,从而引起局部的异物反应程度,这种炎症免疫微环境会严重限制材料与周围天然组织的整合效果。因此,在生物医学材料设计制备时,必须首先考虑材料对局部的免疫反应,平衡免疫调节作用,更好地使材料在体内发挥作用。免疫细胞与生物医学材料之间的相互作用是复杂而多样的,表7-1列举了一些生物医学材料与免疫系统相互作用的例子。

表7-1 免疫细胞与生物医学材料之间的相互作用

免疫细胞类型	生物医学材料类型	免疫细胞与生物医学材料之间的相互作用
中性粒细胞	海藻酸、玻璃、聚乳酸-羟基乙酸共聚物(PLGA)、聚甲基丙烯酸甲酯(PMMA、壳聚糖)	中性粒细胞浸润与微生物炎症刺激(如内毒素)无关,而与植入物本身有关;一氧化氮和活性氧的上调与生物医学材料诱导无关,但受生物医学材料表面化学的影响;壳聚糖可以通过IL-8来调节和招募中性粒细胞
嗜酸性粒细胞	植入金属裸支架	嗜酸性粒细胞浸润可导致植入金属裸支架处血栓形成
巨噬细胞	细胞外基质(ECM)凝胶涂层的聚丙烯、三维胶原重建物、聚乙烯微粒、聚己内酯(PCL)	ECM凝胶涂层可刺激促炎性因子$CD86^+$向抗炎性因子$CD206^+$转变,而减轻炎症反应;巨噬细胞在坚硬的材料表面呈现抗炎表型,导致IL-10水平升高,而IL-12和$TNF\alpha$水平降低;较厚的静电交联PCL支架可诱导M2巨噬细胞极化,增强血管重塑与再生
树突状细胞	PLGA、壳聚糖、藻朊酸盐、琼脂糖、羟基磷灰石(HA)、聚乳酸乙二醇共聚物(PLG)、PLGA核心的脂质体、聚甲基硅氧烷(PDMS)、聚四氟乙烯(PTFE)	PLGA或壳聚糖膜可促进树突状细胞成熟,而HA抑制树突状细胞成熟;PLG支架的孔隙度和力学性能可以调节树突状细胞的富集;载药脂质体、PLGA纳米颗粒可被树突状细胞有效摄取;PDMS或PTFE的相互作用可激活人树突状细胞,进一步引起炎症反应
适应性T细胞	聚乙烯亚胺(PEI)、多聚赖氨酸、阳离子葡聚糖	阳离子聚合物通过Toll样受体4(TLR-4)介导的IL-12分泌,诱导体内T细胞免疫应答;PLGA微粒仿生的人抗原提呈细胞(aAPC)可有效地激活$CD8^+T$细胞
B细胞	二氧化钛纳米颗粒、聚酸酐纳米颗粒	聚酸酐纳米疫苗可诱导和促进生发中心B细胞形成

中性粒细胞在生物医学材料的异物反应中发挥着极其重要的作用。聚乙烯醇表面修饰CD47分子,能够减少中性粒细胞的募集和黏附。另外,生物医学材料的表面形貌也对中性粒细胞的活性起着关键的调节作用。相较于平滑材料的表面,中性粒细胞在粗糙材料表面的黏附会引发活性氧快速产生而加剧炎症反应。虽然中性粒细胞的募集是材料异物反应的第一步,但是阻断中性粒细胞不会改变材料引起的纤维化反应。

巨噬细胞可以通过改变它们的表型来直接响应微环境中存在的细胞因子环境。当无法解决慢性炎症时,巨噬细胞就会融合形成异物巨细胞,募集成纤维细胞,引起过多胶原沉积,形成纤维囊。这种纤维囊的形成可以导致组织器官的损伤和功能障碍,并影响植入的生物医学材料的效用。许多生物医学材料在设计时,通过改变植入材料的极性、疏水性、形貌和形状来预防纤维囊的形成。例如,肝素包被的生物医学材料可增强其与抗凝血酶的结合,从而抑制凝血的级联反应。而且,带负电荷的肝素可以中和带阳离子的过敏毒素(例如循环中的 C5a 和 C3a),从而减少白细胞的募集。另外,通过在材料表面修饰 CD100R 分子能够有效地抑制巨噬细胞的黏附。因此,通过设计改变巨噬细胞的表型,生物医学材料可以有效地减少其所引起的纤维化反应。

虽然生物医学材料的免疫修饰的方法有很多种,但生物医学材料的免疫修饰策略大致可分为下列几种。

(一) 基于生物医学材料的化学特性的免疫学修饰

为减轻机体对材料植入物的炎症反应,许多研究致力于通过表面改性来实现材料的免疫隔离。最常见的表面改性作用原理是:降低植入物表面的疏水性和 / 或在其表面进行天然仿生结构修饰。传统表面改性策略,如在材料表面修饰上刷状亲水聚合物,以减少蛋白质的吸附和白细胞的激活。近年来,使用水凝胶的非均匀性弥散来防止机体巨噬细胞黏附与急性期白细胞黏附。天然材料(例如壳聚糖、海藻酸盐、胶原、葡聚糖和透明质酸)以及合成材料(如 PVA、聚环氧乙烷和 PEO)已用于制备皮下植入物的水凝胶涂层。这种涂层掩盖了植入物的疏水性表面,可降低蛋白质的吸附,但却不能消除纤维化。这种情况下,可利用两性离子水凝胶,预防纤维化和促进伤口愈合。此外,RGD 功能化的 PEG 水凝胶骨架常用于移植细胞的封装及多肽的改性。例如,半透水凝胶可以封装移植物,防止移植物与机体组织的直接接触。Anseth 等利用亲和水凝胶成功隔离了肿瘤坏死因子、促炎细胞因子 MCP-1、单核细胞趋化蛋白等炎症反应的主要介质,微囊化 PEG 水凝胶包封的细胞在体外的存活和功能要明显好于未改性的 PEG 水凝胶。

另外,使用仿生的细胞外基质(ECM)结构成分模拟细胞微环境,也可提高生物医学材料的生物相容性,利于正常的组织修复。例如,Kajahn 等发现高度硫化的细胞外基质成分透明质酸(HA)可以干扰 IL-6、IFN-γ 的释放,抑制 MCP-1 介导的 M1 吞噬细胞激活。这种干扰的程度取决于透明质酸的硫化程度,因为硫化的糖胺聚糖可以和细胞因子及生长因子相互作用,直接影响其生物活性。因此,人工制备细胞外基质,可作为材料表面涂层,减少炎症反应,防止 M1 巨噬细胞在植入物周围的激活。此外,细胞外基质成分不仅可以用作材料表面涂层,还可用于材料支架来模拟细胞微环境。一种常用的获得细胞外基质成分的方法是制备脱细胞支架。脱细胞支架包括遗传物质、膜抗原和 MHC/HLA 等免疫原件,以及细胞因子和生长因子等,具有良好的组织相容性。脱细胞真皮组织已广泛用于改善组织与植入物之间的相互作用,使用人类脱细胞真皮基质材料在植入灵长类动物后 2 个月,所引起的纤维化程度很小。然而,由于存在残余细胞或细胞成分的影响,目前制备得到的脱细胞支架仍有一定的免疫原性,对脱细胞支架的改进是未来一个重要的命题。

(二) 基于生物医学材料的物理特性的免疫学修饰

生物医学材料的物理性质,如材料表面的粗糙度、凹凸程度和几何属性,在蛋白质吸附和免疫细胞激活中扮演了重要的角色。表面工程,如改变材料表面的微观形貌和电荷,可以有效控制生物医学材料的免疫反应。Leong 等研究了材料微观形貌对巨噬细胞行为的影响,发现不同的微观形貌可以诱导材料表面的巨噬细胞行为的不同变化。McWhorter 等报道,微观形貌可以有效地影响腹腔巨噬细胞的形状和取向,材料微观形貌所导致的细胞伸长,可上调 M2 型巨噬细胞标记物,减少促炎细胞因子分泌。

金属钛已广泛应用于骨科和牙科领域,尽管与其他金属相比,钛具有良好的生物相容性,但其引发的免疫反应大大高于其他一些生物医学材料。钛的修饰也是一个基于材料物理特性的免疫学修饰。例如,阳极氧化的钛表面,会导致显著减少促炎性细胞因子的释放。此外,60~70nm 尺寸的钛纳米管可以降低巨噬细胞的吸附和迁移。另外,钛纳米管的表面形貌可以影响抗原提呈细胞的功能。

生物医学材料几何特性也是影响其免疫原性的一个重要因素。材料的几何特性,包括大小、形状等。Salthouse 等研究了不同形状材料的生物相容性,发现相比于五边形和三角形截面,杆状与圆形横截面更容易产生异物反应。另外,已有研究表明,光滑的轮廓表面所引起的急性反应比尖锐的植入物所引起的急性反应要轻。Veiseh 等则研究了植入物的几何形状,特别是球形材料的大小,对生物医学材料的体内生物相容性的影响。他们观察到,直径 1.5mm 以上的球形材料(包括海藻酸钠水凝胶、金属、玻璃和塑料等)可以在较长时间内显著抑制材料的异物反应和纤维化。多孔材料也被用来控制巨噬细胞的极化,34μm 孔隙的多孔材料主要激活 M1 型巨噬细胞,而不是主要激活 M2 型巨噬细胞。

(三)生物医学材料的生物活性修饰

生物医学材料的生物活性修饰主要不是通过材料本身的物理和化学特性来修饰的,而是利用生物活性蛋白、生物活性分子等与材料的结合来提高其生物活性。

在材料表面固定 ADP 降解酶可有效调节凝血系统。血小板的激活涉及血小板的黏附、聚集、收缩和分泌的多步骤过程。ADP 对招募和聚集血小板至关重要,Nilsson 等将 ADP 降解酶 / 腺苷三磷酸双磷酸酶固定在材料表面,可抑制血小板的活化和凝血。具体类似作用的还有硫酸乙酰肝素,一种在内皮细胞表面表达的类肝素分子,其在调节凝血、补体活化和血小板活化中起重要作用。将肝素或类肝素分子固定到材料表面,不仅可以防止血小板活化,还能防止凝血活化。在实际操作中,可以用聚乙二醇偶联的磷脂(PEG- 脂质)衍生物将腺苷三磷酸双磷酸酶或肝素固定在材料表面,PEG- 脂质通过疏水相互作用与细胞膜的脂质双层结合,而不引起细胞毒性或材料体积增加,PEG 衍生物的另一端则可以被官能化以结合材料表面。此外,肝素结合物也可以通过对肝素具有高亲和力的化合物固定在材料表面。

二、生物医学材料的免疫学评价

由于生物医学材料的免疫学反应是极其复杂的,评估材料的免疫学反应是十分具有挑战性的一项任务,并且开发单一、可量化的免疫学标志物也有一定的难度。目前评估生物医学材料的免疫学反应,最常用、最可靠的方法是利用动物模型(通常是啮齿类动物)进行组织学评估。另外,开发一些特定分子和细胞标记物技术,可量化材料的免疫反应。

(一)体内组织学评估方法

评估皮下植入材料的生物相容性,最直接的方法是测试植入后不同时间点材料的组织学响应。为此,通常将啮齿类动物在不同时间点处死后,从植入物周围的组织区域获得组织样本,染色后镜下观察。苏木精 - 伊红(HE)染色是最常用的染色方法,它可以区分出细胞核、细胞外基质和胶原纤维。另外 Masson's Trichrome 染色可以用于胶原蛋白的染色。此外,还可以通过计数植入物周围的白细胞(中性粒细胞和巨噬细胞),测量纤维化囊厚度,综合评估免疫反应的严重程度。同时,分别采用免疫组化技术和免疫荧光技术,如中性粒细胞标志物 NIMP-R24 和巨噬细胞标志物 MAC387 免疫染色,可评估急性和慢性炎症反应阶段。

免疫组化又称免疫细胞化学,可以在组织原位通过特异性抗原抗体反应,对相应抗原进行定性、定位、定量测定。免疫荧光技术则是以荧光素作为标记物,标记抗原抗体免疫复合物,在荧光显微镜下定位显像的技术。通过免疫组化和免疫荧光技术,不仅提高了检测技术的灵敏度、精度及纯度,还可以在细胞、亚细胞水平检测各种抗原物质,在原位显示相应基因和基因表达产物,从而更好地对材料周围浸润和吸附的白细胞进行分型,观察白细胞对生物医学材料的趋化和黏附、白细胞在材料表面或内部的增殖与分化,监测白细胞重要功能分子的表达。

(二)体内血清学评估方法

目前对生物医学材料免疫学反应所采取的较常规的血清学评价方法,主要是免疫球蛋白测定、补体测定、血常规及血液生化指标的定量测定。最常用的技术包括血常规检查、血生化检查、化学发光反应及免疫酶技术等。血常规检查和血生化检查是实验室检查的常规项目,用以评估材料植入机体后机体的一般状况。化学发光反应是将具有高灵敏度的化学发光测定技术与高特异性的免疫反应相结合,用于检测分析各种抗原、激素、酶、维生素和药物等。免疫酶技术是将抗原和抗体的特异性免疫反应与酶高效催化反应相结合而建立的一种非放射性标记免疫检测技术。

酶联免疫吸附试验（enzyme-linked immune sorbent assay，ELISA）是其中应用得最广泛的一类检测血清学中微量物质的免疫测定方法。利用化学发光反应和 ELISA，可以对血清学中的蛋白进行定性或精确定量分析，所测定的细胞因子、抗原及抗体等免疫分子水平可有效评估材料的免疫反应。血清中的补体含量对于评估材料的免疫反应也具有重要的意义。由于材料本身的化学成分、残余单体和添加剂等的作用，常常会激活补体，引起补体系统的一系列变化，并最终可能导致机体免疫功能的改变。此外，免疫球蛋白的变化也可以反映材料所引起的机体免疫反应的程度。因此，通过检测补体及免疫球蛋白变化，可在一定程度上定量评价生物医学材料的生物相容性和安全性。

（三）体内微创或无创评估方法

研究者开发了微创或无创评估方法，可以长时间监测体内生物医学材料的免疫反应。微透析技术可动态监测组织液中的炎性细胞因子变化情况。微透析导管可植入皮下组织，通过导管泵输送等渗溶液，收集并分析可透过导管孔隙的组织液分子。该技术已成功应用于测量炎性细胞因子 MCP-1、IL-6 和 IL-7 的浓度。但是，在植入的微透析导管旁边测量植入物的组织反应的技术需要进一步研制开发。另一种微创的方法，是使用分子成像技术来监测材料免疫反应的在体实时动态变化。例如，结合荧光监测与炎症相关的细胞凋亡特征，可利用近红外探针检测肥大细胞中的纤维蛋白沉积。

（四）体外评估方法

考虑到体内试验的实验成本、实验周期和动物伦理，在生物医学材料评价的早期阶段，使用体外试验评估材料的生物相容性是必要的。目前，有关材料免疫反应的体外评估方法还没有统一标准。美国食品药品监督管理局（FDA）强调，在制备新材料时必须进行细胞毒性试验，缺乏前期细胞毒性试验的有力证据，将不能保证后期生物医学材料会具有良好的生物相容性。近年来，常用体外细胞培养的方法检测材料的免疫反应。例如，将材料与植入物周围的组织细胞共同孵育，利用 MTT 或 CCK-8 等细胞毒性检测方法来评价材料对植入部位周围组织细胞的影响。此外，将植入材料与巨噬细胞共同孵育，检测巨噬细胞在植入物表面的黏附，或鉴定炎性细胞因子以确定巨噬细胞的极化。

三、降低生物医学材料的免疫学反应的免疫学技术

近年来发现，生物医学材料在人体的广泛应用过程中，其功能往往受到免疫反应的限制。例如，生物传感器表面黏附的炎性细胞可降低体内生物传感器的稳定性。此外，纤维包封会阻止组织中的分析物到达生物传感器，阻止载药材料释放药物到局部组织。因此，降低生物医学材料的免疫学反应是十分重要的研究热点。此类研究应用的方法包括应用组织反应调节剂以及对植入物进行表面修饰，或这两种方法相组合。对植入物进行表面修饰的方法前面已有详细论述，下文主要介绍组织反应调节剂的应用。

组织反应调节剂可以靶向材料免疫学反应的细胞组分，破坏炎症的级联反应。组织反应调节剂主要包括非甾体抗炎药物、糖皮质激素、抗炎细胞因子、补体抑制剂、抗纤维化药物和基因沉默等。

（一）非甾体抗炎药

非甾体抗炎药物（nonsteroidal antiinflammatory drug，NSAID）通过作用于中性粒细胞，可有效抑制材料免疫反应的炎症期。然而，它们的抗炎作用不足以长期维持。例如，水杨酸仅能降低纤维化的严重程度（减少纤维带的厚度）。因此，非甾体抗炎药没有被广泛用于降低生物医学材料的免疫反应。

（二）糖皮质激素

糖皮质激素（glucocorticoid，GC）是一类临床上使用最为广泛而有效的抗炎和免疫抑制剂。糖皮质激素通过调节中性粒细胞、巨噬细胞、肥大细胞、淋巴细胞和成纤维细胞等免疫相关细胞的活性，增加抗炎细胞因子而减少促炎性细胞因子的表达，抑制成纤维细胞的胶原合成，已广泛用于降低生物医学材料的免疫反应。最常用的糖皮质激素是地塞米松，其高效稳定的免疫调节能力可实现临床低剂量给药的目的。从药理学的角度来看，地塞米松对于防止材料免疫反应是非常有效的，持续给药可以

获得长期的抗炎效果。通过制备负载地塞米松缓释/控释材料,如聚合物微球、电纺纤维和微球/水凝胶复合材料可维持地塞米松的长期作用。将负载地塞米松的 PLGA 微球体包埋在聚乙烯醇水凝胶中,用于涂覆植入式葡萄糖生物传感器,利用小动物(正常和糖尿病大鼠)和大动物(哥廷根小型猪)模型评估皮下递送地塞米松的功效研究显示,两种动物模型植入材料的免疫反应都显著降低。

(三) 细胞因子

细胞因子(cytokine,CK)可以有效调节免疫细胞的表型,通过以直接包含或核酸递送的方式实现生物医学材料周围的持续释放,制备抗炎细胞因子的药物递送系统则可以降低材料免疫反应的水平。抗炎细胞因子的一个常用的递送系统是聚电解质多层膜,通过控制聚电解质多层膜涂层的厚度,容易实现亲水性生物活性制剂的负载和控释。细胞因子也可以与生物医学材料直接化学结合。例如,在水凝胶中包封、固定细胞因子 TGF-β 或 IL-10,通过细胞因子持续释放,可抑制树突状细胞的成熟。此外,核酸递送也可实现抗炎细胞因子的持续释放,利用腺病毒载体递送编码 IL-4、IL-10 或抗炎抗体的基因,以此中和炎症信号,但这种病毒运载系统却存在病毒传播和癌基因激活的内在风险。

最近的研究表明,联合糖皮质激素和抗炎细胞因子(IL-6 和 IL-10)能促进材料免疫反应的修复阶段。虽然糖皮质激素可以减弱植入物周围的炎症反应,但同时也存在抑制内源性血管生成和增加感染的风险。为了解决这个问题,Burgess 等利用 PLGA 微球/PVA 水凝胶复合材料同时递送地塞米松和血管内皮生长因子(VEGF),在大鼠模型中评价其抗炎及促新生血管生成的药理和药效动力学效果,结果显示 VEGF 及地塞米松联合递送可使大鼠新生血管明显增多,既克服了糖皮质激素的抗血管生成作用,也有益于促进植入物周围的组织愈合。

(四) 全身性补体抑制剂

全身性补体抑制剂可以阻断补体系统过度活化所介导的组织免疫损伤。研究和开发出能拮抗补体过度活化的高效、安全的补体抑制剂,是一个快速发展的领域。近年来,补体 C3 和 C5 相关抑制剂、小分子补体抑制剂、C1 酯酶抑制剂及攻膜复合体抑制剂的研究取得了长足的进展。C3 处在补体 3 条活化途径的交汇点,是补体活化过程中的一个重要调节点。补体 C3 相关的补体抑制剂 CR1 是一种多能、有效的补体抑制剂,缺乏跨膜区和胞内区的可溶性 CR1 已经被用在多种不同的急性损伤的动物模型中,被证明能降低心肌梗死、急性呼吸窘迫综合征和肺移植患者的组织损伤。补体 C5 相关的补体抑制剂主要为抗 C5 抗体,抗 C5 抗体能够显著地降低心肌梗死面积,减少细胞凋亡和白细胞浸润,也能显著地抑制 TNF-α、IL-1α 和 ICAM-1 的升高。此外,近几年,陆续发现和合成了作用于不同环节的几种小分子补体抑制剂,包括 C3 结合肽 compstatin、C5a 受体拮抗剂 3D53、D 因子抑制剂 BCX-1470、C3a 受体拮抗剂 SB-290157 等。这些小分子补体抑制剂与传统的生物大分子相比,在给药方式、价格及药动学方面有许多优点,因此也被称为新一代的补体抑制剂。目前临床上使用两种补体抑制剂,C1 酯酶抑制剂(C1-INH)和人源化抗 C5 单克隆抗体。C1-INH 是人体中的另一种补体调节剂,可调节 C1 酯酶和 MBL 相关丝氨酸蛋白酶(MASP)的活性。C1-INH 可与 C1r 和 C1s 以共价键结合成稳定的复合物,使 C1s 和 C1s 失去酶解正常底物的能力,还可以有效地将与免疫复合物结合的 C1 大分子解聚,明显缩短 C1 的半衰期。动物实验证明,C1-INH 能够显著减轻缺血再灌注引起的组织损伤。作为一种调节蛋白酶,尽管 C1-INH 不是特异性的补体抑制剂,但是在包括移植在内的多种疾病模型中,其均显示出良好的临床治疗效果。人源化抗 C5 单克隆抗体是补体特异性的抑制剂,抑制 C5 转化酶对 C5 的切割,从而阻止了 C5a 和 sC5b 的产生。其主要的适应证是阵发性睡眠性血红蛋白尿症(PNH)和非典型溶血性尿毒症综合征(aHUS)。另外,研究证实人源化抗 C5 单克隆抗体可以在 ABO 血型不合的胰腺和肾移植中迅速逆转补体的激活。攻膜复合体抑制剂主要为 CD59,CD59 也称为膜反应溶解抑制物,其可阻碍 C7、C8 与 C5b6 复合物的结合,从而抑制 MAC 形成。这些补体抑制剂都有希望用于降低材料所引起的补体过度激活反应。

(五) 抗纤维化药物

重要器官的纤维化(如肺纤维化、肝纤维化和肾纤维化)与生物医学材料免疫反应的慢性炎症阶段有相似之处。因此,用于治疗这些疾病的抗纤维化药物可用于通过靶向成纤维细胞和抑制胶原产生来防止材料的免疫反应。Gancedo 等报道,吡非尼酮(pirfenidone,一种抗纤维化和抗炎药)的递送可有效地减少假体植入物所引起的巨噬细胞募集、成纤维细胞活化以及胶原蛋白的产生。然而,纤维化反应并未被完全抑制,这可能是由于在早期植入期缺乏足够的抗炎反应。

(六) 基因沉默

基因沉默(gene silencing)是一种降低生物医学材料免疫反应的、有潜力的新型方法。从蛋白质吸附到急性炎症反应以及最终的纤维化,均受到组织中促炎和抗炎细胞因子表达和释放的影响。可在材料引起免疫反应的早期阶段,利用 siRNA 的递送来沉默炎性细胞因子相关基因。利用 siRNA 靶向沉默 COL1A1 基因,可下调胶原蛋白的产生,减少纤维化囊的厚度。此外,靶向哺乳动物西罗莫司靶蛋白(mTOR)的 siRNA 也可下调胶原产生。然而,基因沉默的研究还处于非常早期的阶段,其临床有效性还并不明确。由于构建 siRNAs 的稳定性不足以支持其长期在血清中存在,因此目前其降低材料免疫反应的治疗效果是有限的。

四、结语

生物医学材料凭借其优异的综合性能在生物医用领域占有重要地位,特别是随着材料学与医学学科交叉的飞速进展,生物医学材料具有了更为广阔的应用。尽管目前的研究已经制备了许多性能优异的生物医学材料,但其在临床的应用还存在提升的空间。生物医学材料临床应用的一个很重要的问题,就是材料的免疫学性能。材料进入人体内是一个典型的异物反应过程,伴有一定的免疫学反应。通过对材料进行有效的免疫学修饰、可靠的免疫学评估以及对材料免疫反应的有效干预,实现材料植入人体后相关免疫反应的可控性,最终材料的结构和功能达到符合临床所需治疗的目的。

复习思考题

1. 补体系统的激活有哪些途径?
2. 生物医学材料免疫应答的基本过程是什么?
3. 生物医学材料激活补体系统的基本过程是什么?
4. 如何评估生物医学材料的免疫学反应?常用的方法有哪些?
5. 举例说明一种生物医学材料的免疫学修饰方法。

(吴 江 苗亚莉)

| 第八章 | 生物医学材料的分子生物学基础 |

近年来,生物医学材料的研究已从整体组织器官水平深入到细胞分子水平,越来越多的分子生物学理论与技术被引入材料开发领域。体内植入材料与机体之间的相互作用,将影响机体 DNA、RNA 及蛋白质等生物分子水平的变化,涉及细胞内多种分子信号转导通路。因此,一方面,分子生物学理论和技术可以为生物医学材料的评价研究提供新的思维和研究工具;另一方面,也可以基于分子生物学理论和技术来改进生物医学材料的功能和生物相容性。

将分子生物学理论和技术引入材料学领域对于进一步增强材料生物医学研究的深度与广度、拓展生物医学工程的应用具有非常重要的意义。对生物医学材料的分子生物学基础的认识要从以下几个方面来进行:①要理解分子生物学的基本理论,了解材料研究相关的分子生物学基本知识;②要了解材料激活相关的分子信号途径,为深入研究材料所引起的分子生物学变化奠定基础;③要整合基因组学及蛋白质组学的数据,进行可靠的生物信息学分析,揭示生物医学材料潜在的生物学功能,为个体化新型智能材料的开发应用提供依据。

第一节　分子生物学基本理论

人体内的生物信息通过生物分子之间的相互作用而进行有效的传递,并在各个水平上受到严密的调控。生物分子所组成的严密分子信号网络以及生物分子对体内外信号的转导是人体对生物医学材料产生反应的分子基础,对分子生物学基本理论的理解是进行材料相关分子生物学研究的知识基础。

一、生物信息传递的基本规律和分子基础

中心法则(genetic central dogma)是生物信息传递的基本规律,是指生物信息从 DNA 传递给 RNA,再从 RNA 传递给蛋白质的过程,同时也包括生物信息从 DNA 传递给 DNA 的过程,即包括了 DNA 复制、转录及翻译的过程。近年来对 RNA 的研究,则进一步丰富了中心法则的内容,即生物信息可以在 RNA 与 RNA 之间传递,也可通过 RNA 逆转录给 DNA。

(一) DNA 复制过程

以亲代 DNA 为模板合成子代 DNA 的过程称 DNA 的复制(replication),碱基互补配对规律是 DNA 复制的分子基础。DNA 的复制遵循半保留复制原则,即 DNA 生物合成时,母链 DNA 解开为两股单链,各自为模板按碱基互补配对规律,合成与模板互补的子链。子代细胞的 DNA,一股单链从亲代完整地接受过来,另一条单链则完全重新合成。另外,DNA 复制是半不连续复制,包含以下几个方面内容:①复制叉(replication fork)由 5′向 3′方向连续复制,称为前导链;另一条链复制叉由 3′向 5′移动,而 DNA 复制方向不变,形成许多不连续片段,称为冈崎片段,最后连接成完整的 DNA,称为滞后链。②首先由引物合成酶从 5′向 3′方向合成 10 个核苷酸以内的 RNA 引物,然后聚合酶Ⅲ在引物 3′-

羟基上合成 DNA,再由聚合酶 I 切除引物,填补空白,最后 DNA 连接酶将冈崎片段连接起来,形成完整 DNA。③复制具有高度忠实性,其错配概率约为 10^{-10},从热力学上考虑,碱基发生错配的概率约为 10^{-2},酶对底物的选择作用和校正作用各使错配概率下降 10^{-2},所以体外合成 DNA 的错配概率为 10^{-6}。体内复制叉的复杂结构提高了复制的准确性,修复系统对错配加以纠正,进一步提高了复制的忠实性。

真核生物有核小体结构(nucleosome),复制速度慢,复制叉每分钟移动约 1 000~3 000 碱基对,而细菌约为 50 千碱基对。快速生长的原核生物,其复制起点可连续复制,而真核生物采取多复制起点的方法加速复制。真核生物复制时,核小体打开,组蛋白直接转移到子代前导链上,滞后链用新合成的组蛋白。所以 DNA 是半保留的,而组蛋白是全保留的。真核生物冈崎片段长度约为 200 碱基对(*E.coli* 为 1~2kb),相当于一个核小体的长度。真核生物的增殖周期可分为 DNA 合成前期(G_1 期)、DNA 合成期(S 期)、DNA 合成后期(G_2 期)和有丝分裂期(M 期)等四个时相,间期为分裂期作准备,进行生物大分子和细胞器的倍增。前期合成 DNA 复制必需的蛋白质和 RNA,复制期先复制常染色质 DNA,再复制异染色质。然后进入有丝分裂的准备期。前期变动较大。分裂期后,有些细胞进入前期,开始下一个周期;有些失去分裂能力;有些脱离分裂周期,或进行分化,或进入静止期(G_0 期)。成年动物大部分细胞处于静止期。

(二) RNA 转录过程

以 DNA 为模板合成 RNA 的过程称转录,碱基互补配对规律也是转录的分子基础。转录的基本规律为不对称转录,它包括以下两个主要含义:①转录时只有一条链作模板进行转录,通常将用作模板进行 RNA 转录的 DNA 链称作为模板链(template strand);而另一条则称为非模板链(nontemplate strand)。②模板并非永远在同一条链上:与 DNA 链合成一样,RNA 链的合成也是从 5′向 3′端进行的,此过程由 RNA 聚合酶催化。RNA 聚合酶首先在启动子部位与 DNA 结合,形成转录泡,并开始转录。转录过程分为起始、延长和终止三个阶段。起始包括对双链 DNA 特定部位的识别、局部(17bp)解链以及在最初两个核苷酸间形成磷酸二酯键。第一个核苷酸掺入的位置称为转录起点。起始后起始因子离开,核心酶构象改变,沿模板移动,转录生成杂交双链(12bp),随后 DNA 互补链取代 RNA 链,恢复 DNA 双螺旋结构。延伸速度为 50nt/s,酶移动 17nm。错误概率为 10^{-5}。聚合酶到达终点时,在终止辅助因子的帮助下停止反应,酶和 RNA 链脱落,转录结束。在原核生物中只有一种 RNA 聚合酶完成所有 RNA 的转录;而在真核生物中,有 3 种不同的 RNA 聚合酶控制不同类型 RNA 的合成。RNA 合成也同样遵循碱基配对的规则,只是尿嘧啶(U)代替了胸腺嘧啶(T)。RNA 的合成与 DNA 合成从总体上看来非常相似,但有以下三方面明显不同:①所用的原料为核苷三磷酸,而在 DNA 合成时则为脱氧核苷三磷酸;②有一条 DNA 链被用作模板,而 DNA 合成时两条链分别用作模板;③RNA 链的合成不需要引物,而 DNA 合成一定要引物的引导。

(三) 蛋白质翻译过程

蛋白质的翻译(protein translation)过程是严格按照遗传密码来进行的。遗传密码又称密码子、遗传密码子、三联体密码,是指信使 RNA(mRNA)分子上从 5′端到 3′端方向,由起始密码子 AUG 开始,每 3 个核苷酸组成 1 个三联体。它决定肽链上每 1 个氨基酸和各氨基酸的合成顺序,以及蛋白质合成的起始、延伸和终止。下面以原核生物为例,简要介绍蛋白质的翻译过程。

在蛋白质的翻译过程之前,氨基酸需要活化。氨基酸的活化由氨酰转运核糖核酸(tRNA)合成酶催化,分两步:①形成氨基酸 -AMP- 酶复合物:氨基酸的羧基与 5′磷酸形成高能酸酐键而活化。②转移:氨基酸转移到转运 RNA 的 3′末端,通过酯键与核糖 3′或 2′游离羟基结合。氨基酸活化之后进行蛋白质的翻译,肽链合成的起始由识别起始信号开始,起始密码子是 AUG,其上游约 10 个核苷酸处有一段富含嘌呤的序列,可与 16S rRNA 的 3′端互补,与起始有关。之后是起始复合物的形成:①起始氨基酸是 N- 甲酰甲硫氨酸(fMet),其转运 RNA 也有所不同,称为 tRNAf,与甲硫氨酸结合后被甲酰化酶以甲酰四氢叶酸甲基化,生成 fMet-tRNAf。②30S 起始复合物,信使 RNA 先与小亚基结合,在起始因子 3(IF3)的参与下形成 mRNA-30S-IF3 复合物,然后在 IF1 和 IF2 参与下与 fMet-tRNAf 和三磷酸鸟苷(GTP)结合,并释放 IF3,形成 30S 起始复合物。③30S 起始复合物与大亚基结合,水解 GTP,释放 IF1 和 IF2,形成 70S 起始复合物。此时转运 RNA 占据肽酰位点,空着的氨酰位点可接受另一个转运 RNA,为肽链延长做好了准备。

肽链的延伸则分为进位、转肽、移位三个步骤。①进位:转运 RNA 进入氨酰位点,需 ATP 和两种延伸因子参加。热不稳定延伸因子(EFTu)与 GTP 结合,再与转运 RNA 形成复合物,才能与起始复合物结合。然后释放出 EFTu-GDP,与 EFTs 和 GTP 反应,重新生成 EFTu-GTP,参加下一轮反应。EFTu 水解 GTP 前后构象不同,错误的转运 RNA 会离去,而正确的则与两种状态都有强相互作用。EFTu-GDP 离去之前不能形成肽键,它停留的时间越长,错误的转运 RNA 被排除的概率越大。这是翻译的限速步骤。②转肽:肽酰基转移到氨酰位点,同时形成肽键。需大亚基上的肽酰转移酶和钾离子参加。肽酰位点的转运 RNA 成为空的。嘌呤霉素的结构与氨酰 tRNA 类似,可形成肽酰嘌呤霉素,易脱落,使合成中断。③移位:指核糖体沿信使 RNA 移动一个密码子。原肽酰位点的转运 RNA 离开,肽酰 tRNA 进入肽酰位点。需 GTP 和延伸因子 G(EFG),也叫移位酶。GTP 的水解使 EFG 释放出来。延伸与移位是两个分离的独立过程。

肽链的终止涉及终止信号的识别。有三种蛋白因子来识别终止信号:RF1 识别 UAA、UAG,RF2 识别 UAA、UGA,RF3 协助肽链释放。释放因子使肽酰转移酶水解并释放转运 RNA,然后核糖体离开,IF3 使核糖体解离,并与小亚基结合,以防重新聚合。

二、生物大分子的结构及功能

机体是由数以亿万计分子量大小不等的分子组成的,其中生物大分子参与机体构成并发挥了十分重要的生理功能。生物大分子通常都有一定的分子结构规律,都是由一定的基本结构单位,按一定的排列顺序和连接方式形成的多聚体。蛋白质和核酸是体内主要的生物大分子,各自有其结构特征,并分别行使不同的生理功能。核酸具有传递遗传信息等功能,而蛋白质几乎涉及所有的生理过程。两者的存在与配合,是生长、繁殖、遗传、物质代谢、运动等生命现象的基础。了解这两类生物大分子对于研究机体的分子结构与功能至关重要。

(一)蛋白质的结构及功能

1. 蛋白质的结构 蛋白质是由许多氨基酸通过肽键相连形成的高分子含氮化合物。蛋白质是细胞的重要组成部分,是功能最多的生物大分子物质,几乎在所有的生命过程中起着重要作用。蛋白质的元素组成主要有 C、H、O、N 和 S,各种蛋白质的含 N 量很接近,平均 16%。组成蛋白质的基本单位是氨基酸,一个氨基酸的 α- 羧基与另一个氨基酸的 α- 氨基脱水缩合而形成的化学键称为肽键,由多个氨基酸相互连接形成的含有多个肽键的一条链状结构称为肽链。

蛋白质有四级结构,其功能与其结构密切相关。①蛋白质的一级结构:指多肽链中氨基酸的排列顺序,维持蛋白质一级结构的主要化学键为肽键。②蛋白质的二级结构:是指蛋白质分子中某一段肽链的局部空间结构,即该段肽链主链骨架原子的相对空间位置,并不涉及氨基酸残基侧链的构象,维持蛋白质二级结构的主要化学键为氢键。二级结构有四种主要结构形式,包括 α 螺旋、β 折叠、β 转角及无规卷曲。另外,蛋白质分子中,2 个或 3 个具有二级结构的肽段,在空间上相互接近,可以形成一个具有特殊功能的空间构象,被称为模体(motif),模体属于超二级结构。③蛋白质的三级结构:指整条肽链中全部氨基酸残基的相对空间位置,即肽链中所有原子在三维空间的排布位置。维持蛋白质三级结构的主要化学键为疏水作用、离子键(盐键)、氢键、范德瓦耳斯力等。另外,大分子蛋白质的三级结构常可分割成一个或数个球状或纤维状的区域,折叠得较为紧密,各行其功能,称为结构域(domain)。④蛋白质的四级结构:是指蛋白质分子中各亚基的空间排布及亚基接触部位的布局和相互作用,维持蛋白质四级结构的主要化学键为疏水作用、氢键和离子键。

2. 蛋白质的功能多样性 蛋白质是原生质的主要成分,任何生物都含有蛋白质。自然界中最小、最简单的生物是病毒,它是由蛋白质和核酸组成的。没有蛋白质也就没有生命。自然界的生物多种多样,因而蛋白质的种类和功能也十分繁多。概括起来,蛋白质主要有以下功能:

(1) 催化功能:生物体内的酶主要是由蛋白质构成的,它们是有机体新陈代谢的催化剂。没有酶,生物体内的各种化学反应就无法正常进行。例如,没有淀粉酶,淀粉就不能被分解利用。

(2) 结构功能:蛋白质可以作为生物体的结构成分。在高等动物里,胶原是主要的细胞外结构蛋白,参与结缔组织和骨骼的构成,占蛋白质总量的1/4。细胞里的片层结构,如细胞膜、线粒体、叶绿体和内质网等都是由不溶性蛋白与脂类组成的。动物的毛发和指甲都是由角蛋白构成的。

(3) 运输功能:脊椎动物红细胞中的血红蛋白和无脊椎动物体内的血蓝蛋白在呼吸过程中起着运输氧气的作用。血液中的载脂蛋白可运输脂肪,转铁蛋白可转运铁。一些脂溶性激素的运输也需要蛋白质,如甲状腺素要与甲状腺素结合球蛋白结合才能在血液中运输。

(4) 贮存功能:某些蛋白质的作用是贮存氨基酸作为生物体的养料和胚胎或幼儿生长发育的原料。此类蛋白质包括蛋类中的卵清蛋白、奶类中的酪蛋白和小麦种子中的麦醇溶蛋白等。肝脏中的铁蛋白可将血液中多余的铁储存起来,供机体缺铁时使用。

(5) 运动功能:肌肉中的肌球蛋白和肌动蛋白是运动系统的必要成分,它们构象的改变引起肌肉的收缩,带动机体运动。细菌中的鞭毛蛋白有类似的作用,它的收缩引起鞭毛的摆动,从而使细菌在水中游动。

(6) 防御功能:高等动物的免疫反应是机体的一种防御功能,它主要也是通过蛋白质(抗体)来实现的。凝血与纤溶系统的蛋白因子、溶菌酶、干扰素等,也担负着防御和保护功能。

(7) 调节功能:某些激素、一切激素受体和许多其他调节因子都是蛋白质。

(8) 信息传递功能:生物体内的信息传递过程也离不开蛋白质。例如,视觉信息的传递要有视紫红质参与,感受味道需要味觉蛋白。视杆细胞中的视紫红质,只需 1 个光子即可被激发,产生视觉。

(9) 遗传调控功能:遗传信息的储存和表达都与蛋白质有关。DNA 在储存时是缠绕在蛋白质(组蛋白)上的。有些蛋白质,如阻遏蛋白,与特定基因的表达有关。β- 半乳糖苷酶基因的表达受到一种阻遏蛋白的抑制,当需要合成 β- 半乳糖苷酶时,β- 半乳糖苷酶基因需去阻遏作用才能表达。

(10) 其他功能:某些生物能合成有毒的蛋白质,用以攻击或自卫。如某些植物在被昆虫咬过以后会产生一种毒蛋白。白喉毒素可抑制生物蛋白质合成。

(二) 核酸的结构及功能

核酸是由核苷酸组成的大分子,分子量最小的是转运 RNA,分子量 25kD 左右;人类染色体 DNA 分子量则高达 10^{11}kD。核酸分为 DNA 和 RNA 两类,DNA 主要集中在细胞核中,在线粒体中也有少量 DNA。RNA 主要分布在细胞质中。对病毒来说,或只含 DNA,或只含 RNA。核酸可分为单链和双链。DNA 一般为双链,作为信息分子;RNA 单双链都存在。

DNA 通过精准的复制,可将遗传信息传递给下一代。DNA 也能转录成 RNA,进而翻译成蛋白质,通过蛋白质赋予生命结构和功能。另外,DNA 在复制过程中有概率发生突变,为生物进化提供了分子基础。DNA 是由成千上万个脱氧核糖核苷酸聚合而成的多聚脱氧核糖核酸。它有三级结构:①DNA 的一级结构:是其构件的组成及排列顺序,即碱基序列。在 DNA 分子中,相邻核苷酸以 3′、5′-磷酸二酯键连接构成长链,前一个核苷酸的 3′-羟基与后一个核苷酸的 5′-磷酸结合。链中磷酸与糖交替排列构成脱氧核糖磷酸骨架,链的一端有自由的 5′-磷酸基,称为 5′端;另一端有自由 3′-羟基,称为 3′端。在 DNA 中,每个脱氧核糖连接着碱基,碱基的特定序列携带着遗传信息。②DNA 的二级结构:是指双螺旋结构。DNA 双螺旋是由两条反向、平行、互补的 DNA 链构成的右手双螺旋。两条链的脱氧核糖磷酸骨架反向、平行地按右手螺旋走向,绕一个共同的轴盘旋在双螺旋的外侧,两条链的碱基一一对应互补配对,集中地平行排列在双螺旋的中央,碱基平面与轴垂直。DNA 双螺旋中的两条链互为互补链,有两种作用力稳定双螺旋的结构。在水平方向是配对碱基之间的氢键,碱基 A 和 T 形成两个氢键,碱基 G 和 C 对形成三个氢键,是克服两条链间磷酸基团的斥力使两条链互相

笔记

结合的主要作用力。在垂直方向,是碱基对平面间的堆积力。堆积力是疏水力与范德瓦耳斯力的共同体现。氢键与堆积力两者本身都是一种协同性相互作用,两者之间也有协同作用。③DNA 的三级结构:是指双螺旋的进一步扭曲。其基本形式是超螺旋,即螺旋的螺旋。三级结构决定于二级结构。B-DNA 以每 10 个碱基一圈盘绕时能量最低,处于伸展状态;当盘绕过多或不足时,就会出现张力,形成超螺旋。盘绕过多时形成正(右手)超螺旋,不足时为负超螺旋。因为超螺旋是在双螺旋的张力下形成的,所以只有双链闭合环状 DNA 和两端固定的线形 DNA 才能形成超螺旋,有切口的 DNA 不能形成超螺旋。无论是真核生物的双链线形 DNA,还是原核生物的双链环形 DNA,在体内都以负超螺旋的形式存在,密度一般为 100~200bp 一圈。真核生物的染色体是 DNA 与蛋白质的复合体,其中 DNA 的超螺旋结构是多层次的。染色体由染色质细丝经过多次卷曲而成。染色质细丝由核小体重复单位构成串珠状结构。核小体由 DNA 和组蛋白组成。组蛋白是富含精氨酸和赖氨酸的碱性蛋白,有 H1、H2A、H2B、H3 和 H4 共 5 种。后四种各 2 分子组成核小体的蛋白核心,约 140bp 双螺旋 DNA(核心 DNA)在蛋白核心外绕行 1.75 圈,共同构成核小体的核心颗粒。核心颗粒之间有约 60bp 的连接 DNA。1 分子组蛋白 H1 结合在连接 DNA 的进出部位,将核心 DNA 固定在核心蛋白外围。核小体呈扁球形,高约 6nm,直径约 11nm。由核心 DNA 与连接 DNA 构成的核小体重复单位包括约 200bp,长度由 68nm 压缩至 11nm。所以第一次超螺旋使直径 2nm 的 DNA 双螺旋变成直径 11nm 的染色质细丝,长度压缩至原长度的 1/7~1/6。染色体细丝经过再一次超螺旋,形成直径 30nm 的染色体粗丝,长度又压缩至 1/6。第三次超螺旋使粗丝盘绕成直径 400nm 的单位纤维,长度压缩至 1/40。最后由单位纤维折叠形成染色单体,长度压缩至 1/5~1/4。这样,经过 4 次超螺旋,DNA 的长度压缩至近万分之一(1/8 400)。

RNA 分子是一条单链。可以回折,自身互补配对,形成发夹或称为茎环结构。形成局部 A 螺旋至少要有 4~6 个碱基对。某些分子中回折可占 50%。不同的 RNA 有着不同的功能,其中 rRNA 是核糖体的组成成分,由细胞核中的核仁合成,而 mRNA、tRNA 在蛋白质合成的不同阶段分别执行着不同功能。mRNA 是以 DNA 的一条链为模板,以碱基互补配对原则,转录而形成的一条单链,主要功能是实现遗传信息在蛋白质上的表达,是遗传信息传递过程中的桥梁。tRNA 的功能是携带符合要求的氨基酸,以连接成肽链,再经过加工形成蛋白质。此外还有 snRNA 和 hnRNA,前者与 RNA 的加工有关,后者是 mRNA 的前体。

tRNA 是修饰成分最多的核酸。已经发现的约 70 种修饰成分中,有 50 种存在于 tRNA 中。每个 tRNA 分子都有修饰成分,有的多达十几个,占全部构件的 20%。修饰成分包括修饰碱基和修饰核苷,都是转录后由 4 种标准碱基或核苷加工修饰而成的。在 tRNA 分子中,修饰碱基主要是甲基化碱基,修饰核苷主要是假尿嘧啶核苷。tRNA 分子都有由一个臂和三个发夹构成的三叶草形二级结构。tRNA 链的 5′ 端与 3′ 端序列构成的双螺旋区称为氨基酸臂,其 3′ 末端都有不变的单链 CCAOH,因末端 A 结合氨基酸而得名。三个发夹依次由二氢尿嘧啶环(DHU loop)与 DHU 茎、反密码子环与反密码子茎、TψC 环与 TψC 茎组成。反密码子环中央的三个碱基构成反密码子,与信使 RNA 的密码子配对。有些 tRNA 在反密码子茎与 TψC 茎之间有一个额外的、长度不一的可变茎。tRNA 分子在二级结构的基础上进一步扭曲形成确定的三级结构。各种 tRNA 的三级结构都像一个倒置的 L。分子的右上端是氨基酸臂,下端是反密码子。两端距离约 8nm。不同 tRNA 的精细结构不同,能被专一的氨基酸 tRNA 连接酶和有关的蛋白因子识别。成熟的 mRNA 具有 5′ 帽子和 3′ 尾结构,最简单的帽子结构是掉转方向的 7- 甲基鸟苷三磷酸,它与 mRNA 原来的 5′ 端核苷酸借 5′ppp5′ 连接形成 m7GpppN。较复杂的帽子结构在后面的一个或两个核苷酸还有 2′-O- 甲基修饰。帽子结构对稳定 mRNA 及其翻译具有重要意义,它将 5′ 端封闭起来,可免遭核酸外切酶水解;还可作为蛋白合成系统的辨认信号,被专一的蛋白因子识别,从而启动翻译过程。3′ 端非编码区是终止密码子以后的转录序列,其中包括 AAUAAA 一段序列,可能是添加 3′ 尾的标志,也可能是翻译终止的协调信号。3′ 端尾部是一段多聚 A 尾。成熟的 mRNA 一般在它的 3′ 端都加上了长度为 20~200 碱基的多聚 A 尾,作为核膜孔转运系的标志,与成熟的 mRNA 通过核膜孔被运到胞质有关。

三、基因表达调控机制

不同种类的生物遗传背景不同,同种生物不同个体生活环境不完全相同,不同的基因功能和性质也不相同。因此,不同的基因对生物体内、外环境信号刺激的反应性不同。有些基因在生命全过程中持续表达,有些基因的表达则受环境影响。基因表达调控就是指细胞或生物体在接受环境信号刺激时或适应环境变化的过程中在基因表达水平上作出应答的分子机制。按照对刺激的反应性,基因表达的方式或调节类型存在很大差异。有些基因几乎在所有细胞中持续表达,即基本表达。有些基因产物对生命全过程都是必需的或必不可少的。这类基因在一个生物个体的几乎所有细胞中持续表达,通常被称为管家基因。这类基因表达称为基本(或组成性)基因表达。基本的基因表达只受启动序列或启动子与 RNA 聚合酶相互作用的影响,而不受其他机制调节。

但实际上,基本的基因表达水平并非绝对"一成不变",所谓"不变"是相对的。与管家基因不同,另有一些基因表达很容易受环境变化的影响。随外环境信号变化,这类基因表达水平可以出现升高或降低的现象。在特定环境信号刺激下,相应的基因被激活,基因表达产物增加,即这种基因表达是可诱导的。可诱导基因在一定的环境中表达增强的过程称为诱导。例如在有 DNA 损伤时,修复酶基因就会在细菌体内被激活,使修复酶被诱导而反应性地增加。相反,如果基因对环境信号应答时被抑制,这种基因称为可阻遏基因。可阻遏基因表达产物水平降低的过程称为阻遏。例如,当培养基中色氨酸供应充分时,细菌体内与色氨酸合成有关的酶编码基因表达就会被抑制。可诱导或可阻遏基因除受启动序列或启动子与 RNA 聚合酶相互作用的影响外,尚受其他机制调节,这类基因的调控序列通常含有针对特异刺激的反应元件。诱导和阻遏是同一事物的两种表现形式,在生物界普遍存在,也是生物体适应环境的基本途径。乳糖操纵子机制是认识诱导和阻遏表达的经典模型。

(一) 基因表达调控呈现多层次和复杂性

从理论上讲,改变遗传信息传递过程的任何环节均会导致基因表达的变化。遗传信息以基因的形式贮存于 DNA 分子中,基因拷贝数越多,其表达产物也会越多,因此基因组 DNA 的部分扩增可影响基因表达。在多细胞生物,某一特定类型细胞的选择性扩增可能就是通过这种机制使某种或某些蛋白质分子高表达的结果。为适应某种特定需要而进行的 DNA 重排以及 DNA 甲基化等均可在遗传信息水平上影响基因表达。遗传信息经转录由 DNA 传向 RNA 过程中的许多环节,是基因表达调控最重要、最复杂的一个层次。在真核细胞,初始转录产物需经转录后加工修饰才能成为有功能的成熟 RNA,并由细胞核转运至细胞质,对这些转录后加工修饰以及转运过程的控制也是调节某些基因表达的重要方式,例如对 mRNA 的选择性剪接,RNA 编辑等。近年来,微小 RNA(microRNA,miRNA)对基因表达调控的作用也日益受到重视,使我们可以在一个新的层面上理解基因表达调控。蛋白质生物合成即翻译是基因表达的最后一步,影响蛋白质合成的因素同样也能调节基因表达。并且,翻译与翻译后加工可直接、快速地改变蛋白质的结构与功能,因而对此过程的调控是细胞对外环境变化或某些特异刺激应答时的快速反应机制。总之,在遗传信息传递的各个水平上均可进行基因表达调控。

尽管基因表达调控可发生在遗传信息传递过程的任何环节,但发生在转录水平,尤其是转录起始水平的调节,对基因表达起着至关重要的作用,即转录起始是基因表达的基本控制点。

(二) 基因转录激活受到转录调节蛋白与启动子相互作用的调节

基因表达的调节与基因的结构、性质,生物个体或细胞所处的内、外环境,以及细胞内所存在的转录调节蛋白均有关。仅就基因转录激活而言,其调节与下列基本要素有关。

1. 特异 DNA 序列决定基因的转录活性　某种基因特异的表达方式与基因结构有关,这里主要指具有调节功能的 DNA 序列。原核生物大多数基因表达调控是通过操纵子机制实现的。操纵子通常由 2 个以上的编码序列与启动序列、操纵序列以及其他调节序列在基因组中成簇串联组成。启动序列是 RNA 聚合酶结合并启动转录的特异 DNA 序列。各种原核基因启动序列特定区域内,通常在转录起始点上游 –10 及 –35 区域存在一些相似序列,称为共有序列。*E. coli* 及一些细菌启动序列的共有序列在 –10 区域是 TATAAT,又称 Pribnow 盒。在 –35 区域为 TTGACA。这些共有序列中的任一碱基突变或变异都会影响 RNA 聚合酶与启动序列的结合及转录起始。因此,共有序列决定启动序列的转录活性大小。操纵序列与启动序列毗邻或接近,其 DNA 序列常与启动序列交错、重叠,它是原核阻遏蛋白的结合位点。当操纵序列结合有阻遏蛋白时会阻碍。RNA 聚合酶与启动序列的结合,或使 RNA 聚合酶不能沿 DNA 向前移动,阻遏转录,介导负性调节。原核操纵子调节序列中还有一种特异 DNA 序列可结合激活蛋白,结合后 RNA 聚合酶活性增强,使转录激活,介导正性调节。真核基因组结构庞大,参与真核生物基因转录激活调节的 DNA 序列比原核更为复杂。绝大多数真核基因调控机制几乎普遍涉及编码基因两侧的 DNA 序列——顺式作用元件。所谓顺式作用元件就是指可影响自身基因表达活性的 DNA 序列。不同基因具有各自特异的顺式作用元件。与原核基因类似,在不同真核基因的顺式作用元件中也会时常发现一些共有序列,TATA 盒、CCAAT 盒等。这些共有序列就是顺式作用元件的核心序列,它们是真核 RNA 聚合酶或特异转录因子的结合位点。顺式作用元件通常是非编码序列,但是并非都位于转录起始点上游。根据顺式作用元件在基因中的位置、转录激活作用的性质及发挥作用的方式,可将真核基因的这些功能元件分为启动子、转录激活作用的增强子及沉默子等。

2. 转录调节蛋白可以增强或抑制转录活性　原核生物基因转录调节蛋白分为三类:特异因子、阻遏蛋白和激活蛋白。特异因子决定 RNA 聚合酶对一个或一套启动序列的特异性识别和结合能力。阻遏蛋白可以识别、结合特异 DNA 序列——操纵序列,抑制基因转录,所以阻遏蛋白介导负性调节。阻遏蛋白介导的负性调节机制在原核生物中普遍存在。激活蛋白可结合启动序列邻近的 DNA 序列,提高 RNA 聚合酶与启动序列的结合能力,从而增强 RNA 聚合酶的转录活性。分解(代谢)物基因激活蛋白就是一种典型的激活蛋白。有些基因在没有激活蛋白存在时,RNA 聚合酶很少或根本不能结合启动序列,所以基因不能转录。特异因子、阻遏蛋白和激活蛋白等原核调节蛋白都是一些 DNA 结合蛋白。真核基因转录调节蛋白又称转录调节因子或转录因子。绝大多数真核转录调节因子由它的编码基因表达后,通过与特异的顺式作用元件的识别、结合(即 DNA- 蛋白质相互作用),反式激活另一基因的转录,故称反式作用蛋白或反式作用因子。并不是所有真核转录调节蛋白都起反式作用,有些基因产物可特异识别、结合自身基因的调节序列,调节自身基因开启或关闭,这就是顺式调节作用。具有这种调节方式的调节蛋白称为顺式作用蛋白。大多数转录因子是 DNA 结合蛋白;还有一些真核基因调节蛋白不能直接结合 DNA,而是通过蛋白质 - 蛋白质相互作用参与 DNA- 蛋白质复合物的形成,影响 RNA 聚合酶活性,调节基因转录。

3. 转录调节蛋白通过与 DNA 或与蛋白质相互作用对转录起始进行调节　DNA- 蛋白质相互作用指反式调节因子与顺式作用元件之间的特异识别及结合。这种结合通常是非共价结合,被调节蛋白识别的 DNA 结合位点通常呈对称或不完全对称结构。这种蛋白质结合位点所在的双螺旋 DNA 的大沟和小沟暴露的碱基侧缘不同,当调节蛋白落入 DNA 的大沟或小沟时,调节蛋白的某些氨基酸残基的侧链(R 基团)就会与 DNA 中的某些碱基相互联系,形成 DNA- 蛋白质复合物。有些调节蛋白在结合 DNA 前,需要通过蛋白质 - 蛋白质相互作用形成二聚体或多聚体,即二聚化或多聚化。所谓二聚化就是指两个蛋白质分子单体通过一定结构域结合成二聚体,它是调节蛋白结合 DNA 时最常见的形式。除二聚化或多聚化反应,还有一些调节蛋白不能直接结合 DNA,而是通过蛋白质 - 蛋白质相互作用间接结合 DNA,调节基因转录,这在真核生物中很常见。因为不同的真核细胞中所存在的转录调节因子种类不同,即使有相同的因子但其浓度可能不同,所以同一基因在不同细胞中的表达状态不同。

4. RNA 聚合酶与基因的启动序列 / 启动子相结合　DNA 元件与调节蛋白对转录激活的调节最终是由 RNA 聚合酶活性体现的。启动序列 / 启动子的结构、调节蛋白的性质对 RNA 聚合酶活性影响很大。原核启动序列或真核启动子是由转录起始点、RNA 聚合酶结合位点及控制转录活性的调节元件组成。启动序列或启动子的核苷酸序列会影响其与 RNA 聚合酶的亲和力，而亲和力大小则直接影响转录起始的频率。对真核生物而言，RNA 聚合酶单独存在时与启动子的亲和力极低或无亲和力，必须与基本转录因子形成复合物才能与启动子结合。因此，对真核 RNA 聚合酶活性来说，除启动子序列，尚与所存在的转录调节因子有关。

(三) 转录后水平的调节也是基因表达调控的重要环节

对基因转录产物进行的一系列修饰、加工，可以将其归结为转录后水平的基因表达调控。它们可以体现在对 mRNA 前体 hnRNA 的剪接和加工、由胞核转至胞质及其定位、mRNA 的稳定性、RNA 编辑等多个环节进行调控。

1. **hnRNA 加工成熟的调节**　hnRNA 是在核内进行加工修饰的。加工过程包括加帽、加尾、剪接、碱基修饰和编辑等。其中剪接和 RNA 编辑对某些基因的调节有一定的意义。

2. **mRNA 运输、胞质内稳定性的调节**　RNA 无论是在核内进行加工、由胞核运至胞质，还是在胞质内停留(至降解)，都是通过与蛋白质结合形成核糖体复合物进行的。mRNA 运输、在胞质内的稳定性等均与某些蛋白质成分有关。所有 RNA 类型中，mRNA 寿命最短。mRNA 稳定性是由合成速率和降解速率共同决定的。大多数高等真核细胞 mRNA 半衰期较原核为长，一般为几个小时。mRNA 的半衰期可影响蛋白质合成的量，通过调节某些 mRNA 的稳定性，即可使相应蛋白质合成量受到一定程度的控制。

(四) 基因表达在翻译水平以及翻译后阶段仍然可以受到调节

蛋白质生物合成过程复杂，涉及众多成分。通过调节许多参与成分的作用而使基因表达在翻译水平以及翻译后阶段得到控制。在翻译水平上，目前发现的一些调节点主要在起始阶段和延长阶段，尤其是起始阶段。如对起始因子活性的调节、mRNA 与小亚基结合的调节等。其中通过磷酸化作用改变起始因子活性这一点备受关注。mRNA 与小亚基结合的调节对某些 mRNA 的翻译控制也具有重要意义。近年来，小分子 RNA 对基因表达调控的影响成为新的研究热点。这些小分子 RNA 是非编码 RNA(non coding RNA, ncRNA)。除了具有催化活性的 RNA(核酶)、细胞核小分子 RNA(snRNA)以及核仁小分子 RNA(snoRNA)以外，目前人们广泛关注的非编码 RNA 有微小 RNA(microRNA, miRNA)和小干扰 RNA(small interfering RNA, siRNA)。细胞内存在的小分子 RNA 种类繁多，功能多样，由此产生了 RNA 组学(RNomics)概念，即研究细胞内所有小分子 RNA 的种类、结构和功能。

1. **翻译起始因子(eIF)活性的调节**　对翻译起始因子活性的调节主要通过磷酸化修饰进行。蛋白质合成速率的快速变化在很大程度上取决于起始水平，通过磷酸化调节翻译起始因子的活性对起始阶段有重要的控制作用。如 eIF-2α 亚单位的磷酸化可阻碍 eIF 的正常运行，从而抑制蛋白质合成的起始。eIF-2α 亚单位的磷酸化由特异性的蛋白激酶催化。

2. **RNA 结合蛋白参与了对翻译起始的调节**　所谓 RNA 结合蛋白(RNA binding protein, RBP)，是指那些能够与 RNA 特异序列结合的蛋白质。基因表达的许多调节环节都有 RBP 的参与，如前述转录终止、RNA 剪接、RNA 转运、RNA 胞质内稳定性控制以及翻译起始等。铁蛋白相关基因的 mRNA 翻译调节就是 RBP 参与基因表达调控的典型例子。铁反应元件(IRE)具有的高度保守的 RNA 茎环结构，是胞质中 IRE 结合铁调控蛋白(IRP)的位点。IRE 结合蛋白作为特异 RNA 结合蛋白，在调节铁转运蛋白受体(TfR)mRNA 稳定性方面起重要作用。同时，它还能调节另外两个与铁代谢有关的蛋白质合成。

3. **对翻译产物水平及活性的调节可以快速调控基因表达**　新合成蛋白质的半衰期长短是决定蛋白质生物学功能的重要影响因素。因此，通过对新生肽链的水解和运输，可以控制蛋白质的浓度在特定的部位或亚细胞器保持在合适的水平。此外，许多蛋白质需要在合成后经过特定的修饰才具有功能活性。通过对蛋白质的可逆的磷酸化、甲基化、酰基化修饰，可以达到调节蛋白质功能的作用，是基因表达的快速调节方式。

第二节　生物医学材料的分子信号途径

生物医学材料在植入人体后,遵循人体内的分子生物学规律,通过各种分子信号途径与宿主发生相互作用。生物医学材料的分子信号途径对于深入理解生物医学材料与细胞相互作用至关重要,也是生物医学材料修饰与设计的关键靶点。

一、生物医学材料的界面识别与调控

生物医学材料与细胞相互接触时,会对细胞进行识别与调控。在分子水平上,细胞膜上的相关蛋白与生物医学材料表面结合位点的相互作用,是细胞与材料表面间识别的关键过程。细胞和材料的结合首先是细胞与材料的非特异相互作用,包括配位结合、疏水性结合、静电结合和氢键结合,随后主要是细胞膜受体与材料表面配体的结合作用。在体外环境中,贴壁生长细胞与材料表面的相互作用实际上是细胞膜上的受体与材料表面配体间的相互分子识别,从而产生特异性生物效应。当材料植入体内,材料表面的配体分子会寻找并激活细胞膜表面的受体分子,产生相互作用并结合,然后将相关信号传递到细胞质,进而激活相关的转录因子进入细胞核,调控其对材料的反应和生物学功能。因此,深入理解生物医学材料表面与细胞相互作用的分子信号传递途径是进行生物医学材料表面修饰的关键,也是临床生物医学材料设计的关键所在。

对于贴壁生长细胞来说,细胞与细胞外基质(extracellular matrix,ECM)之间的相互作用是细胞黏附、迁移、增殖和分化等生物学行为的分子基础,是细胞间信息传送和功能调节的关键。对体外培养的细胞或者组织工程产品,细胞与生物医学材料的黏附主要由吸附的血清蛋白层决定,血清中多达200种以上的蛋白质经过竞争性吸附后形成吸附层,其中有少量的蛋白质(如纤连蛋白、层粘连蛋白及玻连蛋白等)有助于细胞黏附。当然,吸附层中大多数蛋白质(如白蛋白)不具有促细胞黏附的作用。因此,消除非特异性的蛋白质吸附非常重要。

对于个体而言,如果能有效地抑制植入材料对植入部位的非特异性吸附作用,同时又能特异地识别细胞膜表面的相应位点,则会被细胞认为是自体组织,实现材料和细胞的有机融合,有利于诱导组织再生。例如组织工程支架就可视为人工细胞外基质,通过表面改性修饰,抑制非特异性相互作用,同时引入特异性相互作用位点,使人工细胞外基质在体内生理环境中发挥其功能。

总之,通过计算机辅助设计,将研制出新型的人工识别材料系统,使功能团在聚合物骨架、交联结构及大分子网络中精确定位,设计并制造出兼具特定理化特性和生物可识别能力的医用生物材料,是未来分子生物学和材料学交叉融合发展的趋势。

二、生物医学材料的细胞分子信号传递

细胞信号转导是细胞内多种分子相互作用的一系列有序反应,感知并将细胞外的信息传递到细胞内,从而调控各种效应分子来影响生物学功能的过程。通过细胞信号转导系统,细胞可将细胞间的接触刺激信号、或所处微环境中的各种物理和化学信号,转变为细胞内各种相关分子的分布或活性变化,调控细胞内的某些分子代谢途径,从而改变其生长速度、增殖、迁移等生物学行为。在某些不利刺激下,细胞可在外来信号的诱导下进入程序性死亡过程(凋亡)。

组织工程支架植入体后,材料表面的配体与相应体内细胞受体识别并结合,细胞在支架表面黏附、铺展并稳定下来,进而实现细胞增殖和分泌细胞外基质蛋白。在细胞与细胞外基质相互作用中最常见的结合方式是黏着斑(focal adhesion,FA)黏附(图8-1)。黏着斑是材料接触表面与细胞肌动蛋白微纤维的主要结合位点,它的形成与细胞黏附、铺展过程紧密相关,因此黏着斑是细胞黏附与运动协同作用的关键位点。作为细胞内蛋白酪氨酸激酶超家族的一员,黏着斑激酶(focal adhesion kinase,FAK)是黏附的主要桥梁分子,与受体整合素(integrins)、细胞内的黏着斑蛋白(踝蛋白、纽蛋白、α2肌

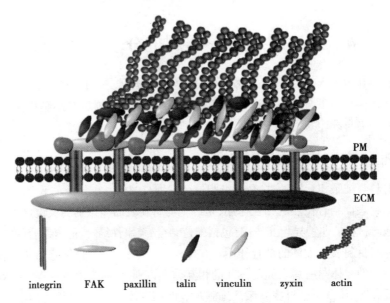

integrin   FAK   paxillin   talin   vinculin   zyxin   actin

图 8-1　黏着斑分子结构示意图

注:PM(plasma membrane):细胞膜;ECM(extracelluar matrix):胞外基质。integrin:整合素;FAK:黏着斑激酶;paxillin:桩蛋白;talin:踝蛋白;vinculin:黏着斑蛋白;zyxin:斑联蛋白;VASP:磷蛋白;actinin:α 辅肌动蛋白;actin:肌动蛋白。

动蛋白、张力蛋白、桩蛋白)和大量蛋白激酶相连。这些黏着斑蛋白和蛋白激酶能将来自胞外的物理信号(如材料的力学特性等)和化学信号(如生长因子等)整合,进而激活胞内的一些重要信号传递途径。

整合素是细胞表面受体的一个主要蛋白家族,参与调节细胞与胞外基质、细胞间的选择性黏附和相互作用。事实上,细胞与材料等基底的识别主要是基于整合素与细胞外基质中的配体相互识别,再实现信号传递。当细胞外基质的理化信号被细胞感知后,整合素与黏附分子配体、细胞骨架蛋白以及一些细胞内信号分子连接,进而影响细胞的生物学行为。

(一)整合素与信号转导

整合素是两个亚单位 α(120~185kD)和 β(90~110kD)组成的非共价异二聚体,α 和 β 亚基均由长的胞外区、跨膜区和短的胞内区组成(只有 β4 亚基有长的胞内区)。目前已发现 18 种 α 亚基、9 种 β 亚基形成的 24 组二聚体,组合成整合素家族,部分亚基参与不同细胞之间的黏附连接,部分亚基协助细胞和细胞外基质的结合,并且不贴壁的循环细胞和黏附细胞之间也存在一定的差异。不同的整合素识别不同的配体,与它们相应的配体之间有不同的亲和力。大部分整合素识别的配体是细胞外基质的各种成分,包括纤连蛋白(fibronectin,FN)、胶原蛋白(collagen,Col)等,也有整合素能与可溶性的配体(如纤维蛋白原)和一些细胞表面分子[如细胞间黏附分子 -1(intercellular cell adhesion molecule-1,ICAM-1)等]结合,它们与相应配体的结合对胞内信号转导起非常重要的作用。

1. **整合素通过激活多种下游信号分子调节胞内离子浓度**　整合素交联或与配体结合后可引起胞内游离的 Ca^{2+} 浓度升高,而已知的黏着斑相关蛋白大多需要 Ca^{2+} 信号,进而调控黏附,主要有两条途径引起 Ca^{2+} 浓度变化。一种途径是由离子通道介导 Ca^{2+} 内流,其激活机制尚不清楚。封闭 Ca^{2+} 通道,可使黏附力降低 80% 左右,而如果提前清除胞内 Ca^{2+} 库,只能轻微减弱细胞黏附。第二种途径是整合素激活磷脂酶 C(phospholipases C,PLC),PLC 分解磷脂酰肌醇 4,5- 双磷酸(phosphatidylinositol 4;5 bisphosphate,PIP2)产生肌醇三磷酸(inositol triphosphate,IP3),IP3 刺激胞内 Ca^{2+} 库释放,从而使胞内 Ca^{2+} 浓度升高。离子通道介导途径引起的 Ca^{2+} 浓度的升高比 IP3 途径重要得多,提示黏附不仅需要 Ca^{2+} 激活一系列信号分子,还需要 Ca^{2+} 浓度梯度传送的信号。Ca^{2+} 浓度升高能增强整合素介导的黏附,阻断 Ca^{2+} 通路就能阻断 β1 整合素介导的黏附,但对 β2 整合素不起作用。另外,多种整合素如 α4β1、αLβ2 和 αVβ3 等二聚体与配体结合后可引起胞内 Ca^{2+} 浓度的变化,也有一些无此功能,如 α2β1 等。但几乎所有的整合素均能通过 Na^+/H^+ 泵调节胞内 H^+ 离子浓度,有些还可调节神经细胞 K^+ 内流。

(1) 整合素激活磷脂酶和脂类激酶:细胞与细胞外基质黏附刺激,可迅速提高细胞内的 PIP2 浓度,解除刺激后,PIP2 浓度水平则迅速下降。这种调节主要通过两种脂类激酶进行:①PIP-5 激酶:它可将 PIP2 催化为磷酸化的 PIP2,PIP-5 激酶可被小 GTP 结合蛋白 Rho 激活;②磷脂酰肌醇 3- 激酶(phosphatidylinositol 3-kinase,PI3K),它可将 PI、4-PIP、4,5-PIP2 分别磷酸化为 3-PIP、3,4-PIP2、3,4,5-PIP3 等。整合素可激活 PI3K,同时 PI3K 又对整合素有调节作用,若 PI3K 被抑制,则凝血酶、CD2 等对整合素的激活作用被封闭。由于 G 蛋白的 α 和 β 亚基都能激活 PI3K,而 G 蛋白又与多种信号通路有广泛的联系,因此可认为大部分细胞因子和对整合素有调节作用的可溶性因子,都可通过 PI3K 对整合素起到调节作用。

此外,整合素还能激活磷脂酶 A2(phospholipase A2,PLA2)、磷脂酶 Cγ(phospholipase Cγ,PLCγ)等,将大鼠上皮细胞与胶原蛋白粘连可激活 PLCγ,引起二甘油酯(diglyceride,DG)的产生,这一过程需要 β1 整合素。在 T 细胞中 β2 整合素的交联也可激活 PLCγ,并引发 Ca^{2+} 浓度升高。

(2) 整合素对黏着斑蛋白激酶(FAK)的激活:整合素能够激活 FAK,当一些细胞系与 FN 等细胞外基质蛋白粘连时,会诱导 FAK 磷酸化,促使黏着斑形成。实验证明:β1 整合素和 β3 整合素的交联可活化 FAK,引起 FAK 构象改变。血纤维蛋白原和 αⅡbβ3 结合所诱导的 FAK 磷酸化,为血小板凝集所必需的;当缺乏 αⅡbβ3 时,FAK 不能被磷酸化,从而导致血小板无法正常凝集而出现疾病。通过嵌合体的研究发现,磷酸化依赖于整合素的胞内区段。

2. 整合素激活的信号分子参与生物医学材料的调控　细胞外基质中胶原蛋白和纤连蛋白等通常为纤维状形态,最近开发起来的蚕丝蛋白以及静电纺丝技术制备的生物医学材料均可用来模拟这种环境。一般认为纤维丝的大小、粗细以及纤维丝之间的间隙尺寸,能够调控细胞命运和细胞功能。研究发现,纤维直径通过 FA 形成所产生的信号级联影响细胞增殖和分化。直径 0.5~2.5μm 的纤维通过时间依赖性的方式调控成骨细胞的功能,细胞黏附后,肌球蛋白的收缩力产生高张力,促进 Ras 同源基因家族基因 A(Ras homolog gene family member A,RhoA)信号的增强,从而与纤维底物的增加、成骨分化相一致。对于生物医学材料而言,纳米纤维的大小能影响下游信号丝裂原活化蛋白激酶(mitogen-activated protein kinase,MAPK)通路,主要是通过 2 种激酶途径包括细胞外信号调节激酶(extracellular signal-regulated kinase,ERK)和 p38 激酶途径来实现。纤维丝越粗,诱导出的活性越高,继而激活小分子 GTP 酶(Rac family small GTPase 1,Rac1)途径。

纳米纤维的尺寸不仅会影响细胞在其表面形成的黏着斑大小,而且还控制黏附位点处细胞膜的曲率。膜曲率的这种变化进一步影响膜相关蛋白如曲率传感器蛋白(yeast voltage-dependent anion channel VDAC,POR1)与纳米纤维的结合。纤维的尺寸(100~1 000nm)具有调控诱导骨分化的功能,主要通过成骨诱导标志物碱性磷酸酶(alkaline phosphatase,ALP)表达的信号级联激活通路实现。铺展在小直径纤维上的细胞显示出较高的 POR1 结合能力(由于局部膜曲率增加),继而激活 Rac1 途径。而较粗的纤维通过抑制 Rac1 信号而增强 ALP 的表达活性。肌球蛋白Ⅱa(类似于 POR1,可作为曲率的感受器)能根据曲面上张力的变化而感测表面曲率。

除了纳米纤维的曲率和尺寸之外,细胞外基质的类似形状也会影响 FA 的成熟。例如在三维组织工程支架构建中,与扭曲带状纳米结构(twisted ribbons)相比,黏附到螺旋带状(helical ribbons)二氧化硅纳米表面的间充质干细胞(mesenchymal stem cells,MSCs)能形成更大的 FA。总之,相比于常规 2D 或准 2D 基底,纤维网络的物理和几何环境的复杂度显著增加,除固有孔隙率改变之外,纤维刚度(纳米级力学而不是整体力学)也会影响细胞黏附和表型。

(二) FAK 信号转导

黏着斑激酶(focal adhesion kinase,FAK)属于蛋白酪氨酸激酶(protein tyrosine kinase,PTK)超家族,

因而也称为 PTKⅡ。FAK 作为胞内外信号传递的中枢,能整合介导多条信号通路,在细胞信号转导中处于关键的位置。FAK 可以整合来自整合素、生长因子以及机械刺激等信号,激活胞内 PI3K/Akt、Ras/MAPK 等信号通路,调节细胞生长。因此,FAK 与胚胎发育、肿瘤发生与转移紧密相关,同样在生物医学材料调控细胞功能中亦至关重要。

FAK 的相对分子质量约为 125 千道尔顿(kDa),其包含 4 个主要结构域:氨基端的 FERM(four-point-one-ezrin-radixin-moesin)区域、中间的激酶催化区域、羧基端的黏着斑位点(focal-adhesion targeting,FAT)区域以及多个起连接作用的富含脯氨酸区域(proline-rich regions,PRRs)。FAK 有 7 个常见的酪氨酸磷酸化位点,分别是位于 FERM 区域的 Y194、位于 FERM 和激酶区域之间的 Y397、位于激酶区域的 Y576 和 Y577、位于 PRR3 区域的 Y861 以及位于 FAT 区域的 Y925 和 Y1007,其中 Y397 具有自磷酸化(autophosphorylation)特性,对 FAK 的活性和生物学功能的实现起着重要作用。

1. FAK 上游信号刺激

(1)整合素激活:当细胞外基质(ECM)通过整合素受体群与细胞发生连接后,FAK 发生二聚化,引起 Y397 位点发生自磷酸化作用。随后 Src 家族激酶与磷酸化位点连接,生成 FAK 激酶区域位点 Y576 和 Y577 的活化环,从而形成一个 FAK-Src 活化复合体。

(2)RTKs、G 蛋白偶联受体(G protein-coupled receptors,GPCR)激活:受体酪氨酸激(receptor tyrosine kinases,RTKs)可以直接激活 FAK 激酶区域的磷酸化活性环,从而上调 FAK 的激酶活性。此外内皮素等物质与 G 蛋白偶联受体结合,可以增加 FAK 的磷酸化水平。

(3)分子内调控:FAK 的 FERM 区域对 FAK 活性的调控起重要的作用,主要表现为 FERM 与激酶区域的连接以及对 Y397 位点自磷酸化的阻滞作用。当 FAK 的 FERM 区域与磷酸肌醇脂质发生连接时,其构象会发生变化。同时,FERM 区域能与膜相关蛋白相互作用,比如跨膜蛋白 4 超级家族 5(transmembrane 4 superfamily member 5,TM4SF5)、生长因子受体等,从而影响 FAK 的活性。

(4)pH 和细胞 - 细胞外基质张力:随着 pH 的增加,FAK 上 H58 位点会发生去质子化,从而促进 FERM 区域的构象变化,增加 FAK 的激酶活性。此外,细胞与细胞外基质之间张力的增加,能上调 FAK 的 Y397 自磷酸化水平。

2. FAK 下游信号通路及生物学效应——非激酶依赖途径

(1)FAK-ARP2/3:整合素激活 FAK 产生激酶活性之前,FERM 区域能发挥脚手架蛋白功能,与 ARP2/3 连接,与 N-WASP 具有协同作用,促进 F- 肌动蛋白聚合。同时,FAK 能促进 ARP2/3 与细胞突起发生连接,是黏着斑形成的重要过程,与肿瘤细胞迁移、侵袭有密切关系。

(2)FAK-endophilin A2-EMT:FAK 脚手架蛋白功能增加 endophilin A2 磷酸化水平,引起上皮细胞 - 间充质转化(epithelial-mesenchymal transition,EMT)标志物的改变,调控包括基质金属蛋白酶(matrix metalloproteinase,MMPs)等蛋白的表达水平。

(3)FAK-P53:FAK 在细胞核内,通过非激酶依赖信号通路,与胞质内的 P53 相互作用,从而促进 P53 泛素化失活,抑制肿瘤细胞凋亡。

3. FAK 在生物医学材料分子信号调控中的作用

表面形貌拓扑结构的有序性和无序性均能影响整合素的募集、黏着斑的形成和成熟、细胞的伸展(图 8-2)。例如具有纳米孔纹理、排列成正方形、六角边形或无序的正方形阵列(直径 120nm,深度 100nm,平均间距 20~50nm)的表面能够促进人 MSCs 的成骨分化,而有序排列则阻碍细胞黏附,减弱干细胞分化。其分子信号机制为,有序的阵列破坏了黏着斑的形成以及细胞的铺展,进而通过 ERK/MAPK 信号通路来抑制干细胞的细胞分化。MSCs 在有序正方形阵列上黏附、铺展较多,而在无序阵列上的黏着斑大小和应力纤维肌动球蛋白募集水平却较高。虽然有序的纳米孔表面并不是直接有效地调控 MSCs 向骨分化,但可以用这种表面进行干细胞长期培养,从而实现细胞的大量扩增并可维持 MSCs 的干细胞特性,这是干细胞培养应用领域的一个重要进展。

同样,表面微纳结构之间的距离以及微纳结构的长度均可通过黏着斑信号调控细胞的生物学

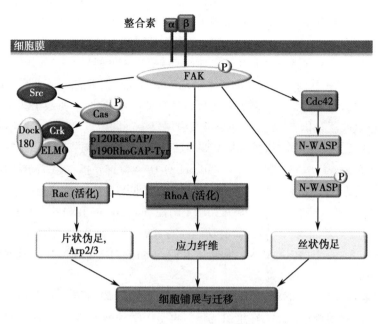

图 8-2　调控细胞与材料相互作用的整合素和 FAK 分子信号通路

行为。MSCs 细胞生长在呈致密结构的材料表面时,其形态更圆、更柔软,从而有利于向脂肪细胞分化;而生长在稀疏的纳米柱表面,细胞更坚硬,并更容易倾向于成骨分化。在直径为 200~700nm 的纳米柱上铺展的细胞,其 FAs 分布与二维圆形斑块的分布情况相似。黏着斑的大小随纳米柱直径的增大而减小,但在相邻柱之间约 200nm 的连接处,由于细胞的黏附力可产生更大的黏着斑。而最小的纳米柱则显示较低的弯曲模量,允许细胞 - 基底之间产生较高的相互作用。同样,也发现高度在15~100nm 的纳米二氧化钛柱可以控制细胞的铺展和分化,较短纳米柱则最大限度地促进细胞和细胞骨架铺展。

三、生物医学材料的表观遗传学基础

表观遗传学(epigenetics)是指在基因的 DNA 序列完全没有发生改变的情况下,基因功能发生了可遗传的变化,并最终导致表型的变化。按照经典遗传学理论,DNA 是生物把遗传信息传递给下一代的物质载体,遗传学研究是基于 DNA 序列改变所致基因表达水平的变化。然而事实上,上一代的生活经历可通过 DNA 序列以外的途径传给后代,即非 DNA 序列改变所致基因表达水平的变化,这就是表观遗传学。从 20 世纪 90 年代末至今,表观遗传学迅猛发展成为生命科学领域中的研究热点之一。

表观遗传学与遗传学的共同点为两者均可遗传,即表观遗传修饰的这类改变同样可以通过有丝分裂或减数分裂,在细胞或个体世代间遗传。区别于遗传学的两个典型特征为:①DNA 序列不改变可以调控基因的表达;②表观遗传的修饰是可逆性的。

要理解生物医学材料对表观遗传学的调控,首先要了解染色质的结构和组成。染色质的包装分为四级结构。染色质包装一级结构的核心是核小体,由 8 个组蛋白组成,由 DNA 与组蛋白包装成核小体。由组蛋白 H1 介导的核小体彼此连接形成直径约 10nm 的核小体串珠结构。然后直径 10nm 的核小体串珠结构螺旋盘绕,每圈 6 个核小体,形成染色质包装的二级结构。染色质包装的三级结构是由螺线管进一步螺旋化形成超螺线管(直径为 0.4μm 的圆筒状结构)。染色质包装的四级结构则是由超螺线管进一步螺旋折叠形成的长 2~10μm 的染色单体。

DNA 和组蛋白上的氨基酸均可以被其他化学基团(如甲基、乙酰基等)修饰,根据染色质上这些主要组成成分的修饰部位来进行表观遗传学分类,主要类型包括:①染色质重塑(chromatin remodeling):染色质重塑是由染色质重塑复合物介导以调控染色质上核小体变化,通过改变核小体的

相位,使紧密凝聚的 DNA 调整为能够被转录因子和 DNA 复制成分等多种调节因子所接近的生物学过程。②核小体定位(nucleosome positioning):核小体是基因转录的障碍,其特殊结构能够限制转录因子和活化因子等蛋白质与围绕在组蛋白上的 DNA 接触,主要负责调控 DNA 压缩和 DNA 的可接近性。因此,核小体的定位在基因组上位置的调整是调控基因表达关键的过程。③组蛋白修饰(histone modification):组蛋白翻译后的修饰种类较多,主要包括赖氨酸乙酰化、赖氨酸甲基化、丝氨酸磷酸化、精氨酸甲基化和赖氨酸泛素化等,并且同一个组蛋白尾巴上不同位点可以有多种不同修饰方式。组蛋白修饰可通过调控表面电荷影响组蛋白与 DNA 双链的结合,从而调节转录因子等蛋白质与染色质的结合来调控基因表达。④DNA 修饰(DNA modification):DNA 修饰是指 DNA 共价结合一个修饰基团,包括甲基化和乙酰化等,使具有相同序列的等位基因处于不同修饰和活性状态。其中 DNA 甲基化是目前研究最深入的 DNA 修饰形式。⑤非编码 RNA 调控(non-coding RNA):非编码 RNA 是指虽然不翻译为蛋白质,但可参与基因表达调控的具有功能性的 RNA 分子。非编码 RNA 种类较多,包括大家熟知的核糖体 RNA(ribosomal RNA,rRNA)和转运 RNA(transfer RNA,tRNA),以及现在研究较多的小 RNA(microRNA)等。

近年来,有关纳米材料调控表观遗传的研究取得了长足的发展,而生物医学材料如何直接改变细胞表观遗传模式的研究则相对欠缺。在组织工程与再生医学领域中,对表观遗传调控的材料主要有二氧化硅、生物玻璃和石墨烯等。材料表界面的微结构、几何形状和表面能等,皆可影响细胞的功能和表观遗传修饰。高能量的材料表面,包括高硬度的、亲水的以及粗糙的表面,能促进组蛋白尾的乙酰化(acylation)和组蛋白 H3 的第四位赖氨酸(histone H3 lysine 4,H3K4)甲基化等表观修饰活性,进而通过改变表面电荷等促进染色质打开,诱导转录。反之,低能量表面能促进组蛋白 H3 的第九位赖氨酸(histone H3 lysine 9,H3K9)甲基化等表观修饰,促进染色质关闭,抑制转录(图 8-3)。

一个典型的例子是,Yamanaka 等首次报道的诱导多能干细胞(induced pluripotent stem cells,iPSCs)被认为是组织工程最有前途的细胞类型之一,从皮肤等部位分离获得成纤维细胞,通过转录因子组合(Oct3/4、Sox2、c-Myc 和 Klf4)转染后,诱导皮肤成纤维细胞重编程为 iPSCs。相比在平整表面

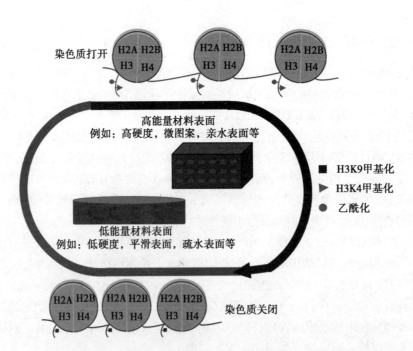

图 8-3 生物医学材料表面属性(硬度、微结构等)对表观遗传的调控作用
注:黏附至高表面能基底上的细胞,染色质结构打开,转录激活;而黏附至低表面能基底上的细胞,染色质结构关闭,转录抑制。H3K9:组蛋白 H3 的第九位赖氨酸(histone H3 lysine 9);H3K4:组蛋白 H3 的第四位赖氨酸(histone H3 lysine 4)。

的细胞培养,在宽 10μm、高 2μm 的平行细微凹槽表面培养 2 周后,iPSCs 的细胞数量增长 4 倍。在平行排列的纳米纤维支架上进行细胞培养,也获得同样的效果。其表观遗传学机制是:表面微结构降低了细胞的组蛋白去乙酰化酶(histone deacetylase)活性,从而增强组蛋白乙酰化和基因转录水平,促进 iPSCs 的生长增殖。组蛋白乙酰化是细胞响应基底形貌和结构的一个关键调控机制。

除了组蛋白乙酰化外,组蛋白的甲基化模式也会受材料表面结构的影响。最近有研究表明,人脂肪组织来源干细胞(human adipose-derived stem cells,hADSCs)在具有喷砂、大颗粒、酸蚀(sand-blasted large grit acid-etched,SLA)或光滑表面的二氧化钛纳米管(TiO$_2$ nano-tube)上均能够生长;而 70nm 沟槽的 TiO$_2$ 能通过影响 H3K4 组蛋白的甲基化来促进 hADSCs 向成骨分化。因此,组蛋白的甲基化、乙酰化等表观修饰均可参与生物医学材料调控细胞的生物学行为。

第三节　生物医学材料的分子生物学应用技术原理

分子生物学是由 20 世纪初发展起来的两个生物学分支——遗传学和生物化学的结合产生的。随着分子生物学技术在生物医学材料领域里的应用,大大拓展了材料制备的新技术和新方法,生物医学材料的评价也有了新的研究思路和研究工具。

一、生物医学材料的基本分子生物学技术

一些基本分子生物学技术在生物医学材料的评价研究中具有不可替代的作用。随着分子生物学被引入生物医学材料领域,研究者已经深入分子水平对材料进行生物相容性的评价,并提出了分子生物相容性的概念。分子生物相容性的主要任务是利用分子生物学技术来确定更多的分子标记物,以便建立分子生物相容性评价标准,并依据这些分子标记物来指导设计出相容性更好的生物医学材料。应该认识到,材料对机体的影响不仅在整体水平和细胞水平上,也表现在分子水平上,并且在分子水平上会被极灵敏地反映出来。因此,借助于分子生物学技术,可以更好地认识生物医学材料与细胞的相互作用,更加客观地评价生物医学材料的生物相容性。

20 世纪 90 年代以来,生物医学材料与细胞的体外复合培养模型逐渐完善,研究者根据材料植入体内的不同部位及使用目的,选择人体不同部位或 / 和组织来源的细胞作为实验细胞,通过细胞与材料进行体外复合培养,从而为深入研究材料与细胞的相互作用开辟了新的途径,其结果也更为准确与客观。例如,在对骨修复 / 替换材料的生物学评价研究中,成骨细胞以及与成骨相关的前体细胞作为实验细胞,建立体外评价体系,以便从细胞与材料两方面进行材料的细胞相容性评价。一方面,观察细胞对材料的趋化、黏附、细胞在材料表面及内部的生长、增殖和分化,并监测细胞的一些重要功能分子的表达。另一方面,观察材料表面结构的重组、材料表面物质的沉积、材料在细胞培养体系中的溶解以及材料与细胞表型表达的关系。在材料与细胞的体外复合培养模型中,应用酶联免疫吸附试验(ELISA)、蛋白质印记杂交(Western blotting)、RNA 印迹杂交(Northern blotting)、反转录法(RT-PCR)及原位核酸分子杂交(原位杂交,in situ hybridization,ISH)等基本分子生物学技术,从不同角度反映细胞与生物医学材料之间的作用。

基本分子生物学技术各有其特点。ELISA 结合了酶反应的高效性和免疫反应的特异性,是定量分析细胞蛋白表达和分泌最重要的方法之一。但是,将 ELISA 用于研究细胞与材料的相互作用时,其 ELISA 的灵敏度相对较低,又得依赖于脂多糖(LPS)刺激。蛋白质印记杂交是确定细胞蛋白表达水平的另一种方法,但是,这种方法需要用机械或者酶解的方法分离细胞的蛋白质,收集蛋白质较为困难。在研究 mRNA 表达时,常应用 RNA 印迹杂交法和 RT-PCR 法。RNA 印迹杂交法需要 1μg 以上的 mRNA,即需要超过 10^7 个细胞才能得到 1μg mRNA,用 RNA 印迹杂交来研究细胞与材料的相互作用显得相对困难。因此,RT-PCR 法成为更常用的技术,只需要极少量(pg 级)的 mRNA 就可以进行检测。

　　分子生物学和其他技术结合的"组合技术"在生物医学材料的研究中也有重要的地位。如分子生物学和形态学的结合。将标记的含有核苷酸互补序列的分子探针用原位杂交法定位于细胞或组织，可以通过核苷酸(DNA/RNA)来研究基因的转录水平。例如，应用原位杂交不仅可以检测镍离子刺激引起内皮细胞 E 选择素基因转录水平的变化情况，而且在细胞质中定位显示 E 选择素明显升高。此外，利用单克隆抗体结合免疫组织化学和免疫细胞化学，可以显示组织或细胞中特定的蛋白质，在翻译水平上定位基因表达的最终产物，从而在保持细胞结构完整性的同时显示其功能状态。结合基因转录分析和翻译产物分析，还能够研究在生物医学材料相关环境中细胞内各种基因的具体调节情况。以上这些基本的分子生物学方法可以从不同角度反映细胞和材料之间的作用，以满足不同的需求。正是由于这些方法及其综合运用，才能让研究者从体外模型中获得丰富的信息，从不同的角度观察和研究细胞 / 组织和材料之间的相互作用。

二、生物医学材料的基因工程技术应用

　　基因工程技术的产生和发展为生物医学材料的制备提供了新的研究工具和手段，利用基因工程技术在这些领域中获得的新发现又使这一技术自身不断地得以丰富和发展。广义来讲，基因工程是指任何形式的、人为造成的生物遗传性状改变，故亦称为遗传工程。目前基因工程技术特指在体外进行的、针对特异基因进行的体外或体内操作。DNA 重组技术之所以能够付诸实现，主要得益于 DNA 限制性内切酶和 DNA 连接酶这两种主要工具酶的发现。限制性内切酶(restriction endonuclease)是一类能够识别 DNA 双螺旋结构中特定序列并将其切断的核酸内切酶，可以在 DNA 的特异性部位切下所需要的 DNA 片段。而 DNA 连接酶(DNA ligase)可以使一段 DNA 的 3′羟基末端和另一段 DNA 的 5′磷酸末端之间形成 3′,5′磷酸二酯键，从而把两个 DNA 片段连接成一个片段。

　　基因工程技术亦称为分子克隆。在基因工程技术中，克隆(clone)指的是来自同一始祖的一群相同分子、细菌、细胞或动物(常被称为副本或拷贝)。获取大量单一拷贝的过程称为克隆化(cloning)，也称无性繁殖。克隆技术可以用在基因、细胞和个体等不同的层次。一个完整的体外 DNA 重组技术主要包括以下步骤:①获取目的基因;②将目的基因进行必要的改造;③选择和修饰克隆载体;④将目的基因与载体连接获得含有目的基因的重组载体;⑤重组载体导入相应细胞(称为宿主细胞);⑥筛选出含重组 DNA 的细胞等。插入了目的基因的重组载体称为重组体或重组子(recombinant)。含重组 DNA 的细胞称为重组细胞(recombinant cell)或重组细菌(recombinant bacteria)。广义的重组 DNA 技术不仅包括 DNA 体外重组技术及操作过程，还包括表达产物的后续处理过程和技术，如蛋白质的分离纯化技术、修饰及后加工技术，以及进一步的中试和扩大生产规模的工艺和研究技术等。

　　载体(vector)是指可以携带目的基因进入宿主细胞的运载工具。用于基因工程技术的理想载体应该符合以下条件:①具有自主复制能力，以保证重组 DNA 分子可以在宿主细胞内得到扩增;②具有较多的拷贝数，易与宿主细胞的染色体 DNA 分开，便于分离提纯;③分子量相对较小，易于操作，并有足够接纳目的基因的容量;④在非宿主功能必需的 DNA 区段有较多的单一限制性核酸内切酶位点，用于目的基因的克隆;⑤有一个或多个筛选标记(如对抗生素的抗性、营养缺陷型或显色表型反应等);⑥具有较高的遗传稳定性。在基因工程技术发展的早期所用的一些载体都有各种各样的缺陷，有的缺乏选择标记，有的复制效率低，尤其是载体可以利用的限制性内切酶识别位点都只有一个。这些缺陷严重影响了基因克隆的效率。1977 年,Francisco Bolivar 试图克服上述缺陷，将当时所有可以考虑到的理想元件集于一体，构建了一个新的载体——pBR322。这一载体很快成为当时应用最为广泛的载体，并成为后来几乎所有基因工程质粒载体的模板。目前可以满足上述要求的多种载体均为人工构建，并且已经有多种商品化的载体可供选择。一种载体中的不同元件，如复制区、启动子和抗性基因等可以分别取自细菌质粒、噬菌体 DNA 或病毒 DNA 等。按照基本元件组成的不同来源，可以将载体分为质粒、噬菌体、噬菌粒、黏粒、病毒和人工染色体等类型。

(一) 质粒

质粒(plasmid)是存在于细菌染色体外的、具有自主复制能力的环状双链 DNA 分子。分子量小的为 2~3kb(kilobase, 千碱基对),大的可达数百千碱基对。质粒能在宿主细胞内独立自主地进行复制,并在细胞分裂时恒定地传给子代细胞。由于质粒带有某些特殊的不同于宿主细胞的遗传信息,所以质粒在细菌内的存在会赋予宿主细胞一些新的遗传性状,如对某些抗生素或重金属产生抗性等。根据宿主菌的表型可识别质粒的存在,这一性质被用于筛选和鉴定重组细菌。

质粒载体是以细菌质粒的各种元件为基础重新组建的人工质粒。质粒载体一般只能接受小于 15kb 的外源 DNA 插入片段。插入片段过大,会导致重组载体扩增速度减慢,甚至使插入片段丢失。常用的质粒载体有 pBR322 和 pUC 多种系列。质粒载体不仅用于细菌,也可以用于酵母、哺乳动物细胞和昆虫细胞等。质粒载体可以用于目的基因的克隆和表达。pBR322 是经典环状双链 DNA 质粒载体的代表,长 4.36kb。在细菌中的分子个数(称为拷贝数,copy number)高,便于制备;有数个限制性内切酶的单一酶切位点用于插入外源 DNA 片段;有四环素(tetR)和氨苄西林(ampR)两个抗药性基因标记,缺失抗药性基因的大肠埃希氏菌被 pBR322 质粒转化后便从其获得了抗生素抗性。两个抗生素抗性基因中均含有外源 DNA 克隆位点,插入外源 DNA 后相应的抗性基因失活。目前 pBR322 已经被在它基础上建立的各种系列新载体所取代。pUC18 和 pUC19(称为 pUCl8/19)质粒属于由大肠埃希氏菌 pBR 质粒与 M13 噬菌体改建而成的环状双链 DNA 克隆载体。pUC18/19 长 2.69kb,复制起始点来自 pBR322,含有氨苄西林抗性基因、大肠埃希氏菌 β- 半乳糖苷酶基因(*lacZ* 基因)启动子及编码其 α- 肽的序列。在 pUC18 和 pUC19 质粒中还含有一个有多个限制性内切酶的单一酶切位点的区域,称为多克隆位点(multiple cloning site, MCS)。pUC18 和 pUC19 所有元件均相同,两者唯一的差别是相对于 *lacZ* 启动子的多克隆位点(multiple cloning site, MCS)的排列方向相反,提供了更多的克隆策略选择机会。由于 pUC18/19 质粒具有分子量小、拷贝数多和易于检测重组子等优点,因此已经成为 pBR322 的替代载体。

(二) 噬菌体

噬菌体(phage)是一类细菌病毒,包括双链噬菌体和单链丝状噬菌体两大类。前者为 λ 噬菌体类,后者包括 M13 噬菌体和 f1 噬菌体。λ 噬菌体是早期分子遗传学使用的主要研究工具之一。在 20 世纪 40~50 年代,λ 噬菌体在分子遗传学基础理论的发展中起着重要作用。λ 噬菌体的遗传学背景在这一时期得到了广泛的研究,美国加州理工学院的德国科学家 Max Delbrück(1969 年诺贝尔生理学或医学奖得主)建立的一个广泛合作的非正式研究团体"Phage Group",在这一方面作出了尤其突出的贡献。λ 噬菌体遗传背景清楚,是基因工程技术中最早使用的载体。随后,Boyer 和 Cohen 改用质粒代替 λ 噬菌体作为基因工程载体,由于质粒具有复制扩增效率高、带有抗生素抗性基因等优点,大大加速了基因工程技术的发展,但是质粒载体的一个缺陷是能够携带外源 DNA 片段的长度有限。在这一方面,λ 噬菌体具有不可替代的优势,另外噬菌体的感染能力也大于质粒载体的细菌转化能力。由于这两个重要的优势,λ 噬菌体一直被作为基因组文库和 cDNA 文库的克隆载体,在分子生物学的发展中发挥着重要作用。

λ 噬菌体的基因组 DNA 长约 48kb,在宿主体外与蛋白质结合包装为含有双链线状 DNA 分子的颗粒。根据克隆的方式不同,λ 噬菌体载体可以分为插入型载体和取代(置换)型载体两类。

(1) 插入型载体:是指载体上只有 1 个限制性内切酶位点可以用作克隆外源 DNA 片段,克隆时将此位点切开,插入外源目的 DNA 片段。最常用的插入型载体是 λgt(λgt10 及 λgt11 等)系列,适用于 6~8kb 大小 DNA 片段的插入,主要用于 cDNA 的克隆或 cDNA 文库的构建。

(2) 置换型载体:是指在载体的非活性必需区的两端分别存在一个可供克隆用的限制性内切酶位点,克隆外源基因时,用外源 DNA 片段置换非必需区而实现克隆。最常用的置换型载体是 EMBL 系列和 Charon 系列,允许插入的外源 DNA 片段长度可达 30kb,因而适用于基因组 DNA 的克隆及基因组 DNA 文库和 cDNA 文库的构建。

由于受到包装效率的限制,连接目的基因后的噬菌体长度大于 λ 噬菌体基因组的 105% 或小于 75% 时,重组噬菌体的活力都会大大下降。M13 噬菌体属于丝状噬菌体,单链闭合环状 DNA,大小约 6.4kb。进入大肠埃希氏菌后复制成双链的复制型(replication form,RF)DNA。M13 载体克隆外源 DNA 的实际容量仅 1.5kb 左右。M13 作为单链闭合环状 DNA,曾经被广泛用于单链外源 DNA 的克隆和制备单链 DNA 以进行 DNA 序列分析、体外定点突变和核酸杂交等。但是现在,这些功能中除了单链外源 DNA 的克隆以外,已经基本被其他技术如 PCR 等所取代。

(三) 人工染色体

人工染色体(artificial chromosome)是为了克隆更大的 DNA 片段而发展起来的新型载体,在人类基因组计划和其他基因组项目的实施中起到了关键性作用。酵母人工染色体(yeast artificial chromosome,YAC)是在酵母细胞中用于克隆外源 DNA 大片段的克隆载体。YAC 可以接受 100~2 000kb 外源 DNA 的插入,是人类基因组计划中物理图谱绘制采用的主要载体。细菌人工染色体(bacterial artificial chromosome,BAC)是以细菌 F 因子(一种特殊质粒)为基础构建的克隆载体,可以插入的外源 DNA 长度为 300kb。BAC 与 YAC 相比,具有克隆稳定、易与宿主 DNA 分离等优点,是人类基因组计划中基因序列分析用的主要载体。此外,哺乳动物人工染色体(mammalian artificial chromosome,MAC)目前也在发展中。

上述载体主要为克隆载体,用于目的基因的克隆、扩增、序列分析和体外定点突变等。为了在宿主细胞中表达外源目的基因,获得大量表达产物而应用的载体被称为表达载体(expression vector)。表达载体除了含有克隆载体中主要元件以外,还含有表达目的基因所需要的各种元件,例如特殊的启动子、核糖体结合位点和表达标签等元件。根据宿主细胞的不同,表达载体可以分为原核细胞表达载体、酵母细胞表达载体、哺乳动物细胞表达载体和昆虫细胞表达载体等,它们分别携带相应宿主细胞表达目的基因所需要的各种元件和筛选标志。另外还有一些载体可以用于体外转录和体外翻译。

载体选择要根据具体的实验需要。克隆载体的选择较容易,只要插入片段的大小适宜,酶切位点相配即可。表达载体的选择则比较复杂,这是由于人们对各种基因的表达规律还缺乏认识。同一个基因在不同的载体中表达效率可能大不相同。同一载体也不会带给所有的基因同样的表达效率。有时需要更换不同的载体以获得最佳表达效率。无论是克隆载体还是表达载体,都需要导入相应的宿主细胞使其得到扩增或表达。每一种载体必须选用合适的宿主细胞,方能得到最佳的克隆和表达效率。基因工程中使用的宿主细胞主要有大肠埃希氏菌、酵母细胞、各种来源的哺乳动物细胞、植物细胞和昆虫细胞等。使用每一种载体时,要核对其对宿主细胞的条件需求。

生物医学材料可以作为药物载体,有效地与基因工程技术相结合。例如,为达到基因敲除前列腺癌细胞雄激素受体(androgen receptor,AR)基因的目的,实现诱导细胞凋亡、抑制异种移植肿瘤生长,研究者设计了一种内部封装有 AR shRNA(short hairpin RNA,短发夹 RNA)的适配体共轭的纳米粒子。将 AR shRNA 的纳米粒子两次注射在前列腺癌细胞系移植鼠模型中,观察 2 周以上,肿瘤迅速消退。另外,有研究者利用一种连有抗肝癌细胞核酸适配体的荧光共振能量转移纳米粒,实现了靶向肝癌细胞的实时追踪检测。生物医学材料与基因工程技术的结合也可以用于体内的分子成像研究,有研究者设计了一个可激活的核酸适配体荧光探针,15min 内便可获得清晰的、人 T 淋巴母细胞样细胞的体内肿瘤部位成像,有助于动物模型体内早期肿瘤的动态识别和监测。

三、生物医学材料的组学与生物信息学应用

(一) 基因组学

随着遗传学和分子生物学研究的不断发展,一门新兴学科——基因组学(genomics)已成为当前生命科学中的一个重要学科。基因组学的主要研究内容是生物基因组的结构与功能,包括基因组作图(遗传图谱、物理图谱、转录图谱)、核苷酸序列分析、基因定位和基因功能分析等。基因组学又分为两个部分:结构基因组学(structural genomics)和功能基因组学(functional genomics)。结构基因组学是

指以全基因组测序为目标的研究基因和基因组的结构、基因组作图和基因定位等。功能基因组学是侧重以基因功能鉴定为目标，研究不同序列结构的功能、基因的相互作用、基因表达及其调控等。结构是功能的基础，基因组的结构是基因组中所有基因功能活动的基础，随着人类基因组计划测序的完成，功能基因组学将会成为今后的发展重点。一般认为功能基因组学的核心问题包括：基因组多样性、遗传疾病产生的起因、基因表达的协调作用及蛋白质产物的功能等。在功能基因组学的研究中，遗传学是研究功能基因组学的主要工具。

从上述关于基因组的定义可知，基因组存储了生物体的整套遗传信息。生物体是从一个受精卵经过多次细胞分裂、分化形成由各种组织系统所组成的，这些不同的组织系统执行着许多不同的功能，表现出和亲代极其相似的遗传性状，这是基因组编码生物体整个发育过程的既定反应。

将基因组中的基因或遗传标记分配在各个染色体上，并确定基因或标记间距离的线性图称为基因组图谱（genomic map）。基因组图谱包括以染色体重组交换为基础的遗传图谱（genetic map）和以 DNA 的核苷酸序列为基础的物理图谱。遗传图谱又称基因连锁图（linkage map）或染色体图（chromosome map），是以多态性遗传标记为界标，通过计算在细胞减数分裂过程中，由于同源染色体间交换所导致的遗传标记间发生重组的频率，来确定这两个标记间在染色体上的相对位置的图谱。真核生物在形成配子的过程中都要经历减数分裂，在第一次减数分裂的前期，同源染色体配对，形成四分体，它是由 4 条染色单体组成的。这时在显微镜下可以观察到染色体的某些点上出现交叉现象，这种现象即遗传学上发生了交换后在细胞学上的表现。

遗传图谱中的图距是基于重组率所确定的，具有相对性，并不能直接反映 DNA 的核苷酸对数，实际上在不同生物的遗传图谱上，或者即使在同一遗传图谱上的不同区域，每一图距单位所代表的实际核苷酸对数往往存在很大的差异。物理图谱是以特异的 DNA 序列为界标所展示的染色体图，能反映生物基因组中基因或标记间的实际距离，图上界标之间的距离是以物理长度即核苷酸对的数目如 bp、kb、Mb 等来表示。这些特定的 DNA 序列可以是多态的，如限制性片段长度多态性（restriction fragment length polymorphism，RFLP），但主要是非多态的，如序列标记位点（sequence-tagged site，STS）、短片段重复序列（short tandem repeat，STR）、表达序列标记（expressed sequence tags，EST）和特定的基因序列等。最粗略的物理图是染色体组型图，最精细的物理图是基因组的核苷酸全序列图，也就是由全基因组 DNA 测序结果绘制成的图谱。

（二）蛋白质组学

随着人类基因组计划的初步完成，生命科学研究已进入了后基因组时代，主要研究目标为功能基因组学，包括转录组学（transcriptomics）、蛋白质组学（proteomics）等。蛋白质组学已是后基因组时代生命科学研究的核心内容之一。

目前广泛应用的高通量的基因芯片、基因表达序列分析技术，都是从 mRNA 水平来了解基因的表达并推测其可能的功能。由于 mRNA 水平研究仅能反映转录水平及其调控，并不能真实地反映蛋白质表达水平，加之蛋白质翻译后修饰极为复杂，无法从 mRNA 水平推测，因此，蛋白质表达谱的研究应运而生。蛋白质组（proteome）一词由 Marc Wilkins 于 1995 年提出，源于蛋白质（protein）与基因组（genome）两个词的组合。蛋白质组是指一种细胞或一种生物所表达的全部蛋白质，即"一种基因组所表达的全套蛋白质"。蛋白质组学以细胞内全部蛋白质的存在及其活动方式为研究对象，其研究内容从刚起步时的蛋白质表达谱，发展到目前的蛋白质翻译后修饰谱（磷酸化修饰、糖基化修饰、泛素化等），蛋白质亚细胞定位图、蛋白质 - 蛋白质相互作用图以及蛋白质组生物信息学及数据库等。最终，蛋白质高级结构的解析，对于阐明蛋白质结构与功能关系也是至关重要的内容，但还未纳入蛋白质组学研究范围。

蛋白质组的研究不仅能解析基因表达产物——蛋白质的表达与功能的全貌，为生命活动规律提供物质基础，而且为多种疾病发生、发展机制的阐明及攻克提供理论根据和解决途径。近年来，比较蛋白质组学不断发展，通过正常个体及病理个体间的蛋白质组学比较分析，试图寻找与疾病相关的特异性蛋白质分子,以用作疾病早期诊断、预后观察的分子指标或成为新药物设计的分子靶点。如各种肿瘤的比较蛋白质组学研究,心血管疾病的比较蛋白质组学研究,各种感染性疾病的比较蛋白质组学等研究都在积极开展中,也已取得了阶段性的成果。

要让生物医学材料从现阶段的"可接受"水平过渡到"安全应用"的水平,大数据的分析是必不可少的。将基因组学和蛋白质组学结合起来进行综合分析,两者的结果互为补充和印证,对于全面和深入地研究材料与细胞作用的分子机制具有很重要的意义。该技术路线可用于其他材料与细胞相互作用机制的研究中。例如,为研究羟基磷灰石对小鼠骨髓间充质干细胞成骨诱导分化的机制,采用基因组学中表达谱芯片技术(gene expression profil chip)和蛋白质组学中同位素标记相对和绝对定量技术(isobaric tags for relative and absolute quantification,iTRAQ)结合二维液相色谱 - 串联质谱(LC/MS/MS)技术,发现天然羟基磷灰石可影响一些关键基因,如 *Bmp2*、*Bmp4*、*Tgfb2*、*Bmp1*、*Bmpr1a*、*Bmp2k*、*Spp1*、*Tcfe3* 和 *Vdr*;此外,天然羟基磷灰石可影响一些关键信号通路,如 Notch、MAPK、Wnt 等,这些信号通路在细胞生长、增殖、分化过程中起着十分重要的作用。基于此,该研究还挖掘出天然羟基磷灰石影响细胞成骨分化相关的新基因。可见,基因组学和蛋白质组学对于深入研究生物医学材料影响细胞相关分子生物学特征变化至关重要。

(三) 生物信息学

基因组学研究的不断深入,使我们有可能揭示生命物质世界中各种前所未知的规律,揭开生命之谜,进而驾驭生命,使之为人类的社会经济服务。随着基因组及蛋白质序列数据库的快速增长,可满足人们从这些序列中获取最大信息的需求,基因组研究和其他学科技术的交叉融合,使得一些学科如营养基因组学(nutritional genomics)、环境基因组学(environmental genomics)、药物基因组学(pharmacogenomics)、病理基因组学(pathogenomics)、生殖基因组学(reproductive genomics)、群体基因组学(population genomics)、生物信息学(bioinformatics)等得以诞生。其中,生物信息学作为一门独立学科,正成为备受关注的新型生物医学产业的支撑点。

生物信息学(bioinformatics),简言之,就是利用计算和分析工具去收集、解释生物学数据的学科。生物信息学是一门综合学科,是计算机科学、数学、物理、生物学的结合,应用信息科学、计算机科学、生物计算数学、比较生物学等学科的观点和方法对生命现象及其组成分子(核酸、蛋白质等)进行研究。生物信息学以计算机和生物电子设备为工具,对生物信息进行提取、储存、加工和分析,用信息理论与技术以及生物数学的方法去理解和阐述生物大分子的存在和生命价值,最终对它们进行各种处理与应用。通过这些处理和应用,科学家们不仅能理解已有的核酸和蛋白质序列及其功能,而且能更好地着手研究新的基因和蛋白质序列及其功能,这对于管理现代生物学和医学数据具有重大意义,其研究成果将对人类社会和经济产生巨大的推动作用。

在基因组研究时代,生物信息学包含三个重要内容,即基因组信息学、蛋白质的结构模拟以及药物设计。这三者是紧密地围绕遗传信息传递的中心法则而有机联系在一起。其中基因组信息学是生物信息学的源头和基础。生物信息学这一领域的重大科学问题有:继续进行数据库的建立和优化;研究数据库的新理论、新技术、新软件;进行若干重要算法的比较分析;进行人类基因组的信息结构分析;从生物信息数据出发开展遗传密码起源和生物进化研究;培养生物信息专业人员,建立国家生物医学数据库和服务系统。

生物信息学自诞生以来,经历了三个阶段:①基因组前期的生物信息学:主要是序列分析、数据库的查询、计算机操作和应用;②基因组年代的生物信息学:主要是基因的寻找、数据与数据之间的比较、网络相互界面(interface);③后基因组年代的生物信息学:主要是数据的整合、表达、数据多样性的分析、相互交叉分布数据的总结与分析。在国际上,生物信息的产业化是在多个学科的交叉研究基础上逐步开展起来的,交叉的学科主要有生物化学、分子生物学、遗传学、生物计算数学、计算机和信息科学、生物物理学等。特别是美国,生物信息的产业化不仅仅只在科研、教育机构,而且还在政府机构和商业企业中进行。以生物信息研究为中心的研究机构也纷纷在一些著名的大学建立起来,如在

Harvard、MIT、Stanford 以及加利福尼亚大学的几个分校等。在国际上,北美、欧洲、日本的生物信息学研究处在世界的前列,并取得了一定的成就,其中以美国尤为突出。

随着后基因组年代的到来,当前生物信息产业化的重点逐步转移到功能基因组信息研究,其研究的内容不仅包括基因的查寻和同源性分析,而且进一步到基因和基因组的功能分析,即所谓的功能基因组学研究。其具体内容表现在:①将已知基因的序列与功能联系在一起研究。②从以常规克隆为基础的基因分离转向以序列及功能分析为基础的基因分离。③从单个基因致病机制的研究转向多个基因致病机制的研究。④从组织与组织之间的比较来研究功能基因组(functional genomics)和蛋白质组。⑤分子进化的研究,基因组研究的一个重要方向是分子序列的进化,通过比较不同生物基因组中各种结构成分的异同、可以大大加深对生物进化的认识。⑥生物大分子的结构模拟与药物设计。

随着基因组计划的实施,核酸和蛋白质一级结构序列数据及与此相关的分子生物医学文献摘要数据迅速增长。这些数据库分别由国际著名的生物信息中心负责管理、维护和运行,如核酸序列数据库 GenBank 和文献摘要数据库 MedLine 由美国国家生物技术信息中心(National Center for Biotechnology Information,简称 NCBI)管理;核酸序列数据库 EMBL 由英国剑桥大学的欧洲生物信息学研究所(European Bioinformatics Institute,简称 EBI)管理;核酸序列数据库 DDBJ 由日本国家遗传学研究院(National Institute of Genetics,简称 NIG)管理;蛋白序列数据库 SwissProt 由瑞士生物信息研究所(Swiss Institute of Bioinformatics,简称 SIB)管理;蛋白质结构数据库 PDB 原由美国 Brookhaven 国家实验室管理,1998 年 10 月移交给美国结构生物信息学合作研究机构(Research Collaboration for Structural Bioinformatics)管理。

分子生物信息数据库种类繁多。归纳起来,大体可以分为 4 个大类,即基因组数据库、核酸和蛋白质一级结构序列数据库、生物大分子(主要是蛋白质)三维空间结构数据库及以上述 3 类数据库和文献资料为基础构建的二次数据库。基因组数据库来自基因组作图,序列数据库来自序列测定,结构数据库来自 X- 衍射和核磁共振结构测定。这些数据库是分子生物信息学的基本数据资源,通常称为基本数据库、初始数据库,也称一次数据库。根据生命科学不同研究领域的实际需要,对基因组图谱、核酸和蛋白质序列、蛋白质结构以及文献等数据进行分析、整理、归纳、注释,构建具有特殊生物学意义和专门用途的二次数据库,是数据库开发的有效途径。近年来,世界各国的生物学家和计算机科学家合作,已经开发了几百个二次数据库和复合数据库,也称专门数据库、专业数据库或专用数据库。

生物信息学的基础是各种数据库的建立和分析工具的发展,其整合了基因组学、蛋白质组学和临床实验数据的生物信息分析结果,对于揭示生物医学材料潜在的生物学功能,最终实现材料应用的个体化治疗具有重要的划时代意义。

复习思考题

1. 生物信息传递的基本规律是什么?
2. 常见的生物大分子有哪些?其结构特点是什么?
3. 简述细胞外基质在生物医学材料的界面识别与调控中的作用。生物医学材料的细胞分子信号传递的常见途径是什么?
4. 整合素如何调控生物医学材料与细胞间的相互作用?
5. 评价生物医学材料的常用分子生物学技术有哪些?
6. 应用于基因工程技术的理想载体需具备什么特征?有哪些常见的载体?
7. 常见的核酸和蛋白质数据库有哪些?

(吴江 苗亚莉 邱菊辉)

作为近年来蓬勃发展的高新技术,纳米技术在生物医学领域具有极大的应用前景。与宏观尺度的生物医学材料不同,纳米尺度的生物医学材料往往具有独特的性能,因而研究由生物医学材料所组成的纳米颗粒在体内运输过程及其在细胞内与各细胞器发挥作用等一系列生物应答具有重大意义。本章将以纳米颗粒在体内循环运输,到各个组织器官,再到细胞的传递以及细胞内与细胞器的相互作用为线索,全面介绍纳米颗粒的体内命运。

第一节　纳米颗粒的体内运输

当进入机体即进入血液或组织液后,纳米颗粒相比于其他剂型在药物递送的靶向性和选择性上具有巨大优势。本节将从纳米颗粒在血液运输过程中与机体的相互作用、靶向过程以及体内分布和清除这几个方面介绍纳米颗粒在体内环境的行为。

一、纳米颗粒在血液中的运输

血液中各种生物成分会与纳米颗粒相互作用,从而极大地影响纳米颗粒在体内的运输与分布。在人体血液中,血浆蛋白的数量超过 3 700 种,其中有大于 50 种已经被证实与进入体内的纳米颗粒会产生相互作用。这些蛋白质与纳米颗粒的结合,最终会影响纳米颗粒在体内的命运(比如排出路径、排出速度、血液分布、器官累积量等)。

血液中的血浆蛋白与纳米颗粒的结合主要受纳米颗粒本身固有性质(如表面电荷、亲疏水性、大小、曲率等)的影响。通常将纳米颗粒与血清或单一蛋白质共培养,随后用巨噬细胞研究蛋白吸附对纳米颗粒摄取的影响。

在生物体内,有许多种对人体抵抗力有重要作用的特殊因子,如抗体、补体,这些因子统称为调理素(opsonin),调理素与抗原形成复合物,随后固定在吞噬细胞表面,从而促进吞噬细胞的吞噬作用,这一过程被称为调理作用(opsonization)。通常,表面带电荷的纳米颗粒与表面电中性的纳米颗粒相比,因其具有表面电荷更易吸附电荷性相反的蛋白抗体,因而表面带电荷的纳米颗粒的调理作用更强。由于带电颗粒表面物理化学性质的不同,与吞噬细胞的作用也有差异,表面带负电荷的聚合物纳米颗粒,更容易无选择性地吸附蛋白质。此外,研究发现表面为正电荷的纳米颗粒更容易吸附等电点小于 5.5 的蛋白质,而表面为负电荷的纳米颗粒更容易吸附等电点大于 5.5 的蛋白质。

除了表面电荷,纳米颗粒表面的亲疏水性也会影响对蛋白的吸附。疏水性的纳米颗粒较亲水性的纳米颗粒更易吸附蛋白,因此调理作用更强,即纳米颗粒通过所吸附的蛋白实现与吞噬细胞表面的结合,继而被大量地吞噬。颗粒的大小与曲率对蛋白质数量有显著影响,而对被纳米颗粒吸附的蛋白质种类无显著影响。

二、纳米颗粒的体内靶向分布

根据纳米颗粒本身纳米尺度特性及功能化修饰效果，其在血液中运输后表现出不同的靶向性。同时根据纳米颗粒靶向肿瘤部位的方式，可以将靶向行为分为被动靶向与主动靶向。

（一）纳米颗粒的被动靶向

被动靶向（passive targeting）也可称为自然靶向，一般是指纳米颗粒进入体内即被巨噬细胞作为外界异物吞噬而产生的体内分布特征。

纳米颗粒的理化性质如材料组成、形状、大小、电荷及化学修饰等都对其被动靶向有一定影响。其中，颗粒的尺寸大小通常被认为是决定纳米颗粒能否被动靶向至肿瘤部位的首要因素。肿瘤细胞为了能够快速地生长，需要比正常细胞更多的营养物质，从而分泌与肿瘤血管生成有关的生长因子如血管内皮生长因子，使得快速生长的实体瘤具有更高的血管通透性。新生成的肿瘤血管在结构与形态上与正常的血管有很大的不同：一方面肿瘤组织的内皮细胞间隙较大、缺少血管壁平滑肌层、血管紧张素受体功能缺失；另一方面，肿瘤组织缺少淋巴管会引起淋巴液回流受阻。肿瘤部位血管的这些独特的解剖生理学特性造成了大尺寸的纳米颗粒可以穿过血管壁在肿瘤组织中富集而不被淋巴液回流带走，此现象即为高渗透长滞留效应（enhanced permeability and retention effect，EPR effect）。

EPR 效应的发现是纳米颗粒抗肿瘤领域伟大的里程碑。针对不同类型的肿瘤，相同或相似理化性质的纳米颗粒可能展现出不同的 EPR 效应。Cabral 等人研究了肿瘤性质与纳米颗粒的尺寸对纳米颗粒 EPR 效应的影响，研究结果表明粒径为 30nm、50nm、70nm 和 100nm 的纳米颗粒在高渗透型的肿瘤部位（如小鼠结肠腺癌）的聚集效果相似，而在低渗透型的肿瘤部位（如人类胰腺癌）只有粒径小于 70nm 的颗粒能够进行有效的富集。

纳米颗粒的表面电荷能够影响其在瘤内的摄取过程、调理作用、细胞识别作用以及血液循环时间。通常，负电性的颗粒可增强、减弱或不影响纳米颗粒的 EPR 效应，而正电性的颗粒一般不利于纳米颗粒的 EPR 效应。

纳米颗粒的形态对 EPR 效应的影响一般表现为：长棒状的纳米颗粒比球形的纳米颗粒有更强的 EPR 效应。长棒状的纳米颗粒可利用形态调节纳米颗粒与单核吞噬细胞系统（mononuclear phagocyte system，MPS）的相互作用。

值得注意的是，除了纳米颗粒本身的理化性质外，血管介质本身也会对 EPR 效应产生影响。一般来说，参与 EPR 效应的血管介质包括：缓激肽（bradykinin，BK，由激肽释放酶的激活而释放）、NO（由 NO 合成酶激发 L- 精氨酸产生）、过氧化亚硝酸离子 ONOO（NO 的衍生物）、前列腺素（prostaglandin，PG）、血管紧张素转移酶（angiotensin I-converting enzyme，ACE）以及血管通透因子（vascular permeability factor，VPF）等。

（二）纳米颗粒的主动靶向

主动靶向（active targeting）又被称为配体介导的靶向作用，主要是利用纳米颗粒表面特定的配体与受损细胞或者癌细胞表面的受体进行特异性结合而实现靶向作用。这些配体主要包括抗体、蛋白质、多肽、核酸、糖类以及小分子化合物（如维生素），通常对病变的器官、组织、细胞表面过度表达的受体或分子起作用，靶向的分子是在肿瘤细胞表面过度表达的蛋白质、糖类或脂类。表面靶向配体功能化的纳米系统同样能够通过增加表面配体而提高靶向性。

对于一个主动靶向系统来说，衡量其性能的两个因素是靶向的特异性与传递能力。其中在体内的生物分布与表面靶向配体和靶向受体之间的作用力决定了纳米颗粒的特异性，纳米颗粒本身的结构与特性决定了其传递能力。将主动靶向功能与被动靶向的 EPR 效应结合起来可达到肿瘤治疗的更佳疗效。

对于修饰有配体的纳米颗粒而言，所修饰配体的浓度对其主动靶向效应有显著影响。通常配体浓度增加时，配体对受体的亲和性提高，同时从热力学上讲，配体与受体的结合进一步促进了邻近靶向部位的结合,从而增强主动靶向效率。纳米颗粒表面的电荷会影响颗粒与配体的结合,包括结合的位点和浓度。纳米颗粒与配体之间的排斥力或亲和力会最终影响纳米颗粒与配体的结合。从生物学上讲,纳米颗粒与细胞膜多重作用提高了受体在细胞膜表面的局域浓度,从而触发了细胞膜的包裹和内吞作用。纳米颗粒的大小和形状是影响其主动靶向效果的另外两个重要因素。对球形纳米颗粒而言,较小的粒径会带来较大的弯曲曲率,这可能会造成过小颗粒表面配体的修饰少或不均匀,从而导致纳米颗粒穿膜效果降低。Jiang 等人在合成不同大小的 HER2 靶向抗体修饰的金、银纳米颗粒的基础上,通过体外试验发现,粒径在 2~70nm 之间(修饰抗体后流体动力学直径 13~100nm)的纳米颗粒具有较高的活性,但能被乳腺癌细胞内吞的纳米颗粒最佳直径却在 25~50nm(修饰抗体后流体动力学直径 45~80nm),这也就意味着细胞摄取最大化需要在活性与最优细胞内吞之间达成平衡。通过对比粒径为 25nm 和 60nm 具有活跃靶向功能的颗粒在体内的分布,结果发现 25nm 的颗粒虽然有更短的血液循环时间,理论上应更多地被机体代谢,但其在细胞质和细胞核的分布却高于 60nm 的颗粒。

三、纳米颗粒的体内自然分布

纳米颗粒在体内的生物分布会同时影响其效率和安全性,而效率和安全性是临床应用上最重要的两大衡量指标。从纳米颗粒在某些特定部位的聚集浓度可推算出纳米颗粒的靶向效率,而通过监控纳米颗粒在体内不同部位的富集程度可研究纳米颗粒的生物安全性。

纳米颗粒在体内的生物分布受到很多因素的影响,包括给药途径、纳米颗粒本身性质以及纳米颗粒所处的生理环境等。在众多的给药途径中(包括静脉注射、口服给药、肺部给药以及透皮给药),静脉注射是目前研究最多的途径之一。当纳米颗粒进入机体后,会暴露在复杂的生理环境(如蛋白质、细胞、组织等)中,纳米颗粒的尺寸以及内皮血管的形貌都会影响纳米颗粒进入周边组织的效果,从而影响其生物分布。

前面已经提及,纳米颗粒的表面性质、尺寸会极大地影响其在血液中与蛋白质的黏附。被蛋白质黏附后,纳米颗粒在生理环境中的表面性质(如修饰层、电荷、疏水性等)将随之改变,进而影响在体内的生物分布。因此,总的说来,纳米颗粒在体内的生物分布受纳米颗粒的组成成分、大小、形态和表面性质的影响。目前,被广泛用于体内分布研究的纳米颗粒大体可被分成 3 类:氧化铁纳米颗粒(iron oxide nanoparticles,IONPs)、金纳米颗粒(gold nanoparticles,Au NPs)与量子点(quantum dots,QDs)。通过赋予这三类纳米颗粒不同的理化性质可获悉纳米颗粒在体内的生物分布的影响。

1. 氧化铁类磁性纳米颗粒 氧化铁纳米颗粒由于其合成简单、生物相容性高且具有良好的磁性,在磁场中表现出很强的磁化饱和度,因而在生物医学上具有良好的应用潜力。到目前为止,已经有好几种相关颗粒(如磁性氧化铁纳米颗粒)被美国食品药品管理局(food and drug administration,FDA)和欧洲药品管理局(European medicines agency,EMA)批准用于磁共振成像。

在考察氧化铁纳米颗粒的尺寸对其体内生物分布影响时,研究者们发现其分布趋势与其他纳米颗粒(如聚合物纳米颗粒)相同。较大的氧化铁纳米颗粒在血液中有更短的循环时间并且容易被脾脏和肝脏摄取,较小的颗粒有更长的血液循环时间并且倾向于被其他的器官摄取(如淋巴结等)。

通过研究表面电荷对磁性氧化铁纳米颗粒体内分布的影响,发现带正电或者带负电荷纳米颗粒的血液循环时间都会减少并容易被肝脏摄取。为了避免被单核吞噬细胞系统摄取,通常将氧化铁纳米颗粒设计成表面电中性,并在其表面包覆一层小分子化合物或者聚合物,比如葡聚糖(右旋糖酐,dextran)、淀粉(amylum)、柠檬酸(citric acid)或聚乙二醇(polyethylene glycol,PEG)。

表面包覆化合物对纳米颗粒的最终摄取有着重要的影响,例如当氧化铁纳米颗粒表面包覆一层聚乙二醇时,纳米颗粒被单核吞噬细胞系统(又称网状内皮系统)摄取的数量将大大减少,从而延长其在血液的循环时间。

2. 金纳米颗粒 金纳米颗粒由于其独特的局域表面等离激元共振(localized surface plasmon resonance,LSPR)性质和良好的生物相容性,在生物疾病诊断、治疗等方面吸引了众多研究者的目光。

与氧化铁纳米颗粒相似,许多研究均表明较小的金纳米颗粒将出现在更多的器官中,将粒径为 10nm、50nm、100nm 和 250nm 的金球注射进小鼠体内后,通过电感耦合等离子质谱(Inductively coupled plasma mass spectrometry,ICP-MS)测定不同器官的金含量来研究其体内分布情况,发现 10nm 的颗粒在机体中分布最广,而较大的颗粒主要分布在脾脏和肝脏中。虽然无法确定粒径 10nm 的金纳米颗粒是否能够通过血脑屏障(blood brain barrier,BBB),但通过静脉注射 10nm 的金纳米颗粒最终可以在小鼠大脑中被检测到。Sadauskas 等人对此设计了一个长达 6 个月的观察试验。研究者将 40nm 的金纳米颗粒分散液经静脉注入小鼠体内后,通过金相显微镜和电感耦合等离子质谱观测金纳米颗粒的位置及其含量。结果表明金纳米颗粒一般聚集在 Kupffer 细胞中,在 6 个月后肝脏的累积量仅少了 9%,表明金纳米颗粒在肝脏中长期累积。在探索表面包覆对金纳米颗粒在体内生物分布的影响时,Zhang 等人合成了粒径为 20nm、40nm 和 80nm 的金球并且对其表面包覆一层聚乙二醇分子,通过 In 标记金球来研究金球在小鼠体内的分布,结果表明与粒径 80nm 的金球相比,粒径 20nm 和 40nm 的金球有着更长的血液循环时间,且在肝、肾部位的累积速度也更加缓慢。Goel 等人同时研究了聚乙二醇修饰的金纳米颗粒和聚乙二醇与肿瘤靶向配体共修饰的金纳米颗粒的生物分布,结果表明聚乙二醇与靶向配体共修饰时比单独用聚乙二醇修饰有着更长的血液循环时间,能更多地被肿瘤细胞摄取。

3. 量子点　量子点是一类半导体纳米颗粒,具有明显的量子效应。相比于荧光染料它的亮度更高,光稳定性更佳,其激发电子所需要的能量可以通过调节量子点的尺寸来实现调控。正是由于量子点的可控性和良好的光学性能,使得其在生物体内成像有巨大的应用潜力。由于量子点通常由重金属组成,因此考察其毒性和在生物体内的分布是至关重要的。Ballou 等人发现长链聚乙二醇修饰的量子点比短链修饰的量子点有更长的血液循环时间,在静脉注射 4 个月后在肝脏、脾脏、骨髓及肠道中依然能发现量子点残留,表明量子点通过肝脏作用排出体外。Schipper 等人通过跟踪聚乙二醇修饰的 CdSe-ZnS 量子点在 36h 的体内分布情况,发现修饰后的量子点相较于未被修饰的量子点表现出更长的血液循环时间,使得其肝脏的累积减慢,并可以进入骨髓。Schipper 等人同样考察了表面修饰聚合物和多肽对量子点体内分布的影响,发现多肽包覆的量子点比聚合物包覆的量子点有更长的血液循环时间,被肝、肾摄取时间更慢。这个研究团队同时对 InAs 量子点(尺寸为 1~4nm 的肿瘤显影剂)进行研究,与未被修饰的 InAs 量子点相比,多肽包覆的 InAs 量子点能从体内排出,而在多肽包覆后又进行表面聚乙二醇修饰的 InAs 量子点,其被肝脏摄取的情况没有发生变化。Choi 等人通过用不同链长聚乙二醇修饰的 InAs-ZnS 量子点研究 InAs 纳米颗粒粒径以及聚乙二醇对体内分布的影响,在修饰不同链长聚乙二醇后,最终纳米颗粒流体动力学直径范围为 4.5~16.0nm。他们发现随着聚乙二醇链长的增加,其在血液中的循环时间变长,但是仅有流体力学直径为 5.3nm 和 5.6nm 的纳米颗粒能排出体外。

四、纳米颗粒在体内的清除途径

当纳米颗粒进入机体后,为了防止纳米颗粒在体内累积产生毒性或者造成损伤,其从机体排出体外是一个非常重要的生理过程。通常而言,机体一般有两种排出途径:肾脏途径(从尿液排出)及肝脏途径(从胆汁到粪便)。一般来说,从肾脏排出体外是纳米颗粒排出体外的首选途径。这一过程的效率主要由纳米颗粒的大小、形状以及表面电荷所决定。

(一)肾脏排出途径

肾脏排出途径能快速地将物质从血管腔隙排出体外而保持其本身的结构不发生变化。相比于肝脏途径,肾脏排出途径减少了细胞内代谢过程,降低了机体残留和潜在毒性,因此肾脏排出途径是一种优先选择的排出途径。肾脏排出途径包含多个过程,包括肾小球过滤、肾小管分泌以及从尿液排出。进入肾小球毛细血管床的外源物质经过滤后进入肾小球毛细血管壁,随后进入邻近血管中;或继续存留在毛细血管当中。血小球毛细血管壁由三层组成:孔状内皮细胞、肾小球基膜以及肾小球上皮细胞足突。肾小球过滤的液体会通过多孔内皮细胞,穿过肾小球基膜后流经滤过裂孔。

纳米颗粒经过肾小球过滤作用很大一部分取决于纳米颗粒的尺寸。流体动力学直径小于6nm的纳米颗粒能很轻易地通过肾小球过滤，而流体动力学直径大于8nm的很难通过肾小球过滤。尺寸在6~8nm的纳米颗粒若要通过肾小球过滤则取决于颗粒的大小和表面电荷。已有研究表明球形蛋白质能通过肾小球过滤的尺寸一般小于5nm，比如菊粉（流体动力学直径为3nm）血液半衰期为9min，能100%从尿液排出。

纳米颗粒的理化性质与蛋白质不同，纳米颗粒的表面化学修饰、电荷都会影响其排出途径。为了研究这些性质对纳米颗粒肾脏途径排出的影响，研究者们对聚酰胺纳米颗粒进行研究，结果显示大约5.4nm的颗粒能有效通过肾小球过滤作用。同样有研究用粒径范围在4.36~5.52nm的量子点来揭示排出途径的机制，结果表明粒径大于8nm（流体动力学直径8.65nm）的量子点不能通过肾小球过滤，而被网状内皮系统（reticuloendothelial system，RES）和肺部所截留。

除了纳米颗粒尺寸之外，表面电荷同样是一个重要因素。电荷至少从两个方面影响肾脏清除途径，一个是颗粒与血浆蛋白相互作用，从而影响流体动力学直径，另一方面影响颗粒与肾小管毛细血管壁相互作用。通过量子点研究阴阳离子吸附蛋白质后对肾脏清除途径的影响，发现量子点流体动力学直径增加到15nm后，极大地抑制了颗粒从尿液排出。中性电荷的纳米颗粒在经过聚乙二醇修饰后对血浆蛋白的吸附明显减少，但合成出小于10nm且被聚乙二醇修饰的量子点是很难的。电荷也会影响纳米颗粒与肾小管毛细血管壁相互作用，其中阳离子最难与毛细血管壁作用，其次是电中性颗粒，阴离子则最容易通过毛细血管壁。当纳米颗粒粒径过大而无法通过肾小球过滤作用时，合适的表面电荷同样能使其通过尿液排出体外。

（二）肝脏排出途径

除了肾脏途径之外，肝脏途径同样是一种基本排出途径。由于该过程涉及物理消化过程和化学消化过程，使得肝脏排出途径比肾脏排出途径更加复杂。库普弗细胞（Kupffer cell）是一类位于肝窦（hepatic sinusoid）内表面具有星状分支的吞噬细胞，在消除机体外源物质方面起重要的作用。Kupffer细胞拥有很多能识别经过调理素作用的纳米颗粒的受体以及与离子转运和新陈代谢相关的位点。肝细胞在肝脏排出途径同样起了重要的作用，肝细胞可以通过内吞并分泌酶降解外源物质。尽管肝细胞吞噬作用远不如Kupffer细胞，但是仍然在外源物质排出体外过程中起着重要的作用。

肝细胞和Kupffer细胞主要的不同之处在于肝细胞与粪便排出体外途径有关，因此被肝细胞吞噬的颗粒可经过粪便排出体外。而Kupffer细胞是单核吞噬细胞系统的一部分，对纳米颗粒的代谢仅依赖于胞内降解过程。如果纳米颗粒在胞内没有被降解掉，这些纳米颗粒会残留在细胞内，从而长期存留在机体内。

第二节　纳米颗粒的跨膜转运

经过血液循环后，纳米颗粒到达靶向位置或者被机体清除的命运都取决于其与不同细胞的相互作用。纳米颗粒的跨膜运输方式和机制则是纳米颗粒与各种细胞作用的重要步骤之一。本节将着重介绍纳米颗粒的粒径、形状、表界面等物理化学性质对其在跨膜运输时的影响和作用机制。

一、纳米颗粒跨膜运输的主要机制

为了使纳米颗粒到达靶向部位并产生相应的生物学效应，纳米颗粒表面通常会修饰生物聚合物、高分子或者共价结合靶向配体，这些配体能够识别肿瘤细胞膜上过度表达的受体。在修饰上药物分子或者配体后，纳米颗粒在血液中循环并黏附在内皮组织上，随后扩散到细胞间基质并特异性地结合到靶向细胞中，并经过多种方式进入细胞，释放药物或者其他功能性分子。颗粒通过跨膜运输到达细胞内可能的途径如图9-1所示。

其中，微米级的颗粒一般可以通过细胞吞噬作用（phagocytosis）或者通过大型胞饮作用（macro-

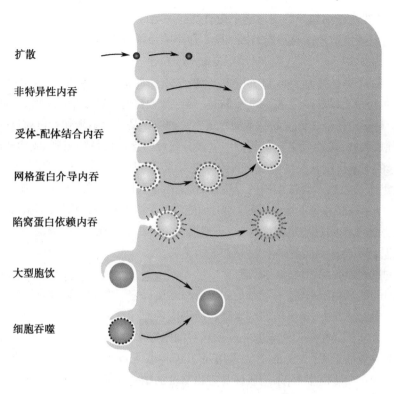

图 9-1 纳米颗粒进入细胞内可能的途径

pinocytosis)进入细胞。细胞的吞噬作用导致膜上逐渐形成杯状的突起,随后逐渐包覆整个纳米颗粒。吞噬作用主要作用于死细胞、细胞残骸以及病原体。大型胞饮作用是一类肌动蛋白控制的过程,通过细胞质膜的变皱将胞外的流体或颗粒摄入细胞内。细胞质膜变皱时有着不固定的形状,当质膜完全包覆时,形成胞饮体。由于吞噬作用和大型胞饮作用均处于微米尺度,因此肌动蛋白在细胞摄取过程起着重要的作用。

在网格蛋白介导的内吞作用(clathrin-mediated endocytosis)过程中,配体和受体互相结合,然后在细胞质膜靠近胞质的一侧形成包覆凹点(网格蛋白)。这些凹点自组装形成多边形的笼子,从而促进细胞的内吞作用。网格蛋白介导的内吞作用是大多数病毒进入细胞采用的途径。对于陷窝蛋白依赖的内吞(caveolin-dependent endocytosis)作用,通常首先形成发卡形状的陷窝蛋白,随后在膜靠近细胞溶质一端形成直径在 50~80nm 长颈状的小窝。通常而言,网格蛋白介导的内吞作用和陷窝蛋白依赖的内吞作用都涉及复杂的生化信号级联放大,然而人们对纳米颗粒进入细胞后,期间涉及的信号级联放大认识甚少。此外,网格蛋白和陷窝蛋白都能独立通过受体介导(receptor-mediated)进行内吞作用。没有共价修饰配体的纳米颗粒可能会通过非特异性(non-specific)途径进入细胞内。对于尺寸大的纳米颗粒,跨膜运输进入细胞内需要更强的相互作用力,因此进入细胞内需要细胞膜中很大一部分发生变形,而这一过程又可能会对细胞造成损害。而小的纳米颗粒和小分子化合物(<1nm)能轻易地扩散到脂质层从而进入细胞。

二、纳米材料理化性质对跨膜运输的影响

(一)粒径对纳米材料跨膜运输的影响

在考察非特异性跨膜运输时,首先需要判断纳米颗粒能否进入细胞内。对于一个半径为 R 的球形颗粒来说,当细胞包覆纳米颗粒时,非特异性黏附是唯一的驱动力。包覆纳米颗粒所需的总黏附能量为 $4\pi R^2 \alpha_{ns}$,其中 α_{ns} 为黏附强度。假设吞噬过程中膜能发生自发的弯曲(自发曲率 $\kappa_0 = 0$),完全包裹住纳米颗粒的弯曲能 $C = 8\pi B$,其中 B 为膜弯曲刚度。对于单个纳米颗粒,其拉伸能 $\Gamma = 4\pi R^2 \sigma$,其中

σ 为膜张力。当拉伸能与细胞膜的变形能平衡时就能确定可被细胞吞噬的最小粒径,若纳米颗粒的粒径小于最小粒径,则该纳米颗粒不能进入细胞。最小粒径可由式(9-1)计算:

$$R_{min}=\sqrt{2B/(\alpha_{ns}-\sigma)} \tag{9-1}$$

考虑到膜弯曲刚度 B 约为 $15K_BT$(其中 K_B 为玻尔兹曼常数,T 为温度)以及非特异性黏附力 α_{ns} 约为 $1K_BT/nm^2$,可得最小颗粒半径 R_{min} 约为 5nm。当纳米颗粒的粒径小于 R_{min} 时,可通过自由扩散等途径进入细胞。对于粒径小于 R_{min} 的纳米颗粒还有一种情况是几个纳米颗粒可通过膜弯曲介导的吸引力团聚在一起成簇状,这种聚集在一起的纳米颗粒簇可以突破粒径的限制,成功地进入到细胞内。而粒径大于 R_{min} 的纳米尺度颗粒通常以内吞途径进入细胞。从式(9-1)可以看出,当 $\alpha_{ns}=\sigma$ 时,R_{min} 趋近于无穷,此时纳米颗粒均不会被细胞内吞进去,这是由于黏附能完全等于拉伸能,没有额外能力产生弯曲能。随着纳米颗粒粒径的增大,膜弯曲时细胞膜处于高度紧张的状态,细胞对颗粒的摄取将越来越困难,若此紧张状态超过一定限度,细胞将被损伤。因此也存在一个上限粒径值,当纳米颗粒的粒径超出这个值,就不会被细胞所摄取。

(二)形状对纳米颗粒跨膜运输的影响

对于非球形的纳米颗粒来说,三维结构的不对称性使得它们在被细胞摄取过程中表现出独特的内吞模式。细胞摄取过程中,非球形的纳米颗粒所需能量的计算是很复杂的,当膜张力不可忽略时,能量分析变得尤为重要。在探索纳米颗粒的形状对细胞摄取的影响时,计算机模拟不同尺度的纳米颗粒是一个非常有效的手段。Huang 等人采用 one-agent-thick 膜模型来考察不同纵横比的棒状结构对细胞摄取的影响。在此模型中,采用表面具有粗糙度的纳米颗粒设计方式。脂质膜通过在粗粒度分子动力学(coarse-grained molecular dynamics,CGMD)模拟中缩放膜面积,使得膜的表面无表面张力,棒状纳米颗粒的纵横比通过 $\rho=(R+0.5L)/R$ 来确定,其中 R 是两端球状部分的半径,L 是圆柱部分的长度。棒状的纳米颗粒最初固定在预平衡的膜上,其长轴与膜平面呈90°。图 9-2 中展示了三种纵横比下的纳米颗粒($\rho=1$、1.5、2,其中 $\rho=1$ 代表球形)被摄取过程。三种纳米颗粒都可以通过一种通用的过程来完成内吞,即包括膜内陷、膜收缩以及膜关闭。

可以明显地观测到三种不同纵横比的颗粒在进入膜的时候所采用的不同方式(图 9-2)。当纵横比 $\rho=1$ 时,纳米颗粒进入膜的方式是纳米颗粒不停地旋转,然后被包覆进膜里。当 $\rho=1.5$ 时,纳米颗粒最初的状态与最终被摄入的状态相比约倾斜20°,纳米颗粒引起一定程度的膜弯曲,然后保持这个固定的弯曲角度,直到纳米颗粒完全被包覆进膜内。而更大纵横比($\rho=2.0$)的纳米颗粒进入膜内包括两个过程:在初始阶段,纳米颗粒旋转直至膜的表面和它的长轴平行;随后又翻转90°完成最终的内吞过程。对纵横比 $\rho>2.0$ 的纳米颗粒这种翻转的过程是通用的。如果一开始纳米颗粒的长轴就与膜表面平行,那么纳米颗粒将会站立起来再被内吞进去。

在配体强度和纳米颗粒尺寸一定时,纳米颗粒被膜摄取的时间与配体数量成比例。但与该理论违背的是个别实验结果显示 $\rho=1$ 的颗粒相比于 $\rho=1.5$ 的颗粒被摄取进入体内需要更长的时间,而相比于 $\rho=2$ 的颗粒则需要更短的时间。这种反常的行为可能是由于球形纳米颗粒独特的摄取过程

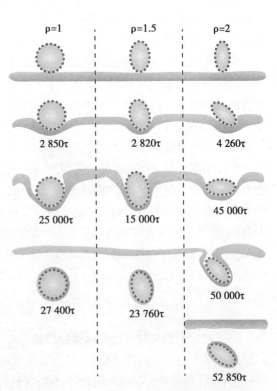

图 9-2 用不同的纵横比来模拟球状纳米颗粒的内在化过程

导致的。这些结果表明纵横比很高的纳米颗粒很难进入细胞,比如一维纳米棒。碳纳米管(carbon nanotubes,CNTs)在被摄取时通常与两个过程有关,其中膜包覆是通过受体扩散控制的,而纳米颗粒的旋转是通过扭转力控制的。纳米颗粒能通过完全旋转松弛变形能量以达到被摄取的目的。而在配体密度很高的时候,配体和受体的结合和相互作用非常快,导致纳米颗粒来不及旋转,在这种情况下纳米颗粒最终被摄入膜的时候,仅仅旋转了一小部分角度。

一维纳米材料即电子仅在一个纳米尺度方向上自由运动(直线运动)的材料,在被细胞摄取时通常采用两个模型(图 9-3):一个平行黏附模型,一个为垂直进入模型。理论分析表明两种基本模式由一个无量纲参数控制,即标准化膜张力 $\bar{\sigma}=2\sigma R^2/B$,其中 R 为一维纳米材料的半径。从能量观点来看,$\bar{\sigma}$ 是膜的总弹性能中拉伸能与弯曲能的比率,膜的弯曲能趋向于使得纳米管旋转到垂直的位置,而膜的拉伸能则偏向于通过小角度进入膜内。当标准化膜张力降低到临界值 $\bar{\sigma}_c$ 时($\bar{\sigma}<\bar{\sigma}_c$),膜的弯曲能占主导地位,一维纳米材料在被摄取的过程中,旋转到一个较高的入口角,当标准化膜张力大于临界值 $\bar{\sigma}_c$ 时($\bar{\sigma}>\bar{\sigma}_c$),膜的拉伸能占主导地位,此时一维材料在一个较低的入角并最终在接近平行的结构中附着在膜表面。这种由标准化膜张力 σ 控制的摄取行为在一维纳米材料和细胞膜之间是普遍存在的,这可以用来解释很多生理现象,例如丝状伪足半径的调节等。

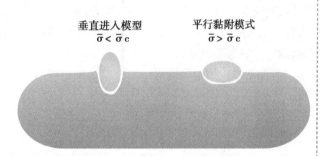

图 9-3　细胞膜和纳米管之间的两种相互作用模式

(三)软硬程度对纳米材料跨膜运输的影响

对于具有可弯曲模量的软纳米颗粒,如囊泡(vesicles)、脂质体(liposome)、胶束(micelles)、聚合体胶囊以及包覆聚合物的纳米颗粒,细胞摄取是由细胞膜和纳米颗粒本身的变形共同完成的。在细胞摄取纳米颗粒期间,纳米颗粒会变成不同的形状,因此对于摄取过程最终的影响因素是纳米颗粒本身的性质加上形状的改变。

在 Helfrich 理论的框架下,一种关于类似脂质体的流体纳米颗粒被摄取现象的理论模型得到发展。通过计算平衡细胞膜和囊泡状纳米颗粒的能量,获得不同包裹范围内的系统形变能。结果表明细胞摄取过程对于纳米颗粒相对细胞膜的刚度非常敏感。结合以往的研究和对核壳型纳米颗粒的分子动力学仿真模拟实验,发现坚硬的纳米颗粒比软的纳米颗粒更容易达到完全进入细胞膜的状态。同样的弹性现象在一些球形固体纳米胶囊中也出现,在同样的弯曲度刚度条件下,固体纳米胶囊比流体囊泡状纳米颗粒在达到完全包覆时所需的黏附能更低。当软的纳米颗粒与细胞膜接触时,形成的浸润角更大,在膜上的扩散范围更大,进而形成了更大的弯曲,纳米颗粒需要克服很大的弯曲能。当这个弯曲能足够大时,细胞内吞过程将停止,这个过程可解释为什么软的纳米颗粒更难被细胞吞噬。此外,许多病毒会通过变硬加速传染过程,即在遇到宿主细胞之前会变硬,从而加速细胞吞噬过程。

(四)表面电荷对纳米材料跨膜运输的影响

细胞摄取过程同样与电荷有关,目前大多数研究表明带正电的纳米颗粒主要是通过网格蛋白介导的细胞内吞过程进入细胞内,小部分是通过大型胞饮进入到细胞内,如氨基修饰的硅纳米管、十八胺修饰的乙二醇-乳酸共聚物、聚赖氨酸修饰的聚乳酸-羟基乙酸共聚物以及壳聚糖等纳米颗粒。但是仍然有一些例外,例如基于聚醚酰亚胺的人工合成的聚阳离子纳米颗粒,采用的则是陷窝蛋白依赖的内吞作用。值得注意的是,这种复合物在合成时通常加入了过量的聚阳离子化合物,随后在细胞环境中可能会额外地吸附血浆蛋白,从而显著地影响其表面电荷和组成。此外,过多的聚阳离子化合物可能扰乱细胞正常生理机制,如通过湿法造粒技术合成的纳米颗粒带有正电荷,但能通过多种途径进入细胞内。

表面带负电的纳米颗粒,例如盐酸多柔比星脂质体[略微带负电荷的小脂质体,封装了盐酸多柔比星(adriamycin)用于转移性卵巢癌的治疗],量子点等,更容易通过陷窝蛋白依赖的内吞作用进入细胞。也有例外,羧酸基团修饰的聚苯乙烯纳米颗粒和带负电的聚乳酸-羟基乙酸共聚物纳米颗粒,一般通过独立的陷窝蛋白作用进入细胞。由于细胞膜是带负电的,通常认为带负电的纳米颗粒相比于带正电的纳米颗粒进入细胞会更缓慢,但带负电的量子点比电中性或者带正电的纳米颗粒进入细胞更快。目前还没有文献报道电中性的纳米材料有某种特殊的摄取途径。

三、细胞环境对纳米颗粒跨膜运输的影响

之前已经讲述通过计算机模拟和体外试验来探索纳米颗粒的理化性质(如大小、形态、表面电荷等)以及生理膜性质(包括弯曲模型和拉伸模型)对纳米颗粒跨膜运输的影响。然而在实际的体外试验中,细胞被培养在硬制且平滑的玻璃或者塑料皿表面,而体内的生态系统是软的,并且包含着各种纤维,如胶原蛋白等。从体外试验到体内试验,其中环境的差异所引起的变化已经引起了研究者们的注意。从已经建立起的力学生物学理论可知,细胞周边各种物理信号会改变细胞形态和表面理学情况,进而影响细胞的摄取。

为探索原位物理环境对纳米颗粒细胞摄取的影响,Huang等利用不同细胞培养基质进行体外试验。首先采用不同硬度聚丙烯酰胺[poly(N-isopropyl-acrylamide),PAM]水凝胶,如较软的[杨氏模量(1.61 ± 0.11)kPa]、中等硬度的[(3.81 ± 0.12)kPa]以及较硬的[(5.71 ± 0.51)kPa]在体外探索细胞摄取时不同基质硬度的影响。将牛主动脉内皮细胞(bovine aortic endothelial cells,BAECs)在水凝胶中培养12h,然后载上荧光聚苯乙烯纳米颗粒(100nm),结果表明颗粒在软度上细小的差异就能明显地改变细胞形态。当纳米颗粒没有共价结合抗体时,细胞内吞通过非特异性相互作用进行。同时在纳米颗粒和细胞共培养后不同时间段对细胞测试荧光强度,结果表明随着基质硬度的增加,细胞摄取的纳米颗粒越多,证明了纳米颗粒在被细胞摄取过程中,基板刚度的重要作用。

基质的软硬和拓扑结构对细胞摄取的调节缘于细胞膜可调节的力学性能和细胞的铺展面积。①基质的软硬程度调节了细胞膜的力学性能:依据分子动力学仿真实验结果,嵌入在磷脂层里的荧光DiI发色团(细胞膜橙红色荧光探针)的寿命是细胞膜相对膜张力良好的指示剂。②在实验中确认其功能:对DiI-C12的测量结果说明了细胞膜在柔软聚丙烯酰胺凝胶里膜张力不大,而且在柔软的聚丙烯酰胺凝胶里或者在密集的纤维基底上细胞的摄取比在正常基质上高。③基质的软硬可调节细胞的铺展,证明细胞膜表面区域在膜张力效应中占主导地位,基质越硬细胞的扩散区域就越大,与纳米颗粒的接触越多,摄取就越多。

基质拓扑结构对纳米颗粒的摄取同样可以用相同的理论解释。DiI-C12实验结果显示,在稀疏纤维基底上的细胞膜张力比在平底和密集纤维基底上更大。在平底基底上细胞的铺展面积是在稀疏纤维基底上的两倍,然而在稀疏或者密集纤维基底上的铺展面积差不多。因为细胞表面积是膜张力效应的主导因素,在平板上的细胞摄取能力是最高的。对于纤维基板上的细胞,由于膜张力变得更大,因此在密集纤维基底上细胞的摄取比在稀疏纤维基底上吸收的更多。

至今,纳米颗粒在临床上的应用仍然受到各种各样的因素限制,例如在肝脏中截留、药物载体固有的毒性以及选择性和靶向性较差等。从生物仿生的角度看,人工合成用于生物医学的纳米颗粒效率低于自然存在的纳米系统——病毒和细菌。已有大量的研究探索了病毒传染高效性以及白细胞攻击细菌的生理过程,其涉及各种各样复杂的化学过程和物理过程。人们在设计更多功能性纳米颗粒用于生物医学的时候需要将这些生物物理学和生理学内容考虑在内。

第三节　纳米颗粒的胞内行为

随着纳米颗粒生物学效应研究的不断深入,研究者们发现纳米颗粒进入细胞器后的分布(即亚细胞定位)以及纳米颗粒与各个细胞器间具体的相互作用对纳米颗粒的精密设计、疗效的提升、治疗机

制的明确以及副作用的减少起着重要的作用。本节将基于主要细胞器与纳米颗粒的相互作用对纳米颗粒的胞内行为进行初步的分析。

一、纳米颗粒与溶酶体的相互作用

(一)溶酶体特性及其对纳米颗粒的酶解

纳米颗粒经历血液循环后,根据各自特性由相应的途径跨膜进入细胞。纳米颗粒进入细胞后与各个细胞器的作用效果及其作用机制是设计纳米颗粒的理论基础,因此本节将围绕纳米颗粒与胞内重要调控细胞器的相互作用阐述其胞内命运。绝大部分纳米颗粒由胞吞作用进入细胞,它们都是以内涵体的形式在细胞内输送,随后内涵体与溶酶体融合,所以内涵体与溶酶体通常是纳米颗粒在胞内最先接触的细胞器。纳米颗粒与内涵体、溶酶体的相互作用主要体现为以下两方面:①与其他外源物质相同,纳米颗粒进入溶酶体后被溶酶体内各种水解酶水解,并释放至胞质内循环使用或代谢;②利用不同材料纳米颗粒的自身特性或后期修饰实现纳米颗粒逃逸内涵体/溶酶体的功能,从而进入细胞质中。

溶酶体(lysosomes)作为细胞体系中物质消化和再循环的场所,存在大量酸环境依赖的降解酶,如蛋白酶、核酸酶、磷酸酶、糖苷酶、脂肪酶、磷酸酯酶及硫酸脂酶等。这些酶的功能赋予了溶酶体不同于细胞质和其他细胞器的特性:①溶酶体膜蛋白多为糖蛋白,膜内表面带负电,其有助于溶酶体中的各种酶处于游离状态,从而快速地消化内源或外源物质,维持细胞正常功能,同时防止细胞自身被消化;②溶酶体内含有的特殊转运蛋白V-ATPase,利用ATP水解的能量将细胞质中的H^+泵入溶酶体,维持溶酶体内pH为5的酸性条件,从而保证所有水解酶保持最佳活性;③各种内源物质或外源物质的消化只发生在溶酶体内部,一旦溶酶体膜破裂,水解酶逸出,将诱导一系列细胞反应导致细胞自溶。

在第九章第二节中,我们已经详细地阐述了纳米颗粒穿过细胞膜进入细胞的多种途径及其原理,其中仅有极少量的纳米颗粒可直接进入胞质后在胞内随机游动,而大多数的纳米颗粒无论是否经过受体介导,都是通过细胞内吞途径进入细胞。纳米颗粒先由pH为7.4的中性胞外介质环境(或弱酸性的肿瘤微环境)进入细胞中pH约为6.0的早期内涵体。随后内涵体与溶酶体融合,纳米颗粒迁移至pH为4.5的溶酶体中。至此,纳米颗粒如同所有进入溶酶体的物质一样,暴露在酸性条件与各种水解酶下,大部分纳米颗粒的表面分子逐渐解离,纳米颗粒逐步减小,结构破裂,最终被降解成离子或小分子的形态释放到胞质中。它们浸出的金属离子或其他分子会影响细胞功能和稳态(如改变蛋白质、基因表达以及细胞活性等)。溶酶体的主要作用见图9-4。

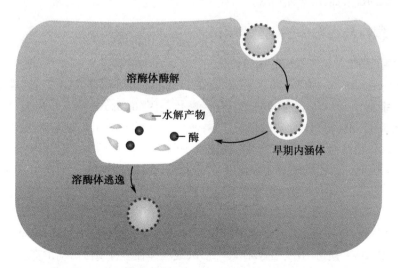

图 9-4　纳米颗粒通过胞吞进入细胞核内体/溶酶体示意图

（二）溶酶体逃逸

由于纳米颗粒的功能多样（如药物控释、构象改变、产热等），人们更希望根据纳米颗粒的特定功能将它们运输至特定的胞内位置，即细胞器靶向。但这需要纳米颗粒逃出溶酶体，并将所载物质释放到细胞质中或继续靶向至其他细胞器。纳米颗粒发生内涵体和溶酶体逃逸主要基于以下机制。

1. 物理形成膜孔　膜上空隙的开合主要由膜张力和线张力相互协同控制，其中膜张力可以扩大孔隙，而线张力可以关闭孔隙。当溶酶体膜上的膜张力增大或线张力减小，即可在膜上形成孔。许多多肽及多肽类似物与孔隙边缘有极好的亲和性，纳米颗粒可利用这一点，通过表面修饰多肽，利用多肽的相关成分与孔隙边缘连接后大大降低线张力，从而膜张力和线张力失去平衡无法稳定原有孔径，孔隙扩大形成孔洞。

2. 质子海绵效应（pH 缓冲效应）　当溶酶体内的 pH 上升时，溶酶体能够大量捕获质子，并引起氯离子和水分子内流，导致溶酶体渗透性肿胀，最后溶酶体破裂从而将内吞的物质释放到细胞质。通常对纳米颗粒表面进行一些特定修饰即可发挥质子海绵效应。例如不饱和的氨基螯合，引起质子泵（proton pump）持续泵入质子，每个质子导致一个氯离子和一个水分子潴留溶酶体内，引发溶酶体肿胀破裂，颗粒释放后进入细胞质。相似地，通过阴阳离子修饰的纳米颗粒将带有不同的表面电荷，通常仅有带正电荷的纳米颗粒容易发生溶酶体逃逸，其他电性的纳米颗粒几乎完全保留在溶酶体内等待被酶解。这是因为当带正电荷的纳米颗粒吞入溶酶体后，大量氯离子涌入以维持电荷中性，从而导致溶酶体内渗透压急剧增高，最终肿胀破裂。

3. 膜融合　膜融合（membrane fusion）在细胞转运和细胞内吞作用中扮演着非常重要的角色，这常常需要融合肽的参与。这常发生在脂质体或类似仿生纳米颗粒的情况中，纳米颗粒外层修饰有一些特定的融合肽时，他们能与溶酶体膜相互作用并以膜融合的形式完成溶酶体逃逸。

4. 光化学内化　光化学内化（photochemical internalization，PCI）是利用内体和溶酶体作为局域化亲水性光敏剂，当这种光敏剂被激发后，发生化学发光反应，并产生活性氧 ROS 破坏膜结构，使得纳米颗粒从内体或溶酶体释放。光化学内化最初由 Berg 等人发现，他们在超过 80 种不同正常细胞和 10 种不同肿瘤细胞的异种移植模型上进行试验，将负载药物和基因的载体输送入胞内并利用光化学内化达到溶酶体逃逸效果，将药物分子释放至细胞质。

以上这些机制，无论是主动成孔还是被动诱导破裂，都通过部分或完全破坏内涵体或溶酶体膜的完整性，而溶酶体的破裂常常导致组织蛋白酶及其他成分的释放，这些成分的释放将诱导一系列反应，可激活溶酶体死亡通路，导致细胞凋亡。这对部分利用纳米颗粒杀死靶向细胞的疾病治疗是可行的，但对于其他疾病或有特定细胞死亡方式的疾病治疗并不是最佳方案。能否通过其他机制无损地完成溶酶体逃逸已成为目前的研究热点。

二、纳米颗粒与线粒体的相互作用

（一）线粒体的特性及纳米颗粒的线粒体靶向

线粒体（mitochondrion）具有独特的双层膜结构，是除细胞核外储存 DNA 的细胞器。更重要的是，它包含有 13 个细胞核 DNA 不包含的关键氧化磷酸化基因（oxidative phosphorylation genes，OXPHOS genes）。人们熟知线粒体是 ATP 合成的场所，随着研究的不断深入，人们逐渐认识到诸多重要细胞调控都由线粒体参与，包括能量的产生、氧化 - 还原水平调控、活性氧的生成、胞内钙离子的平衡以及合成部分细胞质生物前体（如乙酰辅酶 A 和吡啶等）。此外，在控制细胞凋亡通路中，线粒体是偶联其他细胞器的重要环节，因此线粒体与细胞凋亡也息息相关。

纳米颗粒与线粒体作用能改变线粒体膜外渗透压，从而激活线粒体膜通透性转换孔（mtPTP），细胞色素 C（Cyt C）释放，引发凋亡信号传导的级联反应，最终导致细胞凋亡。与此同时，细胞色素 C 的释放也诱导线粒体 DNA 损伤，引发细胞坏死。此外，线粒体在多种生命活动中都发挥重要作用，尤其是肿瘤的发生和迁移。早在 20 世纪 50 年代，Warburg 发现相较于正常细胞，癌细胞即便在有氧环境下，仍然通过产能效率较低、无需氧气参与的糖酵解途径获得能量并产生过量乳酸,他称此为"有氧糖酵解",后来人们称这种现象为沃伯格效应(Warburg effect)。Warburg 推测这种线粒体的代谢改变是癌症产生的根本原因。在疾病的治疗过程中,通过纳米颗粒靶向线粒体介导细胞凋亡的策略应运而生。

线粒体的膜成分主要有腺嘌呤核苷酸转运体(adenine nucleotide translocator,ANT)、电压依赖性阴离子通道(voltage dependent anion channel,VDAC)、亲环素 D。这些成分与纳米颗粒进入线粒体的机制息息相关,通常纳米颗粒靶向线粒体的方式如下:

1. 通过极小粒径靶向线粒体　普遍认为仅有一些极小的金属纳米颗粒(通常为粒径小于 10nm 的金、银、金属氧化物及量子点等)能够穿过线粒体膜进入线粒体。这是因为线粒体对极小颗粒的敏感性较高。与大粒径的纳米颗粒相比,极小的金属纳米颗粒可以通过电压依赖性阴离子通道穿过线粒体外膜。同时这些颗粒能够影响细胞呼吸链及线粒体通透性转运,它们的内化伴随着渗透率转化和线粒体膨胀,两者从而相互协同,使纳米颗粒靶向进入线粒体的能力显著增强。

2. 通过蛋白质、多肽及多肽类似物修饰等靶向线粒体　线粒体具有十分精密的膜结构及内部结构,这为一些特定多肽序列识别相应位点提供了基础。Ma 等人构建的金纳米粒 @ 生物素标记肽 CALNN@ 四链霉亲和素体系,利用生物素标记肽 KLA:(KLAKLAK)$_2$ 特异性识别线粒体。

3. 通过线粒体膜上磷脂特性或电性靶向线粒体　由于线粒体内膜的高度致密(磷脂含量丰富)和高的膜电位(负电荷),线粒体对物质的进入具有高度的选择性。在各种阳离子当中,硫胺素焦磷酸(thiamine pyrophosphate,TPP)在亲脂性和电荷上有着较好的平衡。大量外层修饰有 TPP 分子的无机纳米颗粒(如氧化铈、四氧化三铁磁性纳米颗粒等)或是有机体系(如多聚物、药物 - 多聚物嵌段体系)被广泛用于纳米颗粒的线粒体靶向。

(二) 线粒体与活性氧簇

活性氧簇(reactive oxygen species,ROS)是具有极高效氧化性的含氧氧化剂,它们主要分为氧自由基和非自由基氧化剂,其中氧自由基包括:超氧阴离子自由基(O_2^-)和羟基自由基($\cdot OH$)等;而非自由基氧化剂包括过氧化氢(H_2O_2)和单线态氧($^1O_2$)等,它们可自发或由超氧歧化酶等催化相互转换得到。另外还有其他 ROS,如一氧化氮(NO)、脂质过氧化物(LOOH)、烷氧自由基($RO\cdot$)、过氧自由基($\cdot OOH$)及金属 - 氧复合物等,共同完成生命体中的氧化还原反应,参与正常细胞内外过程。早在 1961 年,Jensen 观察到部分氧气在线粒体参与 NADH 或琥珀酸的氧化还原反应而产生 H_2O_2 表明线粒体产生 ROS。随后,科学家对线粒体与 ROS 的研究越来越多,它们之间存在极为密切且复杂的关联。ROS 的生成和释放与线粒体复合体 II、线粒体复合体 I、线粒体复合体 III 息息相关,它们调控线粒体氧化呼吸链以及电子传递。同时 NAD(P)H/NAD(P)$^+$ 的氧化还原态、NADPH 氧化酶、单胺氧化酶(MAO)、p66、α- 磷酸甘油脱氢酶等也在线粒体生成 ROS 过程起到重要作用。

纳米颗粒在胞内产生 ROS 的主要途径如图 9-5 所示:一方面纳米颗粒与 NADPH 氧化酶复合体作用,将 O_2 反应生成 O_2^-,另一方面纳米颗粒与线粒体相互作用产生 ROS。同时,细胞内局部 ROS 水平升高导致细胞器膜完整性受到破坏,从而 Ca^{2+} 可从线粒体或内质网(endoplasmic reticulum,ER)等钙离子存储库中释放,进一步激活钙依赖蛋白,如 NO 自合成亚基协同效应激活钙依赖蛋白。

(三) 纳米颗粒进入线粒体后的内部活动

线粒体靶向性的功能性纳米颗粒在穿

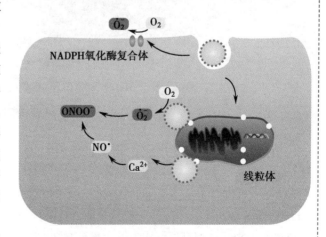

图 9-5　纳米颗粒在胞内产生 ROS 的主要途径(包括纳米颗粒与 NADPH 氧化酶复合体作用及纳米颗粒与线粒体作用)

过线粒体膜进入线粒体后,可发挥如下作用:

(1) 由纳米颗粒物理特性(如产热、超声等)作用线粒体,导致结构损伤:一类基于七甲川花菁染料的近红外荧光 / 光热 pH 逆向双响应探针的研究表明,纳米探针可以进入癌细胞线粒体,到达线粒体弱碱性环境使探针的光热效应最大化,导致线粒体膜通透性改变,诱导癌细胞凋亡或坏死。

(2) 纳米颗粒破坏线粒体内稳态:刺激线粒体的细胞色素 C 释放,从而激活下游 Caspase-9/3 前体,线粒体通透性转换孔开放,导致膜通透性改变,引起细胞器的肿胀;纳米颗粒进入胞内,内质网应激导致大量钙离子释放至胞质,线粒体由于其膜电势梯度而大量摄取钙离子,而线粒体的钙超载是引起凋亡的重要因素;纳米颗粒能够造成线粒体膜电位改变与线粒体基质 pH 降低以及谷胱甘肽(glutathione,GSH)的生成,从而激活外源导致的线粒体介导的细胞死亡通路,并促成细胞凋亡。此外,线粒体释放的 Cyt C 转位到内质网,与三磷酸肌醇受体作用,形成正反馈,促使细胞凋亡。

(3) 纳米颗粒自身或其运载的药物等介导线粒体 ROS 的大量生成:线粒体 DNA 负责部分极为重要的电子传递链结构蛋白编码以及 2 个 ATP 合酶亚基的表达。一旦纳米颗粒造成了线粒体 DNA 的损伤或突变,它关联的电子传递和氧化磷酸化都将失调。该过程将进一步使 ROS 水平提高,促进内源性的细胞凋亡。最后内外因素的影响相互作用,形成恶性循环,促使细胞快速死亡。

三、纳米颗粒与细胞核的相互作用

(一)细胞核特性及核靶向

细胞核(nucleus)是细胞最主要的 DNA 储存细胞器,它几乎控制了所有细胞行为的表达,包括细胞生长、增殖和凋亡。对于基因组 DNA,无论是内源性的损坏还是外源性的损坏,都可能对细胞、组织和生物体产生严重的破坏,因此纳米颗粒与核基因组相互作用决定着细胞的最终命运。纳米颗粒对核 DNA 与线粒体 DNA 作用如图 9-6 所示。

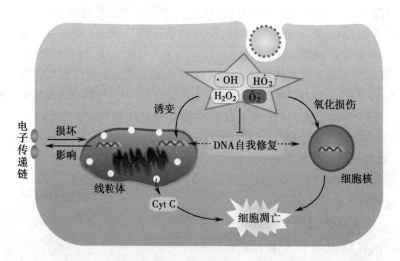

图 9-6　纳米颗粒与线粒体 DNA 或核 DNA 作用导致细胞死亡的途径

细胞核有双层的磷脂层核膜,由不同的蛋白质组成,包括散斑域(speckle domains)、早幼粒细胞核体(promyelocytic leukemia protein-nuclear bodies,PML-NB)、卡哈尔体(Cajal body)等。核内的各种染色体及核体的亚定位不是随机的,特定的基因位点或染色体会在特定的区域,这被称作染色体领域(chromosome territories,CTs)。细胞核表面的这些蛋白质及核内有着各种疾病的靶向受体(蛋白质、核受体以及 DNA 等)都有可能成为纳米颗粒对细胞核的靶点,因此越来越多科学家对基于纳米颗粒与细胞核及核 DNA(有关基因治疗)的靶向传输系统展开研究。

目前已有许多研究利用各种功能化的载药纳米颗粒实现细胞核内的药物递送。纳米颗粒进入细胞核的通道主要有：①由磷脂或类似物包覆纳米颗粒复合结构能够与细胞核核膜相互作用，外层磷脂与核膜融合，内部的纳米颗粒被释放至细胞核内；②纳米颗粒通过核孔扩散或占用转运正常核蛋白的核质转运系统转运至细胞核内。科学家们使用纳米颗粒核靶向运载 DNA 或针对 DNA 作用的药物，利用纳米颗粒可通过小窝蛋白介导的自噬内吞进入细胞的特性，避免或减少溶酶体中的酸环境和酶环境对纳米载体降解，直接到达细胞核部位。目前常用与核靶向的方式如下：

1. HIV-TAT 肽　人免疫缺陷病毒转录激活因子 TAT（human immunodeficiency virus transcription activator，HIV-TAT）是第一个被发现的细胞穿透肽（cell penetrating peptides，CPPs），它能以一种无毒的、高效的方式，介导大分子或纳米颗粒等物质进入细胞，其优势在于其易与基本官能团结合，能广泛运用于各种有机或无机纳米颗粒的细胞核靶向中。TAT 与细胞核相互作用，细胞核理化性质改变，促进细胞核渗透纳米颗粒，从而靶向细胞核。科学家们构建的由细胞穿膜肽 TAT 接枝 RGD 序列的结构包覆运载有阿霉素的介孔二氧化硅体系、TAT/ 聚乙二醇 -Mal 接枝物包覆氧化铁纳米颗粒以及 TAT 包埋的氧化钛 - 铈掺杂体系，都利用 TAT 对细胞核的独特亲和性靶向细胞核。

2. 核定位序列　核定位序列（nuclear localization sequence，NLS）能与胞内因子相互作用形成稳定复合体并停留在核孔复合体处，于是修饰有核定位序列的纳米颗粒（如常见的 NLS/RGD 修饰的金纳米粒或银纳米粒）经传统的核输入通路进入细胞核。然而核定位序列的数量与纳米颗粒进入细胞核的难易程度并不成正比。有研究对比了粒径为 25nm 和 150m 的壳聚糖纳米颗粒，并分别在其上修饰多个密度梯度的核定位序列，最终结果表明在没有核定位序列的情况下，较小的纳米颗粒能更多地定位在细胞核中；而在有核定位序列修饰的情况下，较少 NLS 修饰的纳米颗粒反而有较多的核定位。

3. 特定化学基团　一些特定的化学基团对细胞核也表现特殊的亲和性。Saha 等人合成了吖啶 - 苯丁酸氮芥纳米颗粒，通过吖啶分子绑定 DNA 与 DNA 烷基化基团起到细胞核靶向的效果。

4. 其他多肽 / 蛋白质　由于细胞核膜上拥有许多蛋白，其能与相应的多肽或蛋白质特异性或非特异性结合，从而增加修饰有此类多肽或蛋白纳米颗粒的细胞核靶向性。Paunesku 等人将 TiO₂-DNA 纳米颗粒表面修饰异丙基脱水甘油，以 1~5 个多巴胺修饰的 DNA 分子进一步进行表面接枝修饰。他们所构建出的纳米体系一方面特异性识别 NADH 脱氢酶Ⅱ（ND2）的线粒体基因序列；另一方面与哺乳动物普遍存在的 R18S 核糖体 RNA 基因匹配。该多肽分子不仅具有细胞核靶向，同时也有线粒体靶向效果。

（二）纳米颗粒对细胞核的作用

纳米颗粒进入细胞核，与核内物质相互作用后，根据对 DNA 损伤的类型和严重程度主要导致突变、DNA 周期阻滞以及促进细胞凋亡信号通路的激活。早在 1979 年，科学家们就开始探寻人类癌症的主要原因，结果普遍表明癌症基因改变与功能障碍之间存在密切关系。无论是单基因、一段基因序列甚至是整个染色体改变，在癌症转变中都扮演极为重要的角色。纳米颗粒能通过所运载的药物、蛋白质或 DNA、RNA 等，造成核 DNA 损伤，直接导致 DNA 的复制、转录和翻译受到阻碍。虽然 DNA 损伤可以触发 DNA 自我修复，但大面积的 DNA 受损，细胞周期严重受阻，即 G₁ 和 G₂ 期延长，自身的修复能力不足以在 DNA 合成和有丝分裂之前完成 DNA 修复，从而激活细胞凋亡信号转导途径，最终细胞死亡。

另外，与线粒体相似，纳米颗粒自身功能或运载相关物质也能与细胞核相互作用，诱导 ROS 的生成。其具体途径和机制与纳米颗粒在线粒体中作用的方式相似，在本节前文中详细阐述。胞内 ROS 水平的提高不仅仅作用于线粒体，也会对细胞核内 DNA 分子产生损伤。对 DNA 的氧化攻击是许多纳米颗粒造成 DNA 损伤进而引发细胞内部毒性的重要机制。在几乎所有的突变基因或肿瘤抑制基因中，科学家们都观察到了 DNA 氧化损伤所导致的碱基对替换、缺失或增加。不仅如此，DNA 骨架（即脱氧核糖核酸链）在氧化攻击的作用下或 DNA 处于氧化损伤修复过程中，还能够在细胞中检测到 DNA 单链损坏的情况。

复习思考题

1. 纳米颗粒通常在体内如何分布?其分布受哪些因素影响?
2. 人体哪些器官参与纳米颗粒的排出?它们的排出过程有什么区别?
3. 纳米颗粒可以通过哪些方式跨膜进入细胞?
4. 溶酶体对纳米颗粒有哪些作用?
5. 简述纳米颗粒利用线粒体促发的细胞死亡的方式。

(陈爱政 蒋妮娜)

第十章　生物医学材料的组织诱导效应

现代意义上的生物医学材料起源于 20 世纪 40 年代中期，经过几十年的发展，在 20 世纪 80 年代初期逐步形成具有一定体系的现代生物医学材料科学。20 世纪 90 年代以来，随着材料科学、生物技术、纳米技术、临床医疗等领域的进步，生物医学材料及其制品体现出独特优势和巨大的临床需求，发展非常迅速。伴随当代材料科学技术，现代细胞生物学、分子生物学的飞速发展，对人体组织器官的修复或替换提出了全新的要求——再生或重建有生命的人体组织或器官，实现被损坏的组织或器官的永久康复。与此相应，生物医学材料的发展进入一个崭新的阶段，赋予材料生物结构和生物功能，诱导组织或器官再生成为生物医学材料面临的新的挑战，也是当代生物医学材料科学与工程的前沿和发展方向。

第一节　组织诱导性生物材料的定义与发展历史

自从 20 世纪 60 年代研究发现脱细胞、脱钙的骨基质在动物肌内能诱导新骨形成以来，骨诱导性生物医学材料的研究成为了骨修复材料研究的热点，在材料体系设计及骨诱导机制等研究中取得了长足的进展。而组织诱导性生物材料的提出，更是使组织修复与再生的研究进入了一个新的时代。本节首先介绍组织诱导性生物材料的定义，然后简要回顾组织诱导性生物材料发展的历史。

一、组织诱导性生物材料的定义

组织诱导性生物材料（tissue inducing biomaterials）是指无生命的生物材料通过自身优化设计，可以诱导有生命的人体组织或器官形成。该概念于 20 世纪 90 年代首次被提出，但是当时这一概念并没有获得普遍的国际认可，主要是由于当时通常认为具有活性的生物物质才可能诱导组织再生，无生命的生物材料不具有诱导组织或器官再生的生物功能。我国学者在该领域开展了开拓性的研究，发现并确证了一定组成和结构的生物材料可诱导骨的形成，进一步提出了机制假说，并于 2004 年与国际生物材料科学家共同组织了组织诱导性生物医学材料的专题讨论会，正式提出"组织诱导性生物材料"这一新概念。组织诱导性生物材料的核心在于无生命的生物材料可诱导再生有生命的人体组织和器官，既可诱导骨组织再生，也可诱导再生其他非骨组织。

2018 年 6 月，在由国际生物材料科学与工程学会联合会主办的"2018 生物材料定义共识会"（definitions in biomaterials conference 2018）上，我国学者张兴栋院士建议的"组织诱导性生物材料"经大会投票通过后作为新定义列入了"生物材料定义"，这也是由我国科学家首次提出的生物材料定义。该定义具体表述为：在不添加细胞和 / 或生物活性因子的情况下能够诱导受损或缺失的组织或器官再生的一类生物材料（biomaterial designed to induce the regeneration of damaged or missing tissues or organs without addition of cells and/or bioactive factors）。该定义突出了两个方面的特征：①强调材料自身的结构、物理及化学特征的作用；②诱导受损或缺损的组织或器官再生，重点强调材料的生物功能性。

二、组织诱导性生物材料的发展历史

组织诱导性生物材料的提出可追溯于骨诱导生物材料的研究。Urist 在 1965 年首次报道了脱细胞、脱钙的骨基质在植入小鼠、大鼠、荷兰猪和兔的肌肉内后能诱导新骨的形成,并发现骨形态发生蛋白(bone morphogenetic protein,BMP)是异位骨形成的主要诱导因素。他将这种通过骨诱导效应形成新骨的过程定义为"由物理化学因素作用或与其他组织接触所致的细胞向骨组织分化的机制",生物材料的骨诱导活性由此进入研究者的视野。

在 Urist 发现 BMP 作为骨诱导因子的同时,国际上也相继报道了完全由合成生物材料引发的骨诱导现象。20 世纪 90 年代初期,张兴栋、Ripamonti 及 Yamasaki 等人最早发现植入非骨部位的磷酸钙陶瓷中有新骨形成。随后,国内外很多研究者陆续发现多孔羟基磷灰石陶瓷、羟基磷灰石和磷酸三钙双相陶瓷、β-磷酸三钙陶瓷以及磷酸钙骨水泥植入体内后可在异位诱导骨组织的形成。磷酸钙生物陶瓷具有骨诱导性的观点逐渐为研究者所接受,并受到广泛关注。以张兴栋为首的研究者们对磷酸钙陶瓷骨诱导现象的确证及其机制探讨做了大量、深入、系统的研究工作,并提出"生物材料骨诱导理论",在国际上得到了公认。

此后,生物材料骨诱导性的研究逐渐扩大到材料对其他组织的诱导作用。2004 年"组织诱导性生物材料"的概念被正式提出,并在 2018 年生物材料定义会上作为新定义列入了"生物材料定义"。至此,组织诱导性生物材料的学术思想和设计理念已为国际广泛接受,并逐渐成为生物材料研究的前沿和热点。如今,组织诱导性生物材料已被运用到现代临床医学前沿,对生命科学、材料科学和医学的发展具有重要意义。

第二节　磷酸钙生物材料的骨诱导性及其机制

磷酸钙生物材料骨诱导性的发现是组织诱导性生物材料研究的基础,将为组织诱导性生物材料的机制探究与材料设计原理提供基础。本节围绕磷酸钙材料的基本特征与骨诱导性的关系,首先介绍了磷酸钙材料的骨诱导性的发现原理,然后介绍了其骨诱导性的确证过程与相关研究方法,分析了影响材料骨诱导性的材料学特征,最后,对磷酸钙材料的骨诱导作用的机制进行了总结。

一、骨形态发生蛋白与骨诱导性

1965 年,美国学者 Urist 将脱钙的骨基质植入动物的肌肉组织,发现植入部位有大量的软骨组织及骨组织形成,从而最早提出异位诱导成骨的现象,并预言脱钙骨基质中极有可能存在一种特殊的诱导因子,能够促使未分化的间充质细胞定向分化为骨细胞,并形成骨组织(图 10-1)。经过近 20 年的

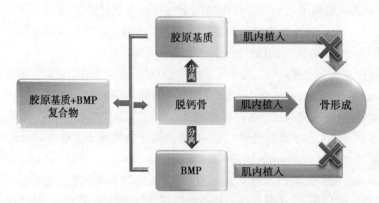

图 10-1　骨形态发生蛋白及其骨诱导性的发现示意图

研究和探索,1982 年 Urist 首次从牛骨中成功提纯出一种具有诱导非骨区域细胞成骨分化功能的蛋白质,被命名为骨形态发生蛋白(bone morphogenetic protein,BMP)。

BMP 的发现揭示了骨诱导现象的存在,成为骨修复研究发展的里程碑,并在全世界范围内掀起了诱导成骨研究的热潮。至今已有大量研究进一步证实骨形态发生蛋白具有骨诱导能力,可诱导异位成骨,增强骨缺损与损伤部位的骨再生能力,并被部分应用于临床骨缺损修复。

二、磷酸钙陶瓷的骨诱导性

作为一类常见的生物陶瓷,磷酸钙(calcium phosphate,CaP)被广泛应用于生物医学领域的各个方面,在临床中主要用作硬组织(骨和牙齿等)的修复或替换。早期的研究认为,单纯的磷酸钙材料仅具有骨传导性(osteoconduction),而不具备诱导间充质细胞向成骨细胞分化的骨诱导性(osteoinduction)。然而,自 BMP 的骨诱导性被确认后,磷酸钙材料的骨诱导性也逐渐被确认。

(一)磷酸钙陶瓷

磷酸钙是钙与磷酸根离子形成的所有化合物的总称,其性能主要由晶体结构及其钙磷组成比(Ca/P)决定。作为骨植入用的磷酸钙材料主要是经过一定烧结过程的磷酸钙陶瓷,根据陶瓷中磷酸钙的相组成,主要有三种:羟基磷灰石(hydroxyapatite,HAP)、磷酸三钙(tricalcium phosphate,TCP)以及它们的复合物双相磷酸钙陶瓷(biophasic calcium phosphate,BCP),这些材料的理化性状和表面物理结构差异对其成骨能力有着明显影响。

(1)羟基磷灰石(HAP)是磷酸钙盐在水溶液中最稳定的一种物相,其分子式为 $Ca_{10}(PO_4)_6(OH)_2$,钙磷比为 1.67。在 pH 为 3.5~9.7 的环境中,HAP 的溶度积 K_{sp} 约为 2.9×10^{-58}。HAP 在 1871 年由 R.Waroneton 制得,20 世纪 70 年代开始用于临床,因其与组成人体骨骼和牙体硬组织的无机成分相同,且晶体微观结构类似,被广泛应用于骨缺损的修复。

(2)磷酸三钙(TCP)是磷酸钙盐的高温相,其分子式为 $Ca_3(PO_4)_2$,钙磷比为 1.5。尽管化学组成与 HAP 相似,但 TCP 不是机体骨组织的矿物成分,其晶体结构也与 HAP 不同。根据烧结温度的不同可获得 α- 相和 β- 相两种不同结构的 TCP 陶瓷,当烧结温度高于 1 120~1 180℃时为 α-TCP,低于 1 120℃则一般为 β-TCP。在 25℃的液体环境中,α-TCP 的 K_{sp} 约为 $10^{-25.5}$,β-TCP 的 K_{sp} 约为 $10^{-28.9}$。可见,TCP 在模拟体液中易溶解,溶解度大约为 HAP 的 10~20 倍,是一类较好的可降解生物陶瓷,但降解速率难与骨生长速率相匹配。

(3)羟基磷灰石 / 磷酸三钙双相陶瓷(BCP)是按一定钙磷比制备而成的具有一定 HAP 和 β-TCP 比例的双相磷酸钙陶瓷,钙磷比在 1.5~1.67 之间。它的 K_{sp} 介于 HAP 和 β-TCP 之间,因此可通过调节两相的比例来获得降解速率适当的陶瓷,以满足骨修复材料的需要。

(二)磷酸钙陶瓷的骨传导与骨诱导

1. 骨传导(osteoconduction) 材料植入骨环境中后,骨组织沿着植入体表面或内部孔隙攀附生长,并与材料表面形成化学键结合的材料 - 组织界面。

磷酸钙陶瓷作为一种骨修复材料得以广泛应用。虽然早在 1911 年,Wells 在其著作《内科学文库》中就提出钙盐对成骨活性具有激活作用,但是当时大量研究主要集中在磷酸钙陶瓷的骨传导性。由于其良好的骨传导性,磷酸钙植入材料显示与宿主骨组织间的良好结合。

2. 骨诱导(osteoinduction) 材料诱导间充质细胞向成骨细胞分化的能力。

磷酸钙材料是最早被确认具有骨诱导性的材料。受 BMP 的骨诱导性的启示,在研究磷酸钙材料生物活性的时候,不断发现未添加生长因子的磷酸钙材料也具有类似 BMP 异位诱导成骨的能力。如 1988 年 Heughebaert 等研究发现,没有添加任何生长因子或活体细胞的磷酸钙陶瓷植入动物非骨部位后,其表面形成骨样沉积物。1990 年 Yamasaki 首次报道了多孔 HAP 植入狗皮下,观察到骨组织的形成。1991 年,张兴栋等和 Ripamonti 等分别报道植入狗 2 个月和狒狒 3、6、9 个月非骨部位的多孔 HAP 中有新骨形成,证明一定结构的磷酸钙生物陶瓷骨诱导性的存在。

（三）磷酸钙陶瓷骨诱导性的确证

磷酸钙材料的骨诱导性主要从组织学、基因及蛋白水平的特征分子表达得到确认。

1. 确证材料骨诱导性的动物模型 由于早期关于 BMP 骨诱导性的发现来自 BMP 异位植入后的骨组织形成的现象，因此，对于磷酸钙材料骨诱导性确证的动物模型主要是通过材料在动物非骨部位植入，一定时间后取样，观察植入体中的组织形成及其他标记物的表达。

由于骨是一种具有自我再生能力的组织，骨组织所在位置是天然的成骨微环境，因此骨组织所在位置的材料植入难以区分材料的诱导作用，因此常常通过非骨部位的植入确认材料对骨组织形成的诱导作用。非骨部位的植入包括肌肉植入、皮下植入等。模型动物包括狗、兔、大鼠、山羊等。

2. 磷酸钙陶瓷骨诱导性的组织学分析 具有骨诱导性的磷酸钙陶瓷通过动物肌内等非骨部位植入一段时间后，通过组织切片、染色、显微镜下可以观察到新骨组织的形成，包括成骨细胞的出现、骨陷窝的出现，甚至偶尔会观察到哈弗氏系统的形成，在植入的早期会观察到血管的长入。随着植入时间的变化，植入体内的细胞种类与组织形态发生一系列的变化，一方面可以确证植入体内新骨组织的形成，证实材料的骨诱导作用，另一方面也为探究材料诱导骨形成的生物过程提供依据。

3. 磷酸钙陶瓷骨诱导性的特征分子表达分析标记 骨的形成除了有特定的组织形态特征外，根据骨生理学特点，在骨形成过程的不同阶段伴随着特定基因的激活与蛋白的表达。磷酸钙陶瓷诱导骨的形成可以通过这些特征分子的基因表达分析与免疫组化特征蛋白表达，确证材料骨诱导过程的分子事件，并为探究骨诱导机制提供信息。

免疫组化是根据免疫学原理，应用带有可见标记的特异性抗原 - 抗体反应，检测组织、细胞中多肽和蛋白质。基因表达分析常用聚合酶链式反应（polymerase chain reaction，PCR）技术，其中最常用的 RT-PCR（reverse transcription-polymerase chain reaction）是将 RNA 的反转录（RT）和 cDNA 的聚合酶链式扩增（PCR）相结合的技术。

成骨细胞分化过程最常用的标记物有碱性磷酸酶（alkaline phosphatase，ALP）、I 型胶原（collagen type I，Col-I）、骨桥蛋白（osteopontin，OPN）、骨涎蛋白（bone sialoprotein，BSP）、骨形态发生蛋白（bone morphogenic protein，BMP）、骨钙素（osteocalcin，OCN）和甲状旁腺素 / 类甲状旁腺素（parathyroid hormone/parathyroid hormone-related protein，PTH/PTHrP）受体。一般来说，ALP 和 Col-I 是早期标记物，OCN 和 PTH/PTHrP 受体是晚期标记物。OPN 有两个表达高峰：①细胞增殖期；②后期组织重建期。这些标记物都常作为磷酸钙材料诱导细胞成骨分化或诱导骨形成的特征标记分子。

4. 基于组织学与特征分子表达的对磷酸钙诱导成骨的确认 一定结构特征的磷酸钙陶瓷植入动物（狗、羊、兔、鼠）的非骨位置（背部或腿部肌肉内、皮下等），一定时间后对植入体的组织化学分析可以观察到明显的新骨组织形成（图 10-2）。通过对不同阶段植入体内的组织与细胞形态的组织学与免疫组化、基因表达分析可以发现，多孔磷酸钙陶瓷早期可引导机体纤维结缔组织细胞和骨髓基质

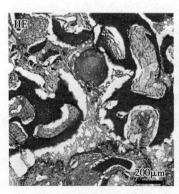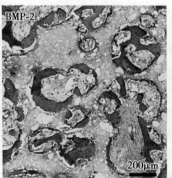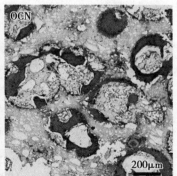

图 10-2 双相磷酸钙陶瓷植入比格犬背部肌内 45d 后的组织学及免疫组化分析，显示骨组织形成及 BMPs、OCN 表达

干细胞长入或进入孔隙,植入材料表面可选择性吸附体内特征蛋白分子如BMPs,或刺激植入体中的细胞分泌BMPs、TGF-β、IGF-1、PDGF等骨诱导信号分子,进而激活和调控细胞成骨相关基因如*ALP*、*Cbfa1*、*Col-I*、*OCN*等的级联表达,从而调控干细胞沿成骨细胞系分化,进而诱导骨组织的形成。这些来自组织层面、细胞层面以及基因、蛋白层面的证据证明磷酸钙陶瓷材料骨诱导过程中的细胞、细胞分化和成骨过程与自然骨的再生或重建过程一致,是正常的骨发生和形成过程。

磷酸钙陶瓷骨诱导性的发现,表明无生命的材料可于体内发生生物化学反应,形成类自然骨组成和结构,从而引导机体自身间充质干细胞(mesenchymal stem cells,MSCs)长入材料中的孔隙;富集和刺激细胞分泌内源性骨诱导信号分子;与生物环境协同作用,激活和调控细胞级联基因表达,调控细胞沿成骨细胞系途径分化,最终形成新骨。

三、影响材料骨诱导性的材料学因素

骨诱导过程中,具有骨诱导性的生物材料是关键。目前研究认为在磷酸钙陶瓷骨诱导潜能中发挥作用的材料特性包括:化学成分、宏观结构特征和微纳米结构特征(图10-3)。此外,动物模型及植入部位也被认为对异位骨形成具有重要影响。

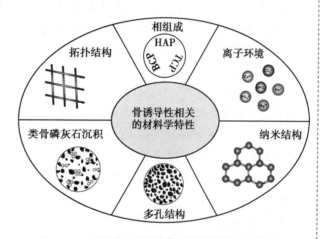

(一)化学组成

材料的化学特性对骨诱导性具有重要影响。大部分被认为具有骨诱导性的材料,其化学成分都包含磷酸钙。某些不含磷酸钙成分的材料,如钛金属,被浸泡在模拟体液中时也会出现磷酸钙沉积,因此被认为在体内环境中也会有相似的钙化行为。这些结果提示磷酸钙源的存在可能是发生异位骨形成的前提条件之一。

图 10-3　磷酸钙陶瓷骨诱导性相关的材料学特性

事实上,磷酸钙陶瓷在骨原位环境中的骨传导活性早已被认识到。从磷酸钙陶瓷中释放出的Ca^{2+}、PO_4^{3-}、HPO_4^{2-}使得材料周围体液环境出现局部的离子过饱和状态,进而在材料表面形成含钙离子、磷酸根和其他离子(Mg^{2+}、Na^+、CO_3^{2-})的类骨矿化层,同时也使蛋白质和其他有机物沉积其中,这一沉积—溶解—再沉积过程可能是引发材料骨诱导作用的关键。非磷酸钙成分的材料在发生生物矿化时这一局部溶解的过程是缺失的。此外,不同钙磷比例的陶瓷材料在体内具有不同的降解速率,因而其钙磷的溶解和再沉积情况各不相同,这可能会影响材料的骨诱导能力。通常来说,溶解度较高的磷酸钙陶瓷具有较高的骨诱导活性,但这并不是绝对的。多项研究表明,β-磷酸三钙的溶解度比双相磷酸钙高,但是它的骨诱导性能并不优于双相磷酸钙陶瓷。

(二)多孔结构

多孔结构在材料骨诱导性中扮演着重要的角色。三维多孔结构是出现骨诱导性的先决条件。具有三维多孔结构和表面活化形成磷灰石层的生物惰性材料Ta、TiO_2、Al_2O_3等也被发现具有诱导成骨作用,表明材料的本体组成并非骨诱导作用的决定性因素,物理结构较化学成分在骨诱导方面可能起更重要的作用。

支架材料的多孔结构要素主要包括孔隙率、孔径大小及分布、孔隙形状贯通性等。

1. **孔隙率**　一般认为,材料孔隙率越高,则其比表面积越大、生物降解性强、有利于体液在材料孔内循环流动,从而越有利于新骨生长。但是孔隙率过高会导致材料的机械强度降低,容易引起植入材料的早期坍塌。在实际应用中,根据植入部位的不同,用于骨缺损修复支架材料的孔隙率通常在40%~80%之间。

2. 孔径大小及分布　材料的孔隙大小及其分布决定着新骨的长入和形成。支架材料的孔可分为大孔和微孔。大孔主要是为骨组织的长入提供场所，一般认为具有骨诱导性的多孔陶瓷的大孔孔径应在 100~500μm 范围内，理想的孔径在 200~400μm 之间。微孔（孔径 <10μm）的存在有利于体液的渗透和循环以及营养物质的供给，其在材料壁上产生的粗糙表面，也有利于细胞的附着。

3. 孔隙形状贯通性　孔隙形状及其贯通性对材料的骨诱导性也十分重要。宏观孔隙形状及其贯通孔大小可能影响到支架植入后孔隙空间中的液体流动情况，从而对蛋白质黏附、细胞的迁徙产生影响，进而影响最终的骨诱导效果。

（三）纳米结构

纳米结构包括晶粒尺寸、纳米尺度孔隙、表面粗糙度等，被认为在材料骨诱导过程中发挥了重要作用。通过增大比表面积、改进表面形貌等能够影响磷酸钙陶瓷的溶解与再沉积、材料与生物大分子以及材料与细胞之间的相互作用，进而引导细胞迁徙、黏附、增殖和分化，调控植入体与宿主组织之间的生物化学反应。

有报道显示，通过改变陶瓷烧结温度能得到晶粒尺寸及微孔隙率不同而化学成分和宏观结构相同的陶瓷，它们具有不同的骨诱导潜能；微孔数量和晶粒尺寸共同决定比表面积，比表面积增大促进了陶瓷表面的溶解/再沉积，继而在体液环境中发生更多矿化沉积，更利于骨诱导发生。微观纳米结构使材料表面/界面粗糙度增加，从而增加骨-植入材料之间的接触面积，有利于细胞黏附，从而促进细胞-植入体界面的早期整合。另外，成骨细胞在分化过程中会分泌大量钙质，形成钙化结节，植入体的表面纳米微观结构由于其表面能和表面粗糙度的影响，能够促进骨细胞的矿化，形成更多的钙结节沉积。除此之外，纳米结构带来的表面纳米几何形貌和微观粗糙度的增加，还可以为蛋白质提供更多的结合位点，以促进蛋白质吸附，为后期的细胞黏附和组织形成起了一定的介导作用。总的来说，纳米结构可增加材料表面粗糙度、减小表面孔隙尺寸、提高表面活性及表面能，从而增强细胞黏附能力、提高蛋白质吸附能力、促进骨再生。

（四）拓扑结构

骨组织本身就是一种由胶原纤维及纳米羟基磷灰石等材料构成的、从纳米到微米的多级有序的各向异性的结构。大量的骨组织工程支架用于骨缺损的体内体外研究表明，材料表面的拓扑结构对细胞的黏附、迁移、增殖及成骨分化能力等有很大影响。例如，TCP 陶瓷的微纳米孔隙结构能通过影响细胞骨架的初级纤毛合成来改变 MSCs 的铺展度和形状，从而调控其分化方向。微纳米孔隙的形态可以调控 MSCs 分化命运，星状孔隙利于干细胞向成骨细胞分化，而方形孔隙则利于干细胞向成脂肪细胞分化。

具体说来，材料的拓扑结构对骨诱导的影响包括纳米级拓扑结构和微米级拓扑结构多个层面的作用。纳米级拓扑结构能与细胞表面分子直接作用，从而影响细胞的命运；亚微米拓扑结构能与细胞器相互作用，影响细胞的形态，从而影响细胞的命运；微米级拓扑结构能影响细胞群的组织、迁移，从而影响组织形态的发生、损伤的修复。

四、磷酸钙材料骨诱导性的机制

Urist 提出发生骨诱导的 3 个条件：①在成骨部位存在具有可分化为骨组织细胞潜能的间充质细胞；②存在可诱导间充质细胞沿成骨途径分化的生物化学信号分子；③适当的成骨环境。

在 Urist 的骨诱导理论基础上，结合材料诱导骨形成的组织学和分子生物学证据和材料组成、结构特别是微纳米结构对干细胞和成体细胞基因表达及行为的调控作用，磷酸钙陶瓷诱导骨发生过程的机制可表述如下。

（一）骨形成过程的细胞来源与分化

骨骼的发育经历了多步过程，它包括间充质细胞分化为成骨细胞系和软骨细胞系、造血干细胞分化为破骨细胞系，以及前体细胞终末分化为三种特殊类型的细胞，即软骨细胞、成骨细胞和破骨细胞。

1. **人体骨骼形成的基本方式**　人体骨骼形成的基本方式可归纳为两类,即软骨内成骨和膜内成骨。

（1）膜内成骨（intramembranous osteogenesis）:发生在丰富的毛细血管向间质层长入时,间充质细胞直接向成骨分化;成熟的成骨细胞不断沉积骨基质并发生钙化形成骨针,骨针生长、融合形成骨小梁;骨小梁增多、增大并相互连接形成编织骨;最后编织骨发生改建形成密质骨或松质骨。

（2）软骨内成骨（endochondral osteogenesis）:发生于缺乏血供的环境中,间充质细胞形成的组织则向软骨细胞分化,形成软骨模板;随后血管长入软骨模板结构中,软骨细胞分化为肥大软骨细胞;肥大软骨细胞通过分泌 VEGF-A 型因子使血管长入,进而募集成骨细胞、破骨细胞和造血细胞,从而引导软骨模板中骨化中心的发育;这些骨化中心内的基质随后发生退化,肥大软骨细胞逐渐凋亡,凋亡的软骨细胞好似矿化的软骨支架,成为成骨细胞和破骨细胞进行骨构建的模板;募集的成骨细胞替代了退化的软骨,在位于形成初级骨小梁的肥大软骨细胞柱状带之间的支架模板上发生分化,形成骨小梁,骨髓也随之形成。

显然,无论哪一种骨形成过程都与血管生成密切相关。因此,在磷酸钙材料的骨诱导过程中,处于未分化的 MSCs、定向的基质干细胞、早期骨祖细胞、后期骨祖细胞、前成骨细胞到成骨细胞等,都可能是磷酸钙陶瓷材料诱导的靶向细胞。

2. **骨形成的细胞来源**　如前所述诱导成骨必须首先在成骨部位存在可向成骨细胞分化的间充质细胞。无机的磷酸钙陶瓷诱导骨形成必须首先回答间充质细胞来自何处。

已有研究表明,磷酸钙生物陶瓷的异位成骨通常是由膜内成骨的方式发生,而骨膜内成骨的过程需要在细胞周围有大量血管生成。因此,来自血管或参与循环的间质细胞和周细胞或内皮细胞可能参与了骨诱导性材料表面的骨形成过程。研究发现植入体内的磷酸钙陶瓷支架内壁与毛细血管紧靠,在血管周围与材料表面观察到大量多形核细胞的聚集,这些多形核细胞很可能是从血管中迁徙至陶瓷支架的,随后这些聚集在材料表面的细胞发生了成骨分化。这说明细胞从血管移出,细胞聚集和细胞分化可能是相关的过程,这种变化引发了间质细胞和内皮细胞的增殖、分化和迁徙。此外,材料植入后引起的炎性反应等导致多种细胞如单核细胞、MSCs、内皮细胞及周细胞等各种祖细胞的募集,成为骨形成的母细胞或前体细胞。

3. **骨形成过程的细胞分化**　成骨细胞系细胞包括 MSCs、成骨细胞前体细胞、前成骨细胞、成骨细胞、骨细胞和骨衬细胞等。它们负责骨的形成但处于从低到高的不同分化时期。MSCs 具有无限分裂和多潜能分化的功能,决定 MSCs 分化途径的是转录因子,如 Runx2 和 Osx 决定成骨分化,PPAR2 决定脂肪分化,Sox-9 决定软骨分化,以及 MyoD 决定成肌分化。从成骨细胞前体细胞到骨细胞,细胞形态发生了一系列的变化:细胞体积减小,细胞突起增多,还有细胞内细胞器的变化。骨形成完成以后,小部分成骨细胞被埋在细胞外基质中成为骨细胞。破骨细胞负责骨的吸收和降解。成骨细胞和破骨细胞的相互交流是骨形成和骨吸收维持平衡的重要条件。

自然骨的形成过程是基于未分化的干细胞在一系列信号分子与微环境作用下经过多级分化,形成前成骨细胞,逐渐分化为成骨细胞,最后分化形成骨细胞;骨形成后还存在骨形成与改建的协同作用,破骨细胞参与骨改建的过程。

磷酸钙陶瓷植入体内后通过一系列反应募集到的一些前体细胞包括单核细胞、间充质细胞、多形核细胞等都具有进一步分化为成骨细胞的潜力。通过提取大鼠血管内壁上的周细胞进行成骨诱导,发现周细胞能表达 ALP 和 OCN,在体外能形成矿化结节,并且其标志物染色也能在骨发育中的某些成骨细胞上观察到,研究显示在膜内成骨中周细胞也是成骨细胞的来源之一。并且,在血管壁中也发现了 MSCs 的前体细胞,属于血管前体细胞的亚型,因此有可能在血管受损或发生炎症时被激活并释放出来,从而激发组织内在的损伤修复机制。这些细胞的多分化性可以通过提取磷酸钙陶瓷植入体中的早期组织中的细胞鉴别得以确认。通过提取磷酸钙植入体中早期的细胞并对其进行鉴别发现,这些细胞可能是多分化性的,既可分化为成骨细胞,也具有成脂、成肌分化趋势。但最后组织的形成形态取决于细胞以哪种分化为主。在骨诱导性磷酸钙陶瓷中，最后可以检测到大量的成骨细胞和骨细胞表达，还有破骨细胞的表达，表明前期长入的多分化前体细胞被诱导分化为成骨细胞，进而分化为骨细胞，形成骨组织。当然，这一系列分化过程的完成还要依赖于植入体微环境中激活的信号分子的作用。

(二) 骨形成过程的信号分子

骨形成除了在成骨部位存在具有向成骨方向分化潜能的间充质细胞，同时还必须存在可诱导间充质细胞分化为骨组织细胞的信号分子。一方面，磷酸钙材料自身的物理化学特性可以直接刺激细胞诱导一些特殊的细胞反应；另一方面，磷酸钙陶瓷由于其高的表面能，以及带正电荷的 Ca^{2+} 能够为带负电荷的蛋白质提供大量的结合位点，因而对蛋白质具有高度的亲和力。并且，不同物理化学特征（粗糙度、孔结构等）的磷酸钙陶瓷对不同种类蛋白质的吸附能力有差异，同时具有不同的骨诱导能力，提示蛋白质吸附过程可能与骨诱导有关，甚至可能是骨诱导的重要原因。因此，磷酸钙生物陶瓷骨诱导作用发生的一个关键是材料作用下的骨诱导信号分子的富集或产生。

1. 转录因子　多潜能干细胞具有分化成多种细胞的能力。最终细胞表型的获得由细胞生长的微环境决定。转录因子在决定未分化细胞的命运中起中心作用。

(1) 核心结合因子 1（Cbfa1）：是成骨分化的关键调节因子，也是成骨分化的最早期和特异性标志物。Cbfa1 是成骨分化过程的必要和充分条件，决定着成骨细胞的功能，直接调节成骨细胞特异性基因如 *OCN*、*OPN*、骨粘连蛋白和基质金属蛋白酶的表达。

(2) osterix（Osx）：是成骨细胞分化和骨形成的另一个重要的转录因子。

2. 激素、细胞因子和生长因子　转录因子的启动和关闭受到激素、细胞因子和生长因子的调控。多种生长因子调节骨的形成。其中最重要的是转化生长因子 -β（TGF-β）超家族中的成员，包括 TGF-β 自身和骨形态发生蛋白（BMPs）。

(1) TGF-β：TGF-β 比 BMPs 在骨质中含量更高。TGF-β 家族有三个异构体：TGF-β1、TGF-β2 和 TGF-β3。TGF-β1 在骨形成和骨吸收中都有很重要的作用，它维护了骨吸收和骨形成两个紧密关联的过程之间的平衡。TGF-β1 和骨内很多的生长因子和激素都有交叉作用，因此它的反应非常复杂。

(2) BMPs：BMPs 在骨形成的维持中、骨折修复中诱导成骨分化和增强成骨细胞的分化功能。BMP-2 上调 I 型胶原、OCN 和 ALP 表达。BMPs 能促进间充质细胞的聚集。在之后的骨发育过程中也是必需的。

(3) 胰岛素生长因子（IGF）：IGF 是骨基质中最多的生长因子。它刺激成骨细胞前体的增殖和胶原的合成，促进前成骨细胞的增殖，增强成骨细胞的分化和合成基质的功能。

3. 磷酸钙骨诱导过程的信号分子表达　骨诱导性陶瓷表面微纳米结构特征能有助于蛋白质（如 BMPs）的吸附、蓄集和可控释放，以使其达到诱导骨形成的浓度阈值。研究显示，磷酸钙陶瓷有很强的 BMPs 吸附能力，通过免疫组织化学方法发现，靠近 Ca-P 陶瓷的细胞基质中有 BMP-2 和 BMP-4 的聚集，说明磷酸钙陶瓷对 BMPs 的吸附在骨诱导发生中发挥重要作用。由此推断，BMPs 作为一种重要的骨诱导信号分子，可通过材料的吸附作用得以富集，从而诱导间充质细胞分化为成骨细胞。

此外，大量的细胞实验以及组织学分析表明，骨诱导磷酸钙材料可以通过其与细胞的相互作用，通过特定的信号传递，引起细胞激活相关的信号通路，通过一系列级联反应，在不同阶段分泌相关的信号分子，从而启发诱导成骨的过程。

(三) 骨形成与再生的微环境

微环境（microenvironment）一般指细胞间质及其中的体液成分，是细胞生存的微环境。微环境是维持细胞正常增殖、分化、代谢和功能活动的重要条件，微环境的变化导致一系列细胞行为的变化。因此，对于材料的骨诱导作用，可以认为是材料参与形成了一定条件的微环境，从而诱导骨组织形成。

1. 磷酸钙陶瓷自身吸附或富集生长因子，诱导驱化或直接刺激细胞功能表达　磷酸钙陶瓷对生长因子的吸附、材料降解提供的大量钙磷离子和材料与体液的各种化学反应，共同形成一个特殊的"生物修饰表面"及微环境，诱使 MSCs 趋化、迁移并分化成骨母细胞。骨母细胞通过自分泌进一步提高如骨形态发生蛋白等生长因子的浓度，最终分化、增殖、成熟，形成骨组织。研究发现，材料分解产生的钙离子可显著增加 MSCs 产生碱性磷酸酶，并促进成骨标志蛋白的表达。材料分解产生的钙离子能激活细胞膜钙敏感受体，促进血管生成，为骨修复和再生创造良好的环境。总而言之，磷酸钙材料的骨诱导性是由多因素综合产生的，其中如溶液中的钙磷离子、生长因子的吸附、MSCs 的分化和增殖及破骨细胞的参与构成成骨微环境，对骨诱导产生了积极作用。

2. 植入体引起宿主特定生物过程参与微环境的形成 骨诱导的发生与材料植入机体后的生物过程相关。由于植入过程、植入体表面物理化学特征以及降解产物等的作用，可能诱发一些特殊的宿主生物反应，这些生物过程引起特定细胞聚集及生长因子的分泌，参与成骨微环境的形成。炎性反应是最常见的与损伤相关的宿主反应，包括炎性细胞渗入、急/慢性炎性反应、肉芽组织形成和异物反应。通常由中性粒细胞主导的炎性反应和单核细胞主导的慢性炎性反应在 2 周内消退。肉芽组织形成过程由单核细胞和巨噬细胞主导，异物反应是形成纤维囊还是巨噬细胞和异物巨细胞活化在很大程度上取决于植入物的化学成分和表面形貌特征。骨诱导材料植入体内后引发生理的宿主反应，但与其他植入的异物不同，骨诱导材料最终导致了植入部位的骨形成。此外，植入体降解颗粒的释放，以及特定表面形貌和粗糙度等也能影响巨噬细胞的活性，炎症期的巨噬细胞产生的因子，也是干细胞的化学趋化因子，能刺激其骨向分化。因此，由材料植入造成的损伤引起的炎症反应使巨噬细胞浸润并产生炎性因子，导致 MSCs 富集至植入体，最终分化形成骨组织。

3. 骨诱导材料与细胞分泌基质共同参与形成成骨微环境 骨组织由骨细胞与骨基质构成。骨组织功能的维持依赖于骨基质形成的微环境对于骨细胞功能的支持。在细胞分泌足够的骨基质之前，植入材料构成细胞外基质的主要成分并诱发一系列的宿主反应并调控细胞行为，当通过材料作用募集到相关细胞并引起细胞的迁移、增殖、分化等行为变化后，细胞会分泌基质成分如成骨细胞分泌的 Col-I 等，同时，植入材料本身也会通过与宿主的相互作用以及微环境中细胞分泌物的作用产生相应变化，如材料的降解与再沉积，新的界面特征（类骨磷灰石）的形成等。植入材料与细胞分泌物的相互作用共同形成促进细胞分化与骨细胞功能表达的微环境。

（四）磷酸钙诱导成骨过程的分子机制

综上所述，磷酸钙材料骨诱导机制可总结为：损伤引起的炎性反应导致炎性因子和炎性细胞的入侵，同时，一定多孔结构的磷酸钙陶瓷通过可溶性因子（例如 Ca、P 离子）或不溶性因子（例如微纳米结构）与这些炎症因子和细胞起作用，导致成骨生长因子、细胞黏附蛋白和炎性因子等相关蛋白质的吸附或浓缩，以及单核细胞、间充质细胞、内皮细胞及周细胞等各种祖细胞的募集。该过程可能伴随着钙磷的动态溶解或沉淀，以及蛋白质的共沉积，从而在材料表面形成类骨磷灰石层，并最终刺激间充质细胞成骨分化，或通过与炎症细胞相互作用募集更多的钙、磷离子和成骨细胞因子触发间充质细胞的成骨分化。

结合 Urist 关于骨诱导发生的三个条件，提出磷酸钙陶瓷诱导骨发生过程的机制如下（图 10-4）：①磷酸钙陶瓷植入机体后，吸附内源性骨生长因子如 BMP 等，诱使间充质细胞向材料内趋化、迁移；②骨生长因子作用于间充质细胞相应受体；③经细胞信号转导系统，引起级联放大效应；④相关基因表达，间充质细胞骨向分化为骨母细胞；⑤分泌骨细胞间特异性的黏附分子（骨粘连蛋白等）；⑥骨母细胞将具有类似自然骨特定化学组成和三维多孔结构的钙磷陶瓷错位识别为自然骨，停泊、黏附于其内表面；⑦骨母细胞自分泌 BMP 等生长因子，引起自身及相应细胞分化、增殖、成熟为骨。在此过程中，长入多孔陶瓷的纤维结缔组织，提供具有分化为骨组织细胞潜能的间充质细胞；材料富集及刺激孔内纤维结缔组织细胞分泌的骨生长因子提供骨诱导信号分子；具有一定特征的三维多孔和表面结构及表面/界面类骨磷灰石的形成提供适合于骨形成的微环境，共同诱导细胞分化与功能表达，形成骨组织。

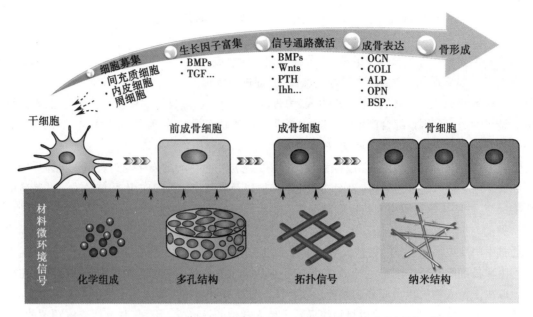

图 10-4　骨诱导材料提供微环境信号协同诱导骨形成的分子机制示意图

第三节　组织诱导性生物材料的设计与诱导机制

　　具有广泛意义的组织诱导性生物材料应具有诱导组织再生的生物活性,其活性设计对于发展新型组织修复支架材料与实现损伤病变组织的再生具有重要意义。本节首先介绍组织诱导性生物材料的生物活性的内涵及其研究方法,然后介绍基于材料-细胞相互作用的材料诱导组织再生机制,最后对组织诱导性生物材料的设计原则进行了总结,并展望了组织诱导性生物材料的未来发展方向。

一、组织诱导性生物材料的生物活性

　　磷酸钙材料的骨诱导作用的发现与确证引导了人们对"广泛的材料对于其他组织再生的诱导形成作用"的研究,进而发现了基于材料自身设计所诱发的一系列促进组织再生的生物响应:组织诱导性生物材料可以诱发更有利的生物反应,为实现组织乃至器官的永久再生奠定基础。

(一)组织再生与组织诱导性生物材料

　　组织再生(tissue regeneration)指自然组织由于病理或创伤而部分丢失或损伤,在其基础上又生长出与丢失部分在形态与功能上相同的结构。

　　组织诱导性生物材料对组织再生的作用:组织的自我再生能力是有限的,因此,需要植入支架材料用于修复或替换损伤/缺损的组织,但仅仅如此是不够的,理想的支架材料应该在行使物理性支持和填充作用之外,促进新的组织的形成,从而实现损伤组织的再生。因此,组织诱导性生物材料作为再生支架可望重现组织形成过程的细胞外基质(extracellular matrix, ECM)的功能,实现新的组织再生,这也是组织诱导性生物材料的生物功能。

　　组织诱导性生物材料的典型代表是骨诱导磷酸钙陶瓷。之后,胶原等生物高分子凝胶材料作为软骨组织诱导性生物材料的作用被发现。胶原凝胶可以诱导 MSCs 分化形成软骨组织(图 10-5),拓展了材料对组织诱导再生的范畴,对于具有广泛意义的组织诱导性生物材料的确认具有重要意义。

　　除此之外,材料对多种组织诱导再生的诱导促进作用都得以证实。如多将天然的细胞外基质成分(胶原蛋白或纤连蛋白)复合到血管结构仿生合成的支架材料表面,可以改善材料的生物学性能,促进细胞的黏附和功能表达,从而促进新的血管形成。通过对神经修复支架的材料化学表面、微纳米结构以及导电性等设计,可以显著增进支架材料诱导损伤神经组织再生的能力。

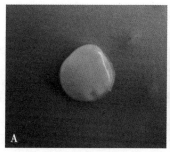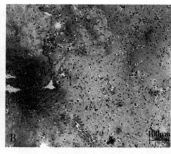

图 10-5   胶原水凝胶负载 MSCs 诱导软骨组织再生

注:A. 兔背部皮下植入 8 周后的植入体照片;B. HE 组织染色;C. 甲苯胺蓝组织染色图片。

组织再生与组织诱导性生物材料的生物活性功能密不可分,具有良好组织诱导活性的生物材料将有助于损伤病变组织的再生修复,是新一代生物活性材料。

(二)组织诱导性生物材料的生物活性表征

与表征材料的骨诱导作用相似,组织诱导性生物材料的诱导活性表征也主要从组织、细胞与分子层面进行。

1. 组织诱导性生物材料评价研究模型   尽管材料的骨诱导作用最早是通过将材料植入动物的非骨部位后观察植入体中的骨组织形成得以确认的,但大多数组织并不适应这样的动物模式。基于组织诱导性生物材料的最终目标是促进组织再生,而其本质是对细胞行为特别是细胞定向分化的诱导作用。因此,一般可以从以下几个方式建立模型:

(1)干细胞诱导模型:将支架材料与未终末分化的干细胞共培养,考察材料作用下的细胞分化行为。如胶原凝胶对于软骨再生的诱导作用,可以通过骨髓基质干细胞与凝胶材料的共培养,在非诱导介质作用下,表征干细胞分化为软骨细胞的潜能。

(2)动物模型:将支架材料单独或接种细胞后植入动物体内,考察支架材料中的组织形成功能。如将接种了骨髓基质干细胞的凝胶植入动物皮下,或关节缺损腔内,通过表征支架材料内或组织缺损部位的组织形成特征评价材料诱导组织再生的能力。如胶原水凝胶诱导 MSCs 分化为软骨细胞,进而形成软骨组织(见图 10-5)的组织学形态分析表征。

(3)功能性细胞共培养模型:将支架材料与特定组织再生相关的细胞系或原代提取的细胞共培养,建立不同的材料对照组和诱导细胞功能表达的条件,通过比较其对细胞表达特定组织功能的功能性的差异,评价材料对促进特定组织再生的诱导作用。

2. 组织诱导性生物材料诱导活性的表征

(1)组织学分析:通过组织化学及免疫组织化学染色,在光学显微镜、荧光显微镜或电子显微镜下观察材料与细胞或材料植入动物体内后的组织形态学特征,评价材料对特定组织形成的诱导作用。

1)组织化学术(histochemistry):基本原理是通过应用某些能与组织细胞化学成分特异性结合的显色试剂,定位地显示组织细胞的特殊化学成分并保持原有的形态学改变。通过光镜或电镜观察,可以检测组织切片内的蛋白质、糖类、脂类、酶类、核酸与某些金属元素等。苏木精 - 伊红染色简称 HE 染色,是组织学分析中最为常用的一种非特异性染色方法,其中苏木精使细胞核和胞质内的嗜碱性物质着蓝紫色,伊红使细胞质基质和间质内的胶原纤维等着红色。其他染色方法包括,苏丹染色显示脂肪组织,甲苯胺蓝染色显示结缔组织和软骨基质中的糖胺聚糖等。

2)免疫组织化学术(immunohistochemistry):是利用经标记的特异性抗体在组织细胞原位通过特异性抗原抗体反应和化学的呈色反应,对相应抗原进行定性、定位、定量测定的一项技术。相较于普通的组织染色,该方法特异性更强,灵敏度更高,还可以利用细胞分光光度计、图像分析仪、共聚焦显微镜等进行细胞原位定量测定。通过对与组织反应相关的抗原进行相应的免疫组化染色,可以识别和分辨出普通染色下看似一样的不同种类细胞,便于更好地进行特异性组织功能评价。例如,软骨细胞主要分泌Ⅱ型胶原蛋白,因此Ⅱ型胶原抗体染色可以作为软骨组织生成的标记,抗 α- 平滑肌肌动蛋白染色反映新生血管的形成等。

(2) 细胞生物学分析:细胞生物学分析是以细胞为研究对象,结合各种荧光染色技术与各种显微镜技术,如普通光学显微镜、荧光显微镜、激光共聚焦显微镜等,从细胞的整体水平、亚显微水平、分子水平等三个层次,研究细胞和细胞器的结构和功能。常用的细胞生物学分析技术包括细胞活力测定、形态学观察、免疫细胞化学染色等。细胞活力测定:四甲基偶氮唑盐(MTT)法是最为常用的细胞活力测定方法,其原理是活细胞线粒体中的琥珀酸脱氢酶能使外源性的噻唑兰还原为难溶于水的蓝紫色的甲瓒(formazan)结晶并沉积在细胞中,结晶物被二甲基亚砜(DMSO)溶解,用酶联免疫检测仪在490nm 处测定光吸收值,可以反映活细胞数量和细胞代谢活性。

1) 形态学观察:结合各种荧光染色技术与各种显微镜技术,观察细胞染色和研究细胞及各组成部分的显微结构和亚显微结构,并配合现代图像处理软件分析统计细胞的各种形态学参数,如体积、面积、圆度、长度、长径比等,以此进行细胞黏附、铺展和分化分析。常用的染色技术包括醋酸荧光素 /碘化丙啶(fluorescein diacetate/propidium iodide,FDA/PI)染色,鬼笔环肽 /4′,6- 二脒基 -2- 苯基吲哚(phalloidin/DAPI)染色等。

2) 免疫细胞化学染色:与免疫组织化学原理相同,利用已知的抗体与细胞抗原特异性相结合的特性,通过化学反应使标记在抗体上的显示剂显示一定的颜色,并借助显微技术对细胞结构中化学成分进行定量、定位分析,考察生物材料对细胞的蛋白质合成和功能的影响。

(3) 基因与蛋白层面的特征标记物分析:除经典的组织学和细胞学分析方法以外,酶联免疫吸附试验(enzyme linked immunosorbent assay,ELISA)、蛋白印迹法(Western blotting)、RNA 印迹分子杂交法(Northern blotting)、反转录 PCR(RT-PCR)及原位核酸分子杂交(ISH)等在生物材料功能性评价方面的应用也日趋广泛。结合免疫组化分析、原位 PCR 技术,探索材料与细胞或材料植入动物体内后与特定组织形成相关的基因表达和特征蛋白分子标记物的表达。

1) 骨诱导相关基因和蛋白标志物:碱性磷酸酶(alkaline phosphatase,ALP)、骨形态发生蛋白(bone morphogenic protein,BMP)、骨钙蛋白(osteocalcin,OC)、骨桥蛋白(osteopontin,OPN)、骨粘连蛋白(osteonectin,ON)、骨涎蛋白(bone sialoprotein,BSP)以及Ⅰ型胶原(collagen type Ⅰ)。

2) 软骨诱导相关基因和蛋白:SOX9(sex-determining region Y box 9)、Ⅱ型胶原(collagen type Ⅱ)、聚集蛋白聚糖(aggrecan)。

3) 神经诱导相关基因和蛋白:神经元特异性烯醇化酶(neuron specific enolase)、神经元特异性核蛋白(neuron-specific nuclear protein)、微管相关蛋白 2(microtubule-associated protein-2)、神经丝蛋白(neurofilament proteins)、β-Ⅲ微管蛋白(neuronal class Ⅲ β-tubulin)、突触后致密蛋白 95(post-synaptic density-95 protein)、突触素Ⅰ(synapsin Ⅰ)。

二、材料参与的细胞微环境形成与组织诱导再生机制

(一)微环境与组织诱导再生

组织是由细胞与细胞外基质组成的,细胞外基质是由细胞分泌和组装的各种蛋白质与多糖组成的复杂网络。在组织再生的过程中,细胞外基质为细胞的生物活动起到了支撑和指导作用。

天然组织在受损后的再生过程是无数个单细胞命运过程的时间和空间协调的结果,每个细胞的命运过程都受到来自细胞外微环境的信号所诱导。组织再生支架作为细胞外微环境的一部分,与再生相关的细胞将会募集到材料表面或内部,来自细胞外微环境的各种信号通过细胞膜表面的受体传递进入细胞,再通过信号转导途径整合,从而调节细胞基因的表达并确立细胞表型。细胞间联系以及细胞与细胞外基质之间的相互作用可以调节细胞功能并且重塑细胞外基质,维持组织的自我更新能力。因此,材料作为诱导组织再生的主体,为细胞提供了相应的微环境,其对于细胞行为的调控是诱导组织再生的关键(图 10-6)。

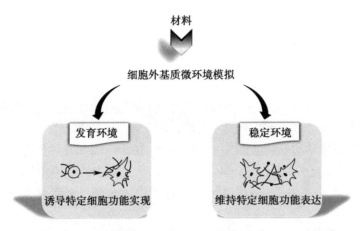

图 10-6　材料构成细胞外基质微环境调控细胞行为示意图

材料的化学组成、表面形貌、力学性能、三维拓扑结构等共同作用调节细胞行为,如细胞的黏附、生长、增殖、功能表达与细胞外基质的分泌、干细胞的分化等。因此,材料对细胞行为的调控机制对于指导组织诱导性生物材料的设计有着重要意义。

(二) 材料微环境对细胞行为的调控

细胞的微环境对于细胞的黏附、迁移、铺展、增殖和分化等行为起着调控作用,细胞的这些行为是新组织再生的基础。组织诱导性生物材料特定的物理化学特性(包括化学组成、力学性质和拓扑结构等)会形成微环境信号,通过特定的信号转导途径调控细胞行为,从而形成对于特定组织再生的诱导作用。因此,弄清材料形成的微环境特征对细胞行为的调控机制对于设计合适的组织再生材料有着重要的指导意义。

1. 化学组成

(1) 细胞黏附分子:天然细胞外基质主要成分有蛋白质(如胶原蛋白、纤连蛋白、层粘连蛋白、弹性蛋白等),蛋白聚糖与氨基聚糖,这些天然的细胞外基质成分中都含有细胞黏附位点,细胞黏附是由细胞黏附分子介导的,细胞黏附分子大多为糖蛋白,它以受体-配体结合的形式提供了细胞骨架与相邻细胞或细胞外基质之间的直接连接。这些连接将来自微环境的生物信号传递给细胞以调节细胞形态,并影响细胞的其他行为。

细胞通过跨膜受体整合素与黏附位点的结合可以形成细胞-基质间的黏附,因此,细胞黏附分子是设计组织诱导再生材料的重要因素。

细胞铺展也是通过整合素介导的受体配体结合反应,因此在基底材料中引入可促进细胞铺展的官能团如—CF_3H、—COOH、—SO_3H、—OH、—NH_2 等也可以促进细胞在基底材料上的铺展。此外,具有正表面电位和适宜亲水性(接触角为 40°~60°)的氨基修饰基底材料能最大限度地改善细胞在基底上的铺展行为。

(2) 金属离子与无机盐:由于细胞表面整合素与配体的结合受一些金属阳离子如 Mg^{2+}、Ca^{2+}、Mn^{2+} 的调控,因此在支架材料中引入相关的金属阳离子可以调控细胞黏附行为。

受磷酸钙陶瓷的骨诱导作用启发,除有机成分、无机成分(如羟基磷灰石、钙镁硅陶瓷等)在没有外源性生长因子存在的情况下可以促进干细胞的成骨分化。

2. 拓扑结构
天然生理组织均具有特征性的微纳米拓扑结构,表现为某一几何特征在空间上的重复性或规律性排布,其形状、结构与其承担的生理功能密切相关,同时特定的微拓扑结构限定了该组织内细胞生长和铺展的空间和形状,而不同组织内拓扑结构的区别,恰恰是调节细胞生物学行为的因素之一。

(1) 微米/纳米图案化拓扑结构:具有微米/纳米级表面图案化的材料是研究拓扑结构对细胞行为影响最常用的材料模型。常见的图案化拓扑结构类型主要有沟槽、微柱、微孔阵列结构等,以沟槽和微柱结构最为常见,结构的尺度从数十纳米～数十微米。这些图案化阵列结构通过接触导向(contact guidance)使细胞应力纤维沿着特定的方向生长或聚集,从而发生细胞骨架重组,进而改变细胞形态、黏附、迁移和分化。不同图案化阵列基底对于细胞的铺展、分化、骨架重排均有不同程度的影响。

(2) 纤维结构:具有纳米纤维结构的材料可以通过上调整合素的表达促进细胞在材料表面的黏附。哺乳动物的许多天然组织如血管、肌肉、神经等线性结构组织一般由高度取向的细胞和细胞外基质有序组装形成的微纤维结构单元组装而成。因此,取向的纳米纤维比随机排列的纳米纤维更容易引起细胞的迁移,并且细胞迁移方向与材料定向方向相同,这对于定向组织的修复具有重要的意义。此外,纤维结构被认为可以更大范围内传递细胞与基质及细胞间信号交流,实现细胞外基质信号的有效递送。

(3) 表面粗糙度与多孔结构:基质的粗糙度也能影响细胞增殖,表面粗糙度(Ra)在 2~100nm 范围内的材料对细胞增殖的影响表明,中等粗糙度(Ra:10~45nm)材料表面的细胞有最大的增殖率。在三维支架材料中,支架材料的几何因素,如多孔结构、孔隙率和孔径等对细胞增殖也有作用,相互贯穿的多孔结构有利于支架中细胞的浸入和增殖。

(4) 拓扑结构的细胞响应机制:细胞外基质拓扑结构的变化往往给细胞施加了更多的外源性压应力,从而打破了细胞表面的力学平衡,因此,细胞对拓扑结构的响应本质上是对环境力学刺激的响应。材料的拓扑结构影响细胞黏着斑的结合位点,细胞通过伪足感受到所处的拓扑结构环境情况,然后导致细胞形态与拓扑结构相适应的改变,并将该信号转导至细胞骨架,主要包括黏着斑的成熟(包括黏着斑复合物组成元件如踝蛋白 Talin、黏着斑蛋白 vinculin、黏着斑激酶 FAK 等)、微丝的重组、微丝收缩力的变化等环节。在这一过程中涉及整合素从内向外与从外向内的信号调控、RhoA-ROCK 通路的 FAK 磷酸化、肌球蛋白轻链激酶(myosin light chain kinase,MLCK)和Ⅱ型肌球蛋白(myosin Ⅱ)的表达改变等(图 10-7)。

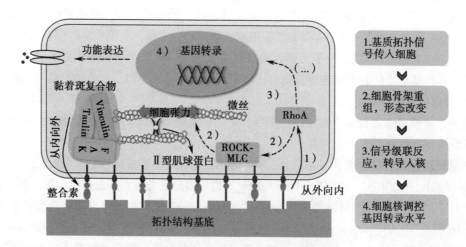

图 10-7　细胞对拓扑结构的感知与信号转导

3. 力学信号

(1) 微环境力学特性与组织分化高度相关:天然组织根据其力学强度不同可以分为软组织和硬组织,组织的弹性模量分布在几百帕(Pa)到几个 GPa(10^9Pa)范围内,细胞通过力学信号传递来感知周围组织的力学强度,并以此调控细胞行为、疾病的发展和胚胎发生等过程。细胞更倾向于在与自己天然组织力学强度接近的材料上黏附和生长,材料与天然组织力学强度相差越大,相应的细胞越难在材料上黏附。

基质的力学性质可以调控干细胞的分化方向,在具有与天然组织相匹配的力学性能的基质材料上,干细胞优先分化为与组织相应的特定细胞谱系。例如,弹性模量为 30~35kPa 的材料有利于干细胞向成骨细胞方向分化,而低于 1kPa 的软材料更利于干细胞向神经方向分化,弹性模量在 10kPa 左右的材料利于干细胞向成肌和成脂方向分化。

此外,基质的应力/应变行为如黏弹性(viscoelasticity)等也表现出对细胞行为的高度相关性。例如高黏弹性基质具有快速应力松弛特性(在施加一定应变的情况下,维持该应变所需应力随时间的延长而快速降低),其表面更有利于干细胞的铺展和成骨分化,而较慢松弛或完全弹性的基质表面的细胞铺展却受到抑制。

(2)力学信号对细胞行为的调控:基质的硬度通过力学信号转导途径传递进细胞,以此调控细胞行为,其中包括细胞铺展。由于细胞铺展行为受肌动蛋白的牵引和整合素介导的黏附所调节,它涉及通过平衡细胞的伸展和收缩的力学状态来动态调节细胞形态的过程。在一般情况下,细胞更倾向于在硬基质上铺展,因为在软基质上,应力纤维和黏着斑的形成受抑制,而硬基质可以增强细胞-基质黏附和肌动蛋白的收缩,从而促进细胞铺展。

基质的力学信号传递到细胞后会开启细胞的促有丝分裂信号通路,许多细胞在柔软的基质表面的增殖会受到抑制,例如干细胞在弹性模量为 10Pa 的软基质上的增殖受抑制,而在弹性模量大于 100Pa 的基质上能进行正常增殖。肿瘤细胞在硬基质(12kPa)表面也表现出更好的增殖活性,而在软基质(1kPa)表面增殖受抑制。相反的是,成纤维细胞倾向于在经循环拉伸处理后的软基质上更快地增殖。

基质的力学强度对细胞铺展有重要作用,而细胞铺展与细胞的增殖、迁移乃至分化等密切相关。因此,来自微环境的力学信号变化会影响多种细胞行为:细胞黏附、细胞铺展、细胞迁移、细胞增殖、细胞转化与分化等。

(3)力学信号的细胞内传送:细胞通过力学转导途径感受来自细胞外基质的力学信号,这涉及了细胞内黏着斑的形成,细胞骨架网络的重塑以及分子马达(molecular motor)的组装。

细胞骨架是维持细胞形态结构和细胞运动相关蛋白的纤维网架体系,由微管(microtubule,MT)、微丝(microfilament,MF)及中间纤维(intermediate filament,IF)组成。

细胞对基质力学微环境的响应会引起一系列细胞行为的变化,而这种力学信号向化学信号的转化或传递与细胞骨架的响应行为高度相关。一般认为,为响应基质力学微环境刺激,细胞需通过力学传感器(传感分子)将感知的力学信号转化为相应生化信号(力学传导)。细胞在感受力学刺激后,通过一定信号转导机制,将力学信号转换成化学信号。这些复杂的生物过程可以调控细胞的形状和干细胞命运,并诱导细胞分泌蛋白、多糖等分泌物以重塑细胞外基质,从而诱导多种生物功能的实现(图 10-8)。

4. 其他信号　除了以上提到的化学组成、拓扑结构、力学性能等对细胞行为的调控以诱导组织再生外,一些其他的物理信号(如光、电、磁等)也可以调控细胞行为从而诱导组织再生。

一些细胞表面具有可以感受特定波长的光的蛋白质,细胞在感受到光刺激后,将会通过某种信号通路引起细胞膜上的离子通道通透性发生改变,细胞外基质中游离的离子可以进入细胞,激活下游信号,最终影响目的基因的表达,从而调控细胞行为,调控干细胞的分化方向。因此,在组织修复材料中引入光活性材料可以调控细胞行为。例如,有研究表明蓝光(450~480nm)照射可以诱导神经干细胞向胶质细胞方向分化。

此外,生物体内存在生物电活动,是正常生理活动的表现。在人体的神经、肌肉、心肌等组织中,细胞间通过独特的电信号进行联系,兴奋行为通过电信号进行传导,在这些组织的正常活动中,电信号必不可少。当这些电活性组织受到损伤,组织修复材料应当匹配天然组织的导电率以供细胞间正常的信号转导。另一方面,许多研究表明,适当的电刺激可以通过导电基质传达到细胞,从而促进神经细胞、心肌细胞等的功能表达,包括干细胞向神经方向分化,神经元轴突的伸长等。

总之,在材料参与的组织再生过程中,材料是构成细胞外微环境的重要成分,并通过其物理化学特征调控细胞行为,并最终影响新生组织的形成。当材料参与形成的组织微环境有利于特定组织形成时,就表现出材料对特定组织形成与再生的诱导作用。因此,在设计组织诱导性生物材料时,需要结合天然组织的特性,综合考虑各种因素,仿生构建适宜的材料,才能获得最理想的效果。

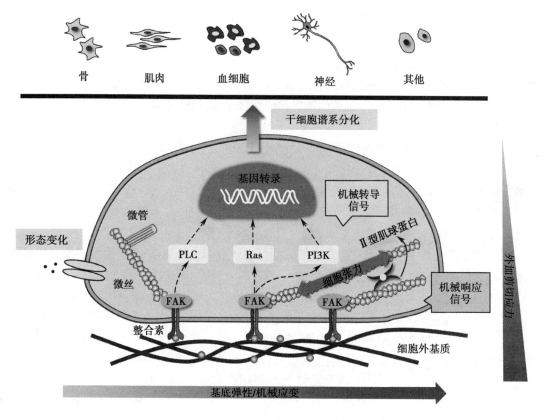

图 10-8　力学信号对细胞行为的调理

三、基于微环境信号调控的组织诱导性生物材料设计

在多数疾病与器官损伤中,除细胞受损外,形成细胞微环境的细胞外基质也被破坏,而这些细胞外基质对细胞行为的各方面都有着深远影响。直接将体外培养的细胞递送到受损区域的细胞疗法往往不尽如人意,必须依赖于支架材料的植入及其协同诱导的组织再生修复。这是因为病灶区域的免疫反应使得受损的细胞外基质具有异常的生化成分和机械性质,即使输入的细胞是用于免疫应答调节和内源性细胞募集,浸润的细胞也暴露于病态的细胞外基质之中,受损的基质将为细胞提供异常的生化信号、力学信号和拓扑信号等,接收到病变细胞外基质提供的异常信号后,细胞常常表现出与原有正常组织、器官相悖的细胞行为,从而导致治疗失败。生物材料支架,尤其是组织诱导性生物材料,经过恰当的设计,可以在病变组织中创建新的细胞微环境,模仿原始状态下健康的细胞外基质,募集内源性细胞并为其提供正确的细胞外基质信号,促进细胞增殖、结构与功能重建,最终诱导组织再生。

(一) 组织诱导性生物材料的基本要求

对生物材料的理化性质进行合理地设计可以在体内刺激和募集驻留的干细胞或祖细胞,为其提供激活"自我愈合"的胞外信号,促进细胞分化和组织修复再生。生物材料诱导的组织再生效果取决于有效的细胞募集和细胞分化命运的调控。基于此,提出组织诱导性生物材料对材料的基本要求。

1. **生物相容性**　生物材料的生物相容性体现在材料与人体之间相互作用而产生的适当的、各种复杂的生物、物理、化学反应之中。对于生物体而言,组织诱导性生物材料植入后,应引起较轻的血液反应(蛋白质黏附、凝血系统激活、纤溶系统激活、溶血反应、白细胞反应、细胞因子反应、血小板血栓等),适当的免疫反应(补体系统激活、体液免疫反应、细胞免疫反应等),以及有限的组织反应(炎症反应、细胞异常分化、形成假内膜、细胞质诱变)。这使得组织诱导性生物材料在不伤害机体安全的同时能保持自身的理化性质,行使组织诱导功能。

2. **内源性生长因子与细胞募集能力**　组织诱导性生物材料是无生命的生物材料,植入人体后要履行组织诱导再生功能,首先要募集内源性干细胞或祖细胞,以及来自生物体的生长因子等活性物质。生长因子的募集引起细胞趋化性,相应的前体细胞会被募集到植入体附近;材料的理化性质能影响细胞迁移与归巢。如细胞具有力学敏感趋向性,通过对材料硬度的设计,或施加拉伸力,可以改变细胞内张力梯度,引导迁移。而图案化的基质如取向的纳米纤维或者沟槽形貌能为细胞迁移提供方向,提高细胞募集效率。此外,具有生物降解能力或者多孔的材料能在生理条件下为细胞迁移提供通道,促使细胞浸润到材料内部,均匀分布的细胞在材料形成的微环境中发挥作用,被诱导形成更完整的组织。

3. 生物降解性 组织诱导性生物材料必须具有生物降解性。一方面,要从内到外均匀地诱导组织再生必须使募集的内源性细胞渗入材料内部,可生物降解的基质材料在降解过程中可形成通道供募集的细胞从材料表面迁移至细胞内部。另一方面,细胞行使功能也需要空间,如果材料不具有生物降解性,细胞增殖、铺展、分化等行为都可能受到影响。而且,组织由细胞和细胞外基质组成,生物材料降解后,由细胞分泌的细胞外基质才能代替原来的基质材料形成的细胞微环境,真正意义上诱导组织再生。这要求组织诱导性生物材料的降解能力要与内源性细胞基质分泌能力相匹配,太快或者太慢的降解速率都可能导致再生失败。太快的降解速率使得材料难以保持其物理化学性能,无法形成稳定的细胞微环境诱导内源性细胞行为,而太慢的降解速率将限制细胞行为,阻碍组织长入。

4. 仿生的材料学特征 无生命的生物材料主要通过构建新的细胞微环境来诱导募集到的前体细胞定向分化,从而实现组织再生,其中细胞微环境提供的化学、力学、拓扑、电学等信号都能成为影响组织再生的因素。一般来说,与原始正常组织相匹配的化学组成和物理性质能诱导细胞朝着原组织方向定向分化,再生正常组织。化学组成包括相似的化学成分和功能性肽段,物理性质包括硬度、黏弹性、孔结构、拓扑结构、电活性等。

(二) 可用于诱导组织再生的生物材料选择

1. 陶瓷 陶瓷是指用天然或人工合成的粉状化合物经过成型和高温烧结制成的由金属和非金属元素的无机化合物构成的多晶固体材料。生物陶瓷具有优良的生物相容性,对免疫系统影响较小;硬度高,耐磨性好;化学性能稳定,耐腐蚀,长期使用时表面不易变质和变性。由于陶瓷囊括一大类无机材料,因此其化学成分、黏合类型和物理性质可以满足生物体中广泛的功能需求和寿命需求。具有组织诱导性的陶瓷材料主要是以磷酸钙陶瓷为代表的生物活性陶瓷材料。

2. 合成高分子/天然高分子支架、水凝胶 高分子材料因为其优异的性能,具有广泛的组成与力学可调性、降解性,并可以为种子细胞提供分子调控作用,因此也被广泛用作组织诱导支架材料。按照来源,可以将高分子支架材料分为合成高分子支架材料和天然高分子支架材料。通常,合成高分子材料具有良好的力学性能,并且可以根据需要来改变高分子的分子质量从而调节其力学强度和降解速度。聚乳酸(poly lactic acid,PLA)、聚己内酯(polycaprolactone,PCL)、聚氨酯(polyurethane,PU)、聚乙烯醇(polyvinyl alcohol,PVA)、聚乳酸与聚乙烯醇共聚物(PLGA)等合成高分子材料在软骨、骨骼肌、血管、皮肤、肌腱等组织的支架材料中应用广泛。赋予合成高分子细胞黏附位点,以及减少其降解组分的毒性或副反应,是提高合成高分子材料的生物活性、增强其组织诱导功能的主要方向。

天然高分子是存在于动物、植物及生物体内的高分子物质,主要包括蛋白质、核酸、多糖等。一些天然的蛋白质,如胶原、纤维蛋白、明胶等是动物体内细胞外基质的主要成分,因此具有优异的生物相容性,在体内可以完全降解并且产物无毒,具有丰富的细胞黏附位点利于细胞的黏附和功能表达,其缺点在于来源有限,不能批量生产,力学强度有待优化。一些天然高分子材料如海藻酸盐、壳聚糖、葡聚糖等多糖类材料虽然缺乏黏附位点,但生物相容性良好,降解产物无毒,且来源较为广泛,也具有很好的临床应用价值。

水凝胶是一类在水中迅速溶胀并保持大量体积的水而又不溶解的聚合物三维网络结构凝胶,这种高含水的性质与动物体内细胞外基质极其相似。生物相容性高分子形成的水凝胶材料一般也具有良好的生物相容性,且水凝胶网络中的多孔结构保证了营养物质和废物的顺利传输,为细胞诱导生长提供了模拟仿生的微环境,因此也被广泛用于制备组织再生支架。目前,胶原和其变性产物(明胶、纤维蛋白、蚕丝蛋白、透明质酸、海藻酸盐、壳聚糖)等天然高分子的水凝胶因为具有优异的生物相容性被广泛用于组织再生修复,尤其是软组织(如神经、软骨、心肌、血管等)再生修复。此外,合成水凝胶具有来源广泛及可控的力学性能及降解性能,也被广泛用于组织再生修复。人工合成多肽水凝胶可以模拟天然蛋白的结构和性能,在组织诱导再生材料设计中具有很好的前景。

3. 复合材料　复合材料是由两种或两种以上的不同材料组合而得,将两种或多种材料复合可以组合它们的优点,并克服相互之间的缺点。

在组织再生修复中,根据不同的需求将具有不同特性的生物材料进行复合可能会取得比单组分生物材料更理想的效果。例如,在骨组织再生中,将天然高分子材料(胶原)和无机材料(羟基磷灰石)进行复合可以取得优异的再生效果,作为天然的细胞外基质主要成分和骨基质的主要有机成分,胶原具有优异的生物相容性,但单组分的胶原蛋白力学性能较差,其在体内降解较快,并不能完全模拟骨基质的主要成分;而另一方面,羟基磷灰石作为天然骨基质的无机质主要成分,将其与胶原蛋白复合,可以增强胶原蛋白的力学性能并控制降解速度,胶原与羟基磷灰石复合后能更好地模拟天然骨基质的成分,相比单独的胶原蛋白或羟基磷灰石,可以取得更为理想的修复效果。此外,在许多软组织修复再生中,具有优异的生物相容性和细胞活性的胶原蛋白、纤维蛋白等天然细胞外基质主要成分是较为理想的支架材料,但它们在体内的降解速度过快,在新组织完全长入之前已经完全降解,很难达到理想的修复效果。此时,利用体内降解速度较慢的天然高分子,如海藻酸钠、透明质酸、壳聚糖等,或可调控降解速度的合成高分子,如聚己内酯、聚乳酸等与胶原蛋白或纤维蛋白复合,可以降低材料在体内的降解速度并且提高其力学强度。目前各种有机复合材料或有机/无机复合材料已广泛用于各种组织的修复再生中。

四、展望

赋予材料组织诱导性,充分调动机体自我康复的潜能,实现病损组织的形态和结构再生,以及功能重建,是当今生物材料设计的原则和发展的方向。兼顾生物学和力学性能,达到仿真"上帝造的"自体组织,是组织工程和生物材料研究追求的目标。

通过材料自身组成和结构优化制备的组织诱导性生物材料,将具有广阔的应用前景。为了实现这个目标,今后应该从以下几个方面进行深入研究。

(1) 对生物材料的组织诱导性机制进行进一步研究。

(2) 研究影响诱导活性的材料学因素,研制和开发高诱导活性的材料。

(3) 进一步探索诱导相关的体内细胞的细胞生物学特征,阐明其生物学机制。

(4) 从分子生物学水平评价组织诱导性材料的生物安全性,为诱导性材料的应用提供更加充分的依据。

(5) 丰富组织诱导性材料的研究内容,拓宽应用领域。

(6) 完善制备技术,加强体内评价,开发组织工程和生物材料产品。

 复习思考题

1. 什么是组织诱导性生物材料?组织诱导性生物材料有什么优势?

2. 材料诱导组织再生的一般机制是什么?

3. 什么是细胞微环境?微环境与细胞行为调控及组织诱导再生有什么关系?

4. 组织诱导性生物材料研究有什么意义?

(范红松　孙　静)

参 考 文 献

［1］ 王建枝,钱睿哲.病理生理学[M].9版.北京:人民卫生出版社,2018.

［2］ 曹雪涛.医学免疫学[M].7版.北京:人民卫生出版社,2018.

［3］ 周春燕,药立波.生物化学与分子生物学[M].9版.北京:人民卫生出版社,2018.

［4］ 费里尔.生物化学[M].6版.北京:北京大学医学出版有限公司,2013.

［5］ 王广基.药物代谢动力学[M].北京:化学工业出版社,2005.

［6］ 师昌绪,李恒德,周廉.材料科学与工程手册[M].北京:化学工业出版社,2004.

［7］ 俞耀庭,张兴栋.生物医用材料[M].天津:天津大学出版社,2000.

［8］ 胡盛寿.医用材料概论[M].北京:人民卫生出版社,2017.

［9］ 徐晓宙,高琨.生物材料学[M].2版.北京:科学出版社,2016.

［10］ 周长忍.先进生物材料学[M].广州:暨南大学出版社,2014.

［11］ 曹谊林.组织工程学[M].北京:科学出版社,2007.

［12］ 兰扎,兰格,瓦康提.组织工程原理[M].2版.杨志明,译.北京:化学工业出版社,2006.

［13］ 庄东汉.材料失效分析[M].上海:华东理工大学出版社,2009.

［14］ 严瑞瑄.水溶性高分子[M].北京:化学工业出版社,1998.

［15］ TEMENOFF J S,MIKOS A G.生物材料:生物学与材料科学的交叉[M].王远亮,译.北京:科学出版社,2009.

［16］ WILLIAMS D F. Definitions in Biomaterials. Proceedings of a Consensus Conference of the European Society for Biomaterials［M］. Chester:Elsevier,1987.

［17］ RATNER B D,HOFFMAN A S,SCHOEN F J,et al. Biomaterials Science:An Introduction to Materials in Medicine［M］. 2nd ed. Amsterdam:Elsevier Academic Press,2004.

［18］ HENCH L L. An Introduction to Bioceramics［M］. Singapore:World Scientific Publishing Company,1993.

［19］ SCHMIDT D R,WALDECK H,KAO W J. Protein Adsorption to Biomaterials［M］.//PULEO D A,BIZIOS R. Biological Interactions on Materials Surfaces:Understanding and Controlling Protein,Cell,and Tissue Responses. New York:Springer US,2009.

［20］ MCKENZIE J L,WEBSTER T J. Protein Interactions at Material Surfaces［M］.//NARAYAN R. Biomedical Materials. Boston:Springer US,2009.

［21］ ALBERTS B. Molecular Biology of the Cell［M］. 6th ed. New York:Garland Science,2015.

［22］ MARK S S. Bioconjugation Protocols:Strategies and Methods［M］. 2nd ed. New York:Humana Press,2011.

［23］ HOLLENBERGP F. Introduction:mechanisms of metal toxicity special issue［J］. Chemical Research in Toxicology,2010, 23(2):292-293.

［24］ NORDBERG G F,FOWLER B A,NORDBERG M. Handbook on the Toxicology of Metals［M］. 4th ed. New York: Academic Press,2015.

［25］ PARK J. Bioceramics:Properties,Characterizations,and Applications［M］. New York:Springer US,2008.

［26］ABBASA K,LICHTMAN A H,PILLAI S. Cellular and Molecular Immunology ［M］. 9th ed. Amsterdam:Elsevier,2017.

［27］DE MATTEIS V. Exposure to Inorganic Nanoparticles:Routes of Entry,Immune Response,Biodistribution and In Vitro/In Vivo Toxicity Evaluation ［J］. Toxics,2017,5(4):29.

［28］OTHMAN Z,PASTOR B C,VAN RIJT S,et al. Understanding interactions between biomaterials and biological systems using proteomics ［J］. Biomaterials,2018,167:191-204.

［29］CHEN Y,SHU Z,QIAN K,et al. Harnessing the Properties of Biomaterial to Enhance the Immunomodulation of Mesenchymal Stem Cells ［J］. Tissue Engineering Part B:Reviews,2019,25(6):492-499.

［30］BADV M,BAYAT F,WEITZ J I,et al. Single and multi-functional coating strategies for enhancing the biocompatibility and tissue integration of blood-contacting medical implants ［J］. Biomaterials,2020,258:120291.